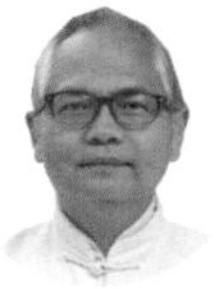

作者特別聲明

・本書之內容、觀念及建議是作者個人多年行醫之經驗學識，所有資料是基於寫作當時之資訊參考文獻。由於醫學知識日新月異，本書之資料如有缺漏及不精確處，作者誠心接受指教。

・本書提及對不同病例之調理方法、處方及用量都應按病者之實際情況、病情及體質作不同之調整。故本書所述謹供讀者作建議參考，病者應與當地具資格醫師商討其專業意見。

・另外本書提及到的食材與營養保健品，並沒有推薦任何商家的產品，敬請各位讀者務必自行選擇有信譽的商家為要。

・最後本書出版是希望與讀者分享三十年的行醫經驗，並提供給讀者一些養生保健的參考建議。本人現已退休，專心於修行路上，所以恐未能滿足讀者之請求及疑惑，懇請諒解！

二〇二一年十月十二日

養生要**植根**　治病要**除根**

全彩圖解
暢銷珍藏版

養生要植根 治病要除根

抗病防癌的365則生活小細節大關鍵

中醫師
何顯亮・著

原水文化

專文推薦1

治病精準的倒米醫師

吳永志 暢銷書《不一樣的自然養生法》系列作者

我和夫人馮潤鈺博士經常出雙入對到世界各地做慈善工作及傳播「生機飲食」，希望透過自然療法幫助病人恢復健康。

我認識何顯亮醫師是在二〇〇五年，他來參加我的專業人員培訓班，後來多次開班，他仍繼續來上課，雖然何醫師已是香港名中醫師，但他上課態度認真、勤奮好學、尊師重道，對老師及同學們的熱心服務，使我對他的印象特別深刻，有些學生聽完課拿到證書後就算數，但他畢業後多年仍身體力行地教導病人以天然及正確的飲食方法維護健康，真正學以致用。

何醫師熱心助人，常常出錢出力扶貧助學，熱心公益，我和太太更經常委託他轉交捐款或贊助費給香港或中國一些慈善機構，正因為大家的人生目標相近，彼此常有來往，互相學習，並交換醫學上的見解，因此現在我們的關係既是師生，也是無話不說的好朋友。

經過幾年的往來，我認識的何醫師醫術高明，對病人關懷備至。在香港這個繁忙大都會，願意耐心聆聽病人傾訴苦水，甚至替病人紓解情緒的又有幾人？為了體諒遲下班的病人，他的晚飯往往延至晚上十點後，犧牲自己的胃腸健康。

我每次到香港與他碰面，都要特別叮嚀他必須先注重自己的健康，才能幫助更多的病人。他總是盡力地幫助病人，除了處方中藥外，還致力於飲食及生活教育上，希望大家要吃得對，才不用生病受苦，更不用花錢看醫生，他建議大家把錢拿去布施或與家人共享天倫。很多人認為他是倒米醫師（也就是砸破自己的飯碗，因為把病人快速治好就沒錢賺了），但我卻欣賞他對治病的精準，以及對病人的坦白，他絕對是一位本著良心行醫、對病人視病猶親的好醫師。

何醫師在百忙中抽空在《溫暖人間》雜誌撰稿約兩年，讓讀者受益，現在因為想更加廣闊的幫助更多的人，行善、健康、活得更有目標，他決定將這些刊登在《溫暖人間》的文章集結成書，讓更多的讀者受益，我非常欣慰他的遠見，故特為此書寫序，在此預祝成功！

專文推薦2

人肉X光機的名中醫師

陳雪梅　香港《溫暖人間》雙周刊總編輯

因爲《溫暖人間》佛教雙周刊的關係，讓我認識了何顯亮中醫師。那時我們要採訪一名癌症康復的病人，必須尋找一個合適的地點做採訪，他告訴我：「可以到何顯亮中醫師的診所裡做訪問，一來是他醫治我的；二來他爲人善良又親切，一定會答應。」於是在這樣的因緣下，認識了何顯亮醫師。

記得第一次見面，何顯亮醫師望著我說：「妳的頸部有個水瘤，妳知道嗎？不過沒有大礙，吃幾個月中藥就會沒事了。」哇！難道他是人肉X光機？其實我知道自己身體有毛病，卻一直沒有去面對及處理，於是趁機請何醫師爲我診治，幾個月後就康復了。

經過了幾個月的來往，知道他不僅是一位香港名中醫師，更將現代最新的自然療法、健康飲食理論應用在臨床上，也知道他以前曾爲報章撰寫健康專欄，便邀請他爲《溫暖人間》撰稿，於是「健康餐車」的專欄便開始在《溫暖人間》與讀者分享健康之道。

何醫師的健康理論與衆不同，他說現代有很多食物是不適合食用的，我身爲他的病人，也曾聽話，戒牛奶、雪糕、冷飲、糖、雞蛋、蛋糕、奶茶、咖啡；甚至各式麵食、麵包、餅乾等麵粉類製品。老實說要遵守這樣的飲食禁忌眞的很辛苦，進行期間也曾經偷吃，可是每一次複診時都被何醫師識破。

當然，他的健康戒律不僅是飲食，還要注重脊椎健康、姿勢正確、早睡早起；少用冷氣、電器、手機、有毒清潔劑等等。平心而論，身為都市人，他的健康之道眞的不容易做到，但只要試過，發覺健康眞的會回到自己身上，便自然能夠慢慢的學習嘗試去改變。

何醫師為《溫暖人間》撰寫了兩年多的專欄，其間也有部分讀者成為他的病人，而這些讀者被治癒後也曾感謝我們，但《溫暖人間》權充只是一個媒介平台的角色，讓有緣人相聚結善緣罷了。今日何醫師的文章，還集結成冊，最大的原因也是因應病人的需求，讓大家能方便學習何醫師的保健及養生之道。祝福大家都能早日康復，快樂自在的活著。

專文推薦3

癌末患者遇見生命中的貴人

陳文偉 香港阿斯隆投資控股（中國）有限公司 董事長

我很幸運能為何顯亮醫師的新書寫一篇推薦序，與大家分享我在二十三年前患癌求醫的經驗，希望能對讀者有正面的啓示。

當我年輕的時候，無肉不歡，極少吃蔬菜及水果，還特別喜歡吃燒烤食物。我在一九八七年十二月被醫生診斷為「大腸癌第三期」，因為發現得遲，癌細胞已擴散至骨盆腔及輸尿管，醫生立刻安排在平安夜做手術。

當我手術後醒來，發覺全身插滿喉管，傷口十分疼痛，令人難以忍受，當下我對自己說：「以後一定要好好照顧身體，永遠不要再進醫院。」醫生翌日告訴我切片化驗報告顯示，癌細胞已擴散到身體多個部位，最多只剩下六～十二個月的壽命，那時我的太太已有五個月的身孕，命運的安排真的令人情何以堪。

在住院的十六天中，因為不能飲食，我整整瘦了二十五公斤，身體十分虛弱，在一月九日出院後，經朋友介紹認識了何顯亮醫師，從此撿回了一命，因為何醫師治好我的絕症，當時我的病情連香港首屈一指的西醫也表示無能為力。

第一次看何醫師，他竟然花了三個小時，詳細向我解釋癌症的成因，教導我正確的飲食方法，他說西醫治療癌症不外乎是手術切除、化療和電療，副作用極大，但中醫採用扶正祛邪的方法提升患者的自癒能力，讓癌細胞自動毀滅。

在一月中至三月的中藥治療期間，何醫師給予我很大的鼓勵和信心，他說只要我能對中醫藥充滿信心，他就有信心把我的病治好，當時我只能死馬當活馬醫，於是馬上徹底戒除所有不良的飲食習慣，大部分以蔬果為主，戒吃肉類，每天早上吃一碗燕麥片和一些水果，豈料效果極之理想，身體恢復迅速。

至三月中旬，我已可恢復半天的工作，至四月時，已能恢復至全天工作。在治療過程中，有時會出現不適症狀，何醫師解釋說那是好轉反應，叫我不用擔心，他說透過中藥治療和食療，免疫系統會大幅增強來跟癌細胞作戰，所以會出現類似不適的症狀，屬於正常現象。從罹癌至今已二十五年，我的健康狀況一直很穩定，因為我非常注意自己的作息，菸酒不沾，每周固定游泳三次，同時保持平和的心境。

在生病期間，我看了超過一百本關於癌症的書，均指出癌症是因不良的生活習慣及飲食所引起，加上情緒緊張及生活壓力，很容易造成癌症。我有不少癌症朋友，經過何醫師的治理後，癌細胞顯著減少，當檢查報告剛顯示他們體內已完全沒有癌細胞時，他們就馬上回復以前放肆的飲食及不規律生活，導致沒多久癌症再次復發。

以我個人的體會，要完全治好癌症，最少要十年以上，大家不要掉以輕心。我認識何醫師已超過二十五年了，我對他的醫學造詣和個人品德與操守十分佩服，希望這本書可以讓更多的人重拾健康找回幸福。

專文推薦4

「醫食」智慧的大寶典

顧堯坤　香港《都市日報》亞洲區行政總裁

「養生學問」我從前不懂，以為吃得清淡些就是健康飲食，卻不知道還要吃得對才成。數年前，我的工作壓力很大，經常要出差，高血壓悄然降臨也不自知，在一次偶然的機會下被查出，經朋友嚴肅提醒後才知嚴重性，幸好朋友給我推薦何顯亮中醫師，經過三至四個月的中藥調理及飲食改變，迅速讓我恢復了正常的血壓，同時身體各方面的機能有明顯的提升，而期間我沒有服用過其他降血壓藥物。我透過何醫師的光碟「養生理論班」，明白「醫食同源」的概念，才發現食物對人體健康起舉足輕重的作用。

何醫師強調「預防醫學」的重要性，這種防病及養生的智慧，闡述了體質各不相同，若能根據個人體質的特性，配合適當的食物，便能發揮食療的功效，達到防病及養生的效果；在現代食物嚴重污染的情況下，若能選用有機食材，更加事半功倍。

何醫師日常忙於行醫之餘，更致力推動「飲食保健」的生活方式，經常主持課程或講座，教導大眾如何選擇食物來防病及養生，又把多年鑽研所得的醫學新知及行醫心得與大眾分享，這種仁心仁術的熱誠，加上身體力行，已令不少人受益。本書的出版，相信能帶給讀者最寶貴的保健之道，讓大家進一步了解「醫食的大智慧」。

作者序

養生治病的小細節是健康的大關鍵

何顯亮 醫師

我還在大學唸文學系時，沒想過將來會成爲一位替人把脈開方的中醫師。當時我的母親患上很嚴重的精神衰弱，看過很多中西醫師都無效。畢業後某天遇上一位同學，他叫我帶母親去看陳乃權醫師，說這位醫師精通中西醫術，可是陳醫師已搬診所了，於是我每天乘坐不同路線的雙層巴士，坐在上層四處張望，不久在香港的上海街瞥見陳醫師的招牌。

經過兩個月的中藥治療，母親成功戒掉所有鎮靜劑及安眠藥，我眼見母親奇蹟康復，令我對中醫產生濃厚興趣，於是懇請陳醫師收我爲徒，陳醫師欣然答應，白天我會跟在陳醫師背後學習診症，晚上則翻閱西醫及中醫的書籍，每天二十四小時都不夠用，就連吃飯及上廁所都是捧著醫書，非常辛苦。

後來得知陳醫師原居越南，爲當地著名醫院的院長，外公是清朝皇帝的御醫，精通中醫術。陳醫師五歲時患上嚴重的腎病，當時的社會崇尚西醫，加上姑姑是西醫，於是以西醫方法給他治療，可惜病情毫無進展，此時陳醫師的外公說：「孫兒乃痲毒入腎，若以中醫治療能癒。」後來陳醫師在外公的治理下迅速康復，陳醫師自此立志學醫，小時跟隨外公學習中醫，長大後遠赴法國取得西醫博士學位，再回越南行醫。後來越南戰亂，陳醫師帶著家人及豐厚的財產來到香港定居，由於當時香港是英國殖民地，他的法國學歷不被政府承認，因此無法註冊成爲西醫，於是陳醫師在香港展開中醫事業，在行醫救人之餘，還兼負傳播揚醫學的重任，將中醫及西醫的知識一併傳授給徒弟。

我在學醫初期遇到很多反對聲音，當時香港只有兩間大學，大學畢業生都被政府及國際機構爭相聘用。父親認爲我放棄了大好前程，責備我學習不切實際的中醫，可是當時的我已一頭栽進中醫的寶山內，不甘心就此放棄。除此之外，更有大學同學潑冷水，認爲中醫不科學及落後，這些風涼話更加激起我學習中醫的鬥志心。

陳醫師認爲醫學無分領域，也沒有高下之分，只要能把病人治好的就是好醫學、好醫師，管它用的是中醫、西醫或土醫，俗語說：「不理黑貓白貓，會捉老鼠的就是好貓」。在陳醫師的開放思想下，我之後也向多位醫師拜師學藝，並承蒙各位恩師的教導開闊了醫學眼界，同時鞏固了我的醫學基礎，更深深明白到各種醫學共融的重要性。

幾年的臨床習醫不足以讓我成爲醫師，接著做了幾年的中學教師，當時有些朋友久病不癒，我便嘗試開方替他們治理，果然奏效，後來病人愈來愈多，於是在市區租了一個小單位，每天下課後開診三小時爲大家服務，開業不到半年後，因爲病人日益增加，唯有辭退教師工作專心行醫。

跟隨陳醫師學習令我明白治病不能單靠藥物，必須配合正確的起居及飲食習慣，於是我會利用晚間舉辦「養生理論班」，教授病人養生防病及飲食的知識。當時在香港（約一九八五年）很難找到有機食材及保健產品，後來我在幾位朋友的幫助下，成立了一間有機健康產品店，可是開業沒多久就遇上各種經營困難，還被部分病人誤解我是一個設法圖利的無良醫師，眞是有苦自己知。有誰明白有機食品是高成本低利潤的生意，加上我本身不擅長營商，生意連年嚴重虧損，若不是自覺背負使命，早已把健康事業結束了。

行醫接近三十年，長期忙於爲病人診症及進修醫學知識，從來沒有認眞休息過，早兩年驚覺自己已年近「花甲」。黃帝內經曰：「男子八八（六十歲）、女子七七（四十九歲），腎氣絕。」道家修身養生學說：「年過六十，陽氣衰敗，修道難。」於是二〇一〇年底我決定給自己幾年時間休養生息，此時病人均表現慌張，我這才發現醫師原來是一個沒有終結的行業，而我也牽掛病人日後的健康狀況，思前想後之下，想到最佳的辦法就是留給他們一本「守護健康的秘笈」，方便病人有需要時查閱，但礙於時間緊迫，唯有整集自己多年撰稿於香港慈善雜誌《溫暖人間》雙周刊內的文章，輯錄成書並命名爲《健康餐車》。

由於倉卒成書，加上目的單純，因此只印刷了幾千本，更不敢在書局發售，而由於很多病人買書來贈送給親朋好友，並對他們的健康有幫助，於是坊間不少人都到書局或上網尋找《健康餐車》，更有人致電找我買書，可惜早已售罄，正當煩惱之際，吳永志醫師給我大力推薦台灣的城邦集團「原水文化」出版社，正式撮合了在台灣出書的這一段因緣，最開心的是能與廣大台灣民衆結緣，一起分享健康及治病的心得。

在我的行醫經驗中，開藥治病固然重要，但最重要的還是讓病人了解疾病的根本原因，才能避免讓疾病重複發生，因此在病人眼中，我是一名非常嚴格的醫師，總要他們注重起居及飲食細節，甚至有初診的末期癌症病人知道要戒口配合後，還未看病就已逃跑了。在現今的消費主義社會裡，病人錯誤地以爲可以用金錢買健康，把維護健康的責任交給醫生、藥物或治療手段，病人本身不願意在起居及飲食上作出配合，完全是一種不勞而獲的心態，一手把自己的健康推至萬劫不復的地步。

大家必須明白，身體是不會無緣無故生病的，大部分疾病的主要原因都是由長期不當的起居及飲食所引起的，當毒素或壓力積聚至身體無法負荷時，疾病就會爆發出來，癌症就是一個例子了，很多人以爲癌症是突發病，其實它是一種毒素累積多年的慢性病，因此得病時，病人本身是責無旁貸的。

「不治已病治未病」，治病用藥固然恰當，但最佳辦法是預防疾病出現，最有效的方法就是**堅持及實踐有規律的生活模式及正確的飲食方法，平日就把養生的根植好，這樣就能輕易獲得健康，享受幸福的人生**。

所謂病從口入，注意飲食當然能預防疾病，然而生活起居對健康的影響同樣舉足輕重。曾經有一位肺癌末期病人來診，他生活規律，不菸不酒，可是職業卻爲他帶來沉重的代價，他是負責給室內游泳池灌氯水的！我在此呼籲**大家別濫用漂白水洗地或洗衣**；也有病人因迷信風水，在屋內放了十二座紫晶山，雖然起居及飲食已非常檢點，可是常覺身體不適，她沒想到**水晶的切割面會令室內的電磁波多倍增加**，影響健康。還有一類病人，肯服藥治病，在起居及飲食上也配合，健康雖有提升，卻不能徹底康復，何解？因爲他們不願活動或怕曬太陽，總是躲在室內吹冷氣，整天不是坐著就是躺著，不欲活動或鍛鍊身體，以致氣血循環不良，妨礙代謝功能，延緩康復的速度。爲了解決現代人好逸惡勞的習性，我教大家兩套簡易功法，即「拍手功」及「拍打功」，只要大家持之以恆進行，在短短一兩個月內，體質會有明顯的提升。

請大家謹記「養生要植根、治病要除根」，我個人認為健康不能靠醫生或藥物而獲得，而是靠自己長期養好良好的起居及飲食習慣一點一滴累積回來的，若不幸患病時，要以冷靜的頭腦把病根找出來，並以積極的態度把病根徹底消除。基本上每一個人手上都掌握一把健康的鑰匙。

由於編輯此書，我多次到訪台灣，發覺台灣民眾的健康意識比香港人濃厚，單是健康產品店就非常普遍，販售的產品種類繁多，照顧著生活每一個層面，大部分健康店內還供應健康膳食及生機蔬果汁，令人非常感動。不得不提的是台灣的素食餐廳，食物種類多，味道出色，不論是否素食者都會得到高度的滿足。台灣是好山好水的好地方，農作物特別豐富，而台灣民眾單純友善，熱情好客，又懂得享受生活及養生，實在令人非常羨慕。

在此我要感謝各位讀者對我的支持及愛戴，大家的熱情及信任推動我繼續向前，由於醫學及健康的領域廣闊無邊，我將繼續努力探索及學習，以彌補自己的不足及擴拓知見。我藉此機會向出版社全體工作人員表達最高度的感謝，能與之合作，我不單感到幸運，同時感到幸福滿滿。

總目錄

PART I

名中醫教您──健康飲食的原則

PART2

名中醫教您—養生保健的秘訣

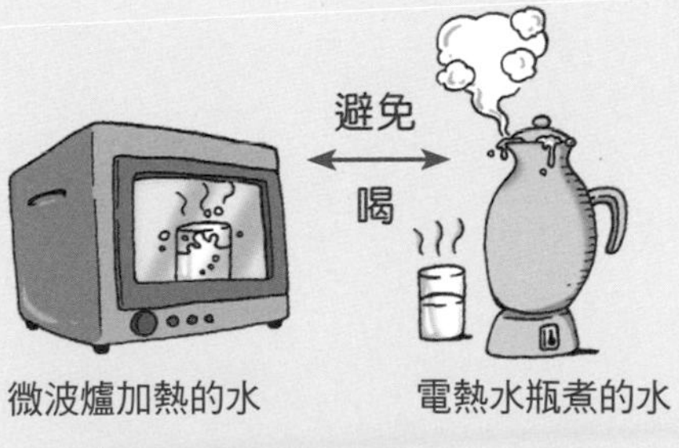

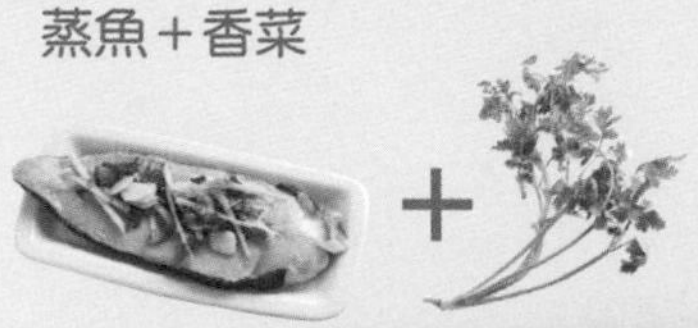

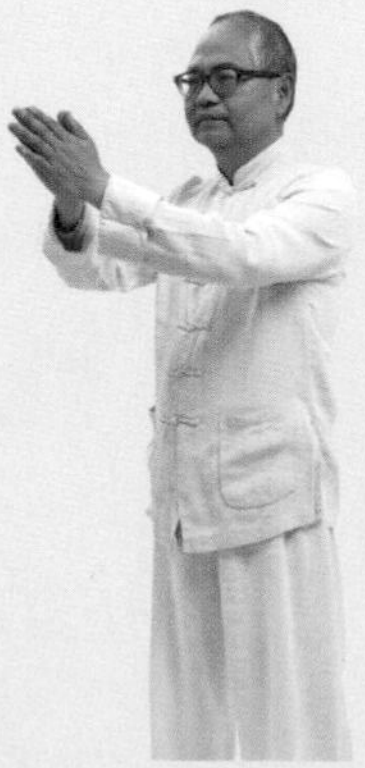
拍手功

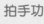

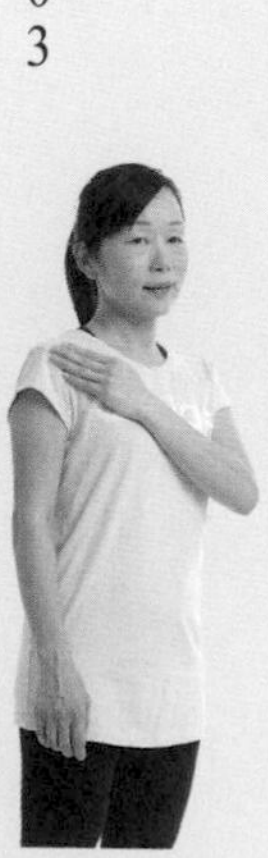
祛邪拍打功

PART3

名中醫教您─破解「毒素」的危機

自然母乳

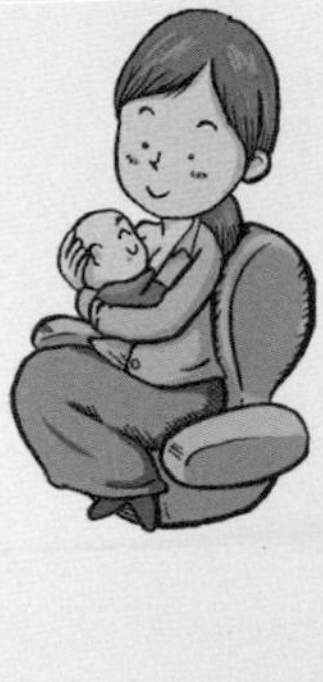

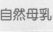

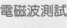

電磁波測試

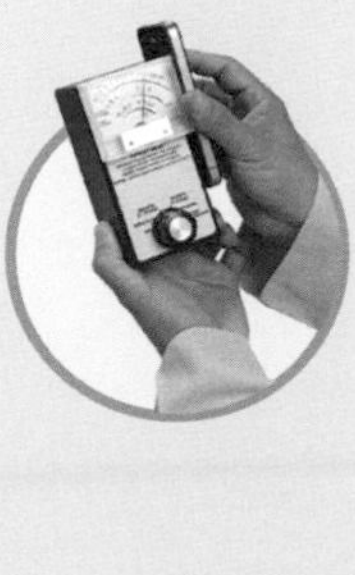

PART4

名中醫教您—症狀&疾病的調養法

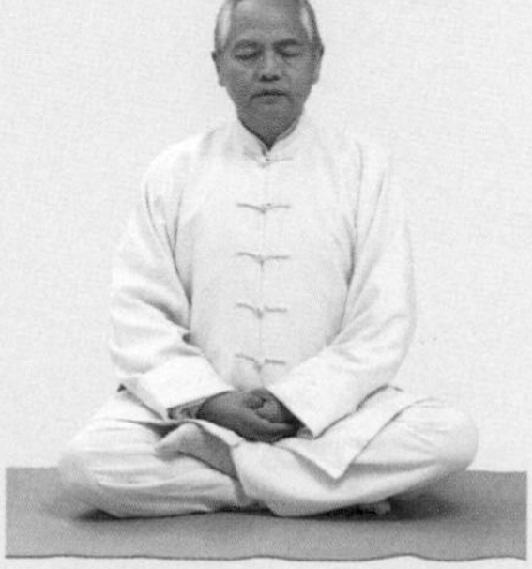

靜坐

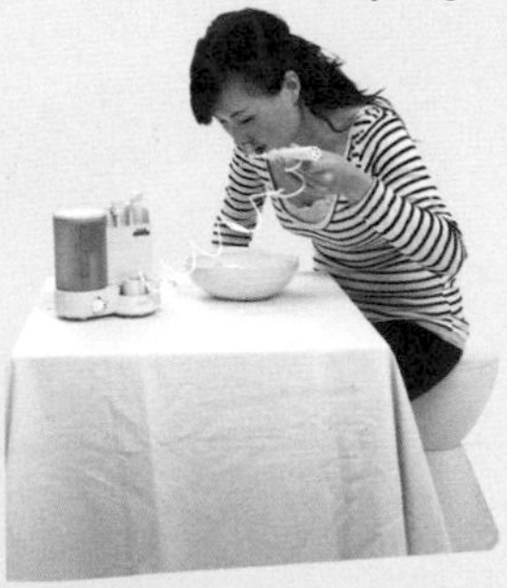
洗鼻機

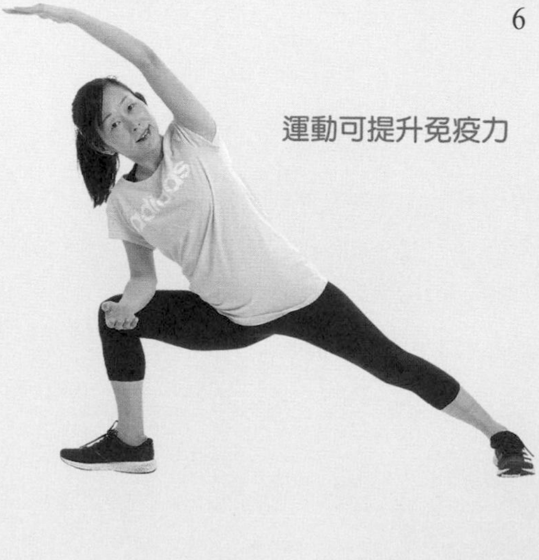
運動可提升免疫力

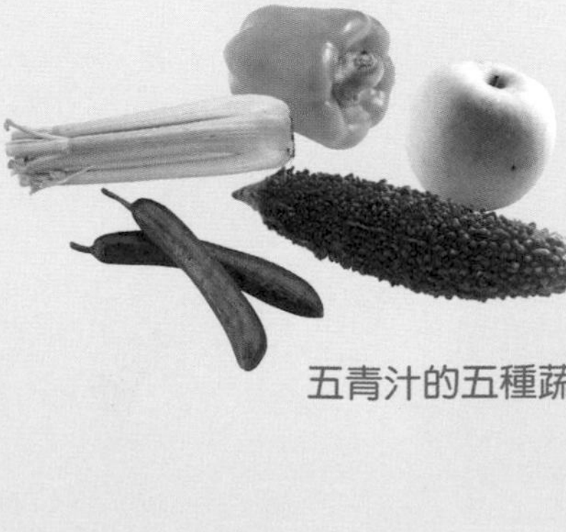
五青汁的五種蔬果

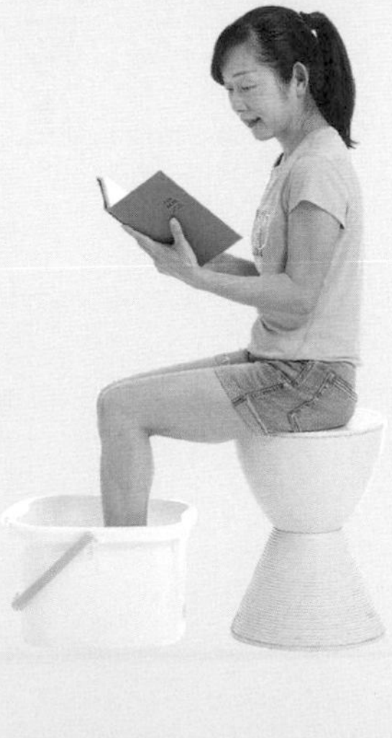
泡腳

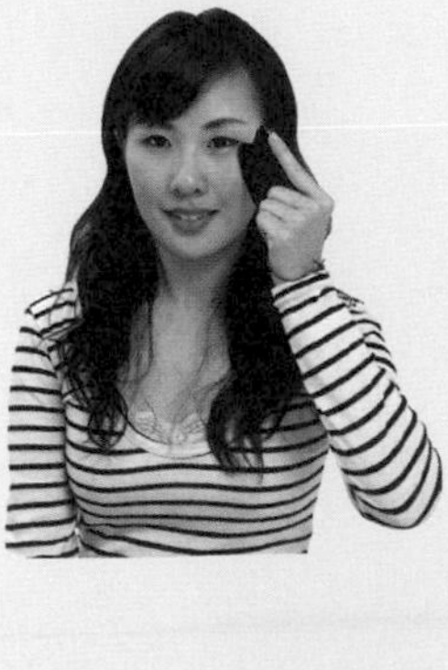
刮痧

主題目錄1
抗病防癌的365則生活小細節大關鍵

PART1

健康飲食的原則

PART2

養生保健的秘訣

PART3

破解毒素的危機

PART4

症狀與疾病的調養法

主題目錄2

中藥對症調養方參考

湯方

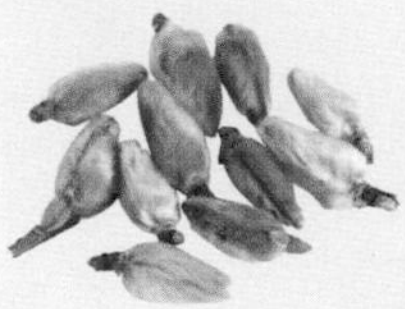

方劑

外用浸洗方

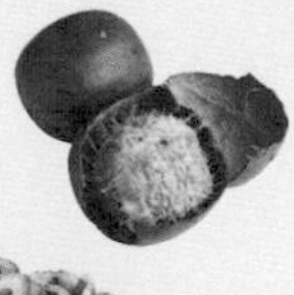

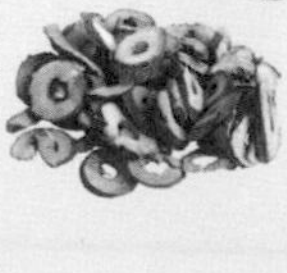

【貼心索引】本書應用中藥（湯方／方劑）速查表

筆劃	藥材名稱	圖	功效	應用頁碼
3劃	山楂	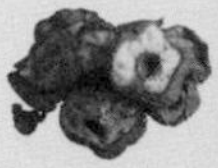	健脾開胃 消食化滯 活血化瘀	251 255
	山茱萸（山萸肉）	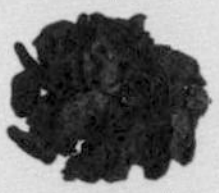	補肝腎 澀精氣 固虛脫	180 195
	土銀花	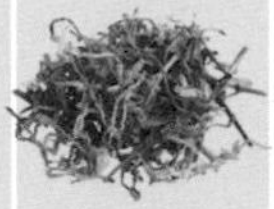	消炎 抗菌	199
	川貝（川貝母）	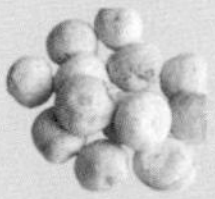	清熱化痰 止咳潤肺 健肺理氣 散結消腫	164
	千里光	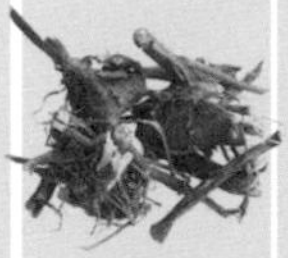	清熱、解毒 殺蟲、明目	199
4劃	丹蔘		活血調經 清熱除煩 祛瘀止痛 涼血消結 安神	251
4劃	牛大力	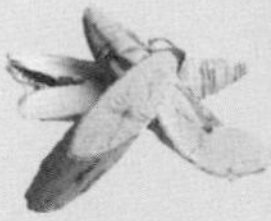	補腰腎 強筋骨 滋陰養血 清熱解毒	255 256
	天花粉	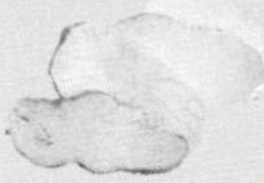	清熱生津 清肺潤燥 解毒消癰	220
	天冬	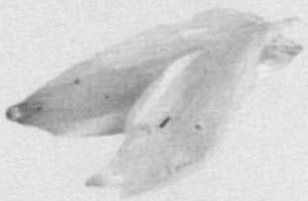	養陰潤燥 清熱降火 滋補肺腎 清熱除煩	220
5劃	甘草	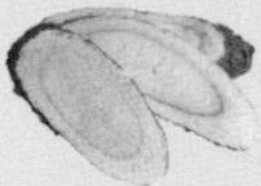	補中益氣 清熱解毒 祛痰止咳 緩急止痛	179 180
	北沙蔘	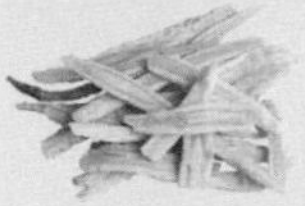	養陰清熱 潤肺化痰 益胃生津	163 179 180

5劃

藥材名稱		功效	應用頁碼
玉竹	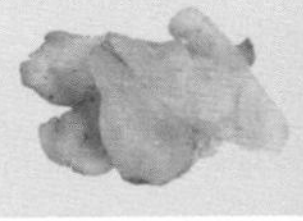	養陰潤燥 清熱潤肺 生津止渴 養胃 補益五臟	171 220
玉米鬚	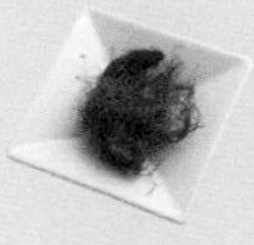	利尿泄熱 平肝利膽	231
白芷	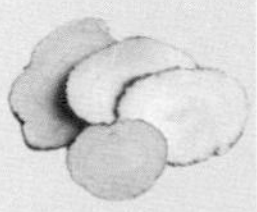	祛風止痛 消腫排膿 燥濕止帶	180
白菊花	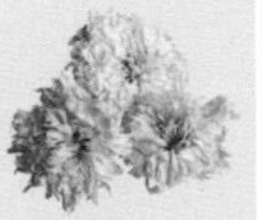	平肝明目	144 179 180
白蘚皮	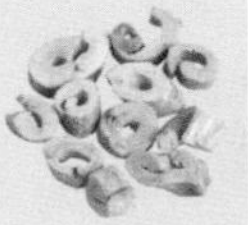	清熱燥濕 祛風解毒	199
北杏仁	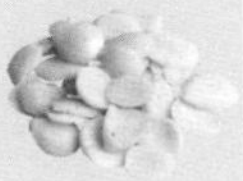	止咳平喘 潤腸通便	144 145 163 164

5劃

藥材名稱		功效	應用頁碼
玄蔘	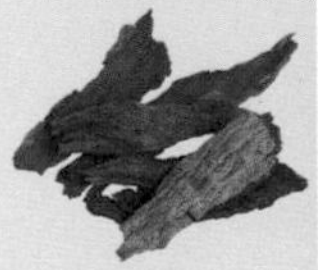	滋陰降火 解毒軟堅	220
石決明	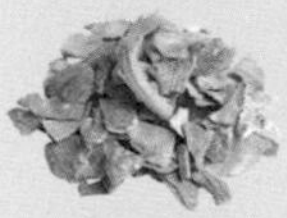	平肝潛陽 清肝明目	256
田七（田七粉）	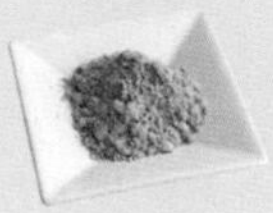	化瘀止血 活血止痛	251
白芍	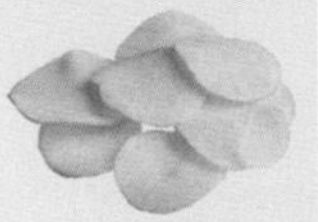	養血調經 平肝止痛 斂陰止汗	179 255
白朮	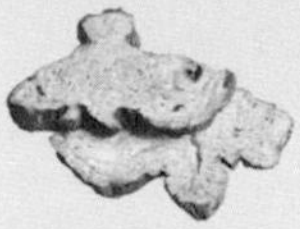	益氣健脾 燥濕利水 止汗 安胎	180

筆劃	藥材名稱	功效	應用頁碼
5劃	生地（生地黃） 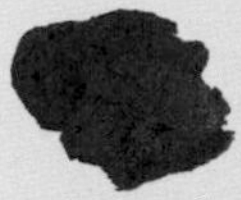	清熱涼血 養陰生津	195 220
	冬蟲夏草 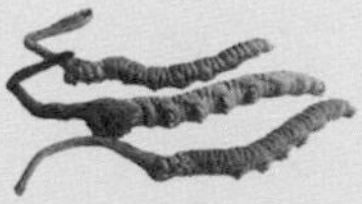	養心益氣 滋肝補肝 益腎補髓 止血化痰 補虛扶弱 補肺平喘	165 257
6劃	百合 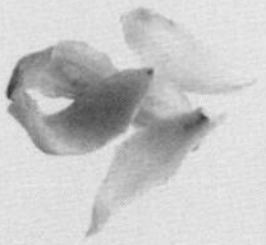	養肺胃陰 清心安神 潤肺止咳 補中益氣 清熱利尿 清熱解毒 健脾和胃	144 165 256 145 171 257 163 179 164 180
	百部 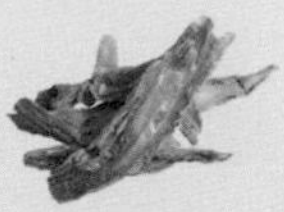	潤肺止咳 殺虫滅虱	164
7劃	赤小豆 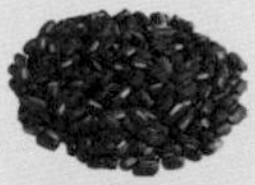	利水 解毒 消腫	193

筆劃	藥材名稱	功效	應用頁碼
7劃	辛荑花 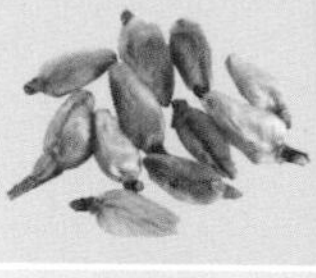	發汗解表 通鼻消炎	179 180
	車前草 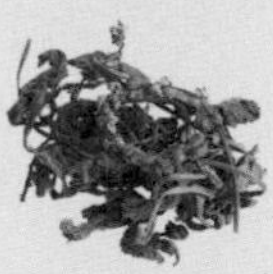	清熱利尿 祛痰止咳 明目 止瀉 抗菌	193
	牡丹皮 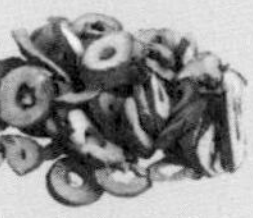	清熱涼血 活血散瘀	195
8劃	知母 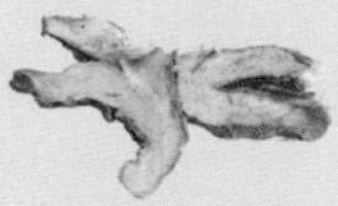	清肺熱 瀉胃火 生津潤燥 滋陰降火	195 220
	金銀花（銀花） 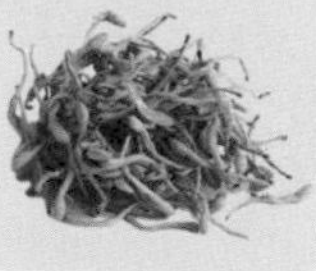	清熱解毒 疏通經絡 消腫止痛 宣散透邪 涼血治痢	143 144

劃數	藥材名稱		功效	應用頁碼
8劃	金錢草	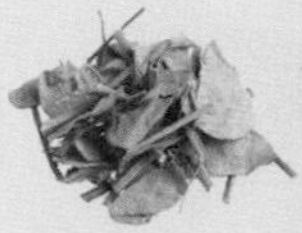	利尿通淋 除濕退黃 清熱解毒	193
8劃	苦蔘	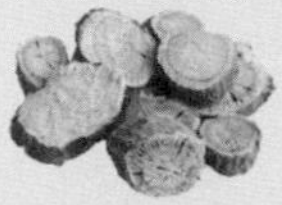	清熱燥濕 行氣止痛 消炎止癢	199
8劃	石斛（霍山石斛）	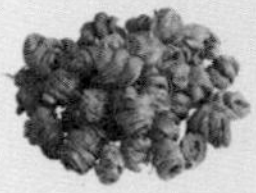	補氣生津 養陰益胃 滋陰清熱 生精血 填骨髓 清音明目	165 179 220
8劃	枸杞	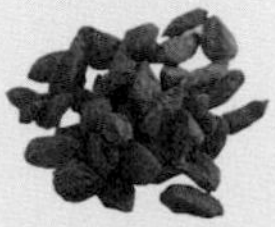	補肝益腎 明目潤肺	231
8劃	紅絲線	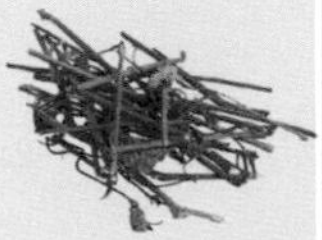	清肺熱 祛痰 止咳平喘 活血降壓	255 256
8劃	紅皮蓮子（蓮子）	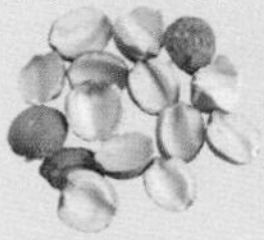	補脾止瀉 清心養神 益腎澀精 健胃澀腸	163
8劃	南杏仁	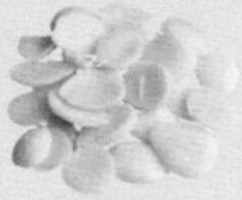	止咳平喘 潤腸通便	144 145 163 164
8劃	南沙蔘	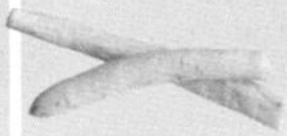	養肺陰 清肺火 鎮咳止痰	163
10劃	芡實	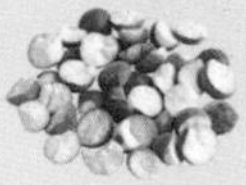	健脾除濕 益精固腎	198
10劃	神曲	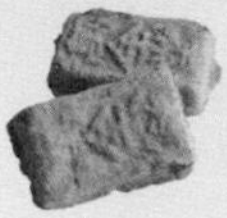	健脾和胃 消食化積 止瀉解表	143
10劃	桑葉	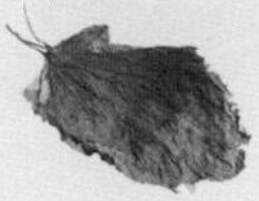	疏解風熱 清肝明目	143

筆劃	藥材名稱	圖	功效	應用頁碼
10 劃	桑枝	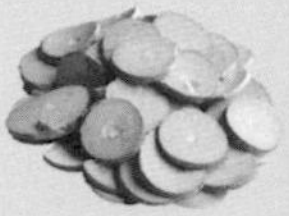	祛風通絡 通利關節	143
10 劃	桑寄生	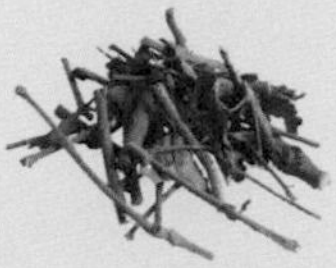	補肝腎 強筋骨 祛風濕 安胎	255 256
10 劃	益母草	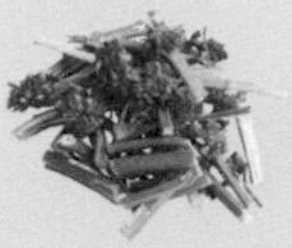	活血調經 利尿消腫 明目益精 活血調經 清熱解毒	255
11 劃	麥冬	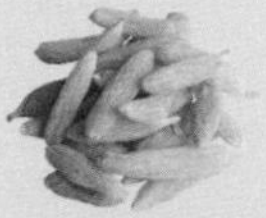	養陰潤肺 益胃生津 清心除煩	171 179 220 251
11 劃	蛇床子	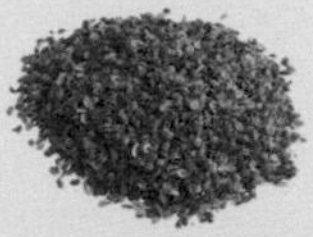	溫腎助陽 燥濕祛風 消炎止癢 驅蟲 抗滴蟲	199

筆劃	藥材名稱	圖	功效	應用頁碼
11 劃	野菊花	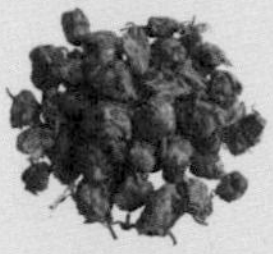	清熱解毒 涼血降壓 疏風平肝 利咽止痛	143
11 劃	海底椰	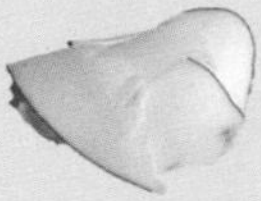	滋陰補腎 潤肺養顏 止咳化痰	163
11 劃	魚腥草	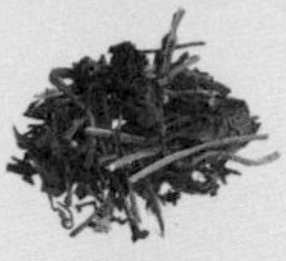	清熱解毒 消癰排膿 利尿通淋 消炎殺菌	145
12 劃	荊芥	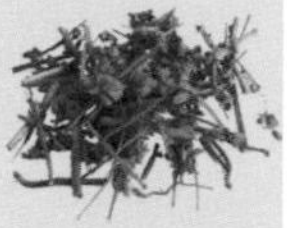	祛風解表 理血止血 透疹消瘡	179
12 劃	淮山（山藥）	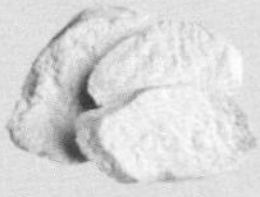	健脾益肺 固腎益精	165 180 195 198
12 劃	防風	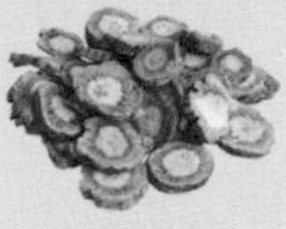	祛風解表 勝濕解痙 止瀉止血	179

12劃

藥材名稱	無花果	雲苓（茯苓）	茯神	黃柏	黃著（北著）
	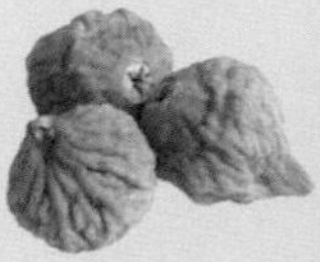	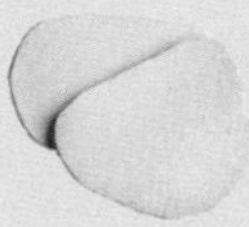	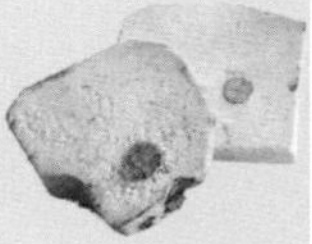	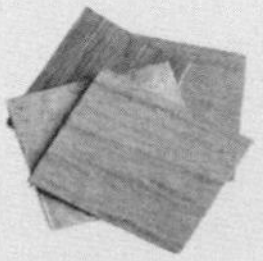	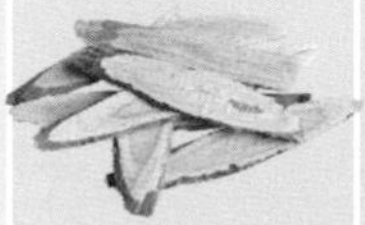
功效	健脾調中 潤肺利咽 潤腸通便 消腫解毒	滲濕利水 健脾和胃 寧心安神 強精益髓	寧心益智 安魂魄 養精神	清熱燥濕 瀉火解毒 解毒療瘡	補氣升陽 固表止汗 托瘡生肌 利水退腫
應用頁碼	164	180 195	144 171	195 199	231 251

	12劃		13劃			
藥材名稱	黃芩	絲瓜絡	煨白果	龍脷葉	枇杷葉	石黃皮
	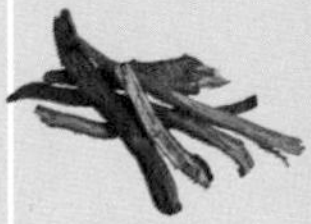	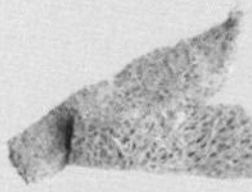	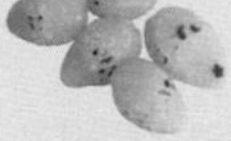	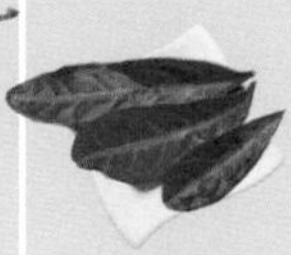	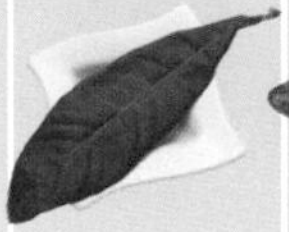	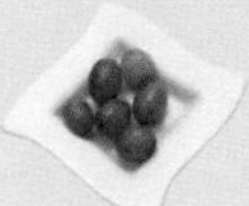
功效	清熱燥濕 瀉火解毒 涼血止血 除熱安胎	通經活絡 清熱化痰 治胸脇痛 化痰順氣	止夜尿 止哮喘 止白帶	清肺止咳 化痰平喘	清肺胃熱 降氣化痰	清熱利濕 寧肺止咳 消積
應用頁碼	143	143	198	164	164	164

筆劃	藥材名稱		功效	應用頁碼
14劃	蜜棗	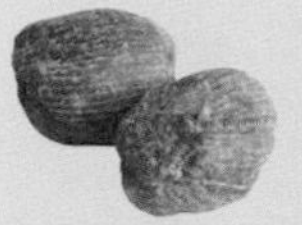	補中益氣 健脾益胃 潤肺除痰 寧神補血 養心安神	144 145
14劃	雞屎果（番石榴乾）	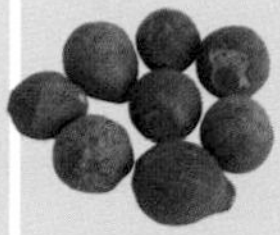	生津止渴 收斂止瀉 杜蟲	231
15劃	葛根	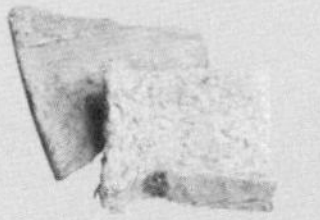	清熱解毒 透發痲疹 生津止渴 升陽止瀉 解酒	143
16劃	蒼耳子	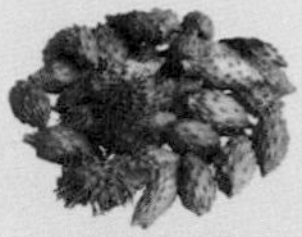	發汗 散風除濕 通鼻竅 止痛	179 180
16劃	貓鬚草	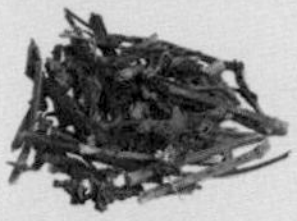	消肝腎炎 化石利尿	193
16劃	蓮子	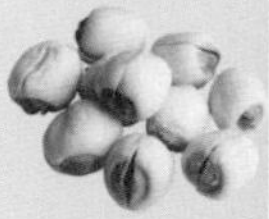	補脾止瀉 清心養神 益腎澀精 健胃澀腸	171 180
18劃	澤瀉	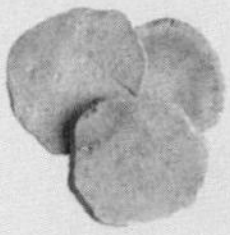	利小便 清濕熱	195
18劃	蟲草花	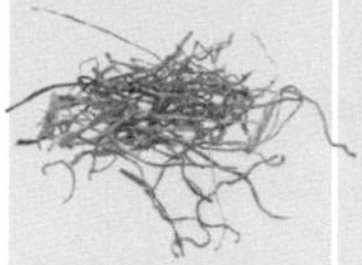	益肝腎 補精髓 潤肺化痰	165 256
20劃	黨蔘	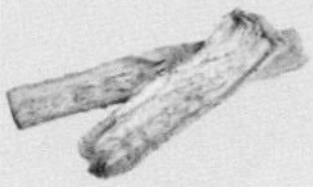	補中益氣 和胃養血	180
20劃	羅漢果	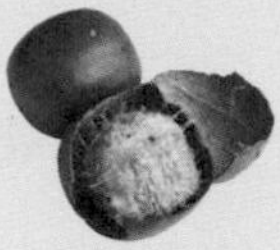	益肝健脾 化痰止咳 消癢止痛 清肺潤腸	144 164 231
24劃	赤靈芝	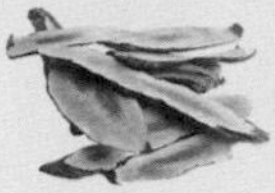	化瘀止血 活血止痛 養肝強心	255

PART 1

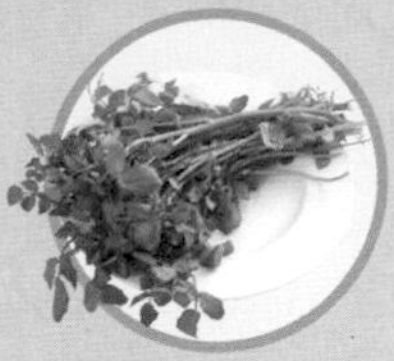
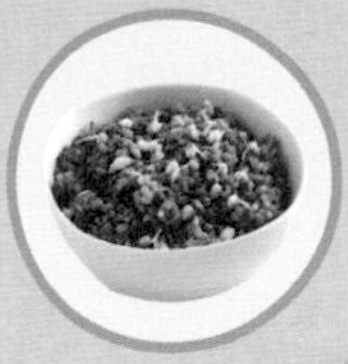
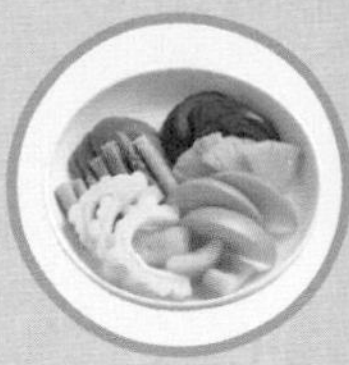

名中醫教您──
健康飲食的原則

☑ 回歸自然的飲食根本

☑ 健康吃的六個大原則

☑ 一天健康吃的方法

☑ 落實蔬食生活的新態度

☑ 素食對人體的益處

☑ 吃對素食，體質不寒涼

回歸自然的飲食根本

近十年來注重健康的人愈來愈多，很多人為了維護身體健康，在飲食習慣上有不同程度的改變，包括少油、少鹽、少糖、少味精、少肉、不油炸等，有些人甚至棄葷茹素，落實預防醫學的概念，可是仍見不少素食者受疾病的困擾（如虛弱、營養不良、骨質疏鬆、糖尿病等）。吃素到底是對健康有利？還是有害？為何有些人吃素可以得到健康長壽，另一些人卻恰恰相反？

現在的食物從種植開始至烹調上餐桌，大多數都存在著各種大小令人致病的風險，加上現代人的生活形態及飲食文化改變了，因此雖然現代人豐衣足食，體質卻沒有預期中的強壯，其實只要在小環節上做好把關的工作，人是不容易得病的。

古人認為「藥食同源」，強調食物有維護健康及改善疾病的功效：「五穀為養」要養生就要以穀物及豆類為主要糧食，他們認為這些種子類的糧食具有強大的生命力，使人充滿朝氣及活力，所以傳統文化鼓勵吃小米粥或糙米飯，而不是喝牛奶。將小米或糙米撒在地上，它們是種子，可以長出新的糧食來，古人雖然認為「五畜為益」，但沒有把肉類作為主食，他們認為食肉容易使人早熟，產生性慾，會將人體的元氣過度消耗，因此不宜經常吃肉。如果古人生活在現代，看見那些禽畜都是由激素及抗生素養大的，相信一定會推翻「五畜為益」的說法了。

古代有很多人都能活到一百二十歲，八十歲已算短命了。為什麼古人能如此長壽？皆因古人都嚴格遵守大自然的定律而生活，在早上五～七時（大腸經當值）就上廁所排大便；七～九時（胃經當值）吃早餐；又會在午餐十一～十三時（心經當值）後，小睡半小時靜養心神，保護心臟；晚上九時前上床睡覺。其實只要大家在起居和飲食上按照人體十二經絡循序進行養生，然後每餐只吃七分飽，進食當地、當季盛產的天然食物，簡單烹調，並接受大自然的天氣變化（現在的人在夏天用冷氣、冬天用暖氣，已經很難感受到春夏秋冬的分別了，這些都是對健康不利的行為），人人都可以活得健康自在，甚至高壽。

所謂**一方水土養一方人，東方人與西方人的遺傳基因是截然不同的**，如果硬要盲目跟從西方人的飲食文化，把肉類、牛奶、起司、麵包等做爲東方人的主食，又經常喝冷飲及吃冷凍食品，身體就必須付出沉重的代價，甚至喪失生命。要擁有健康，就必須順應天然定律，回歸自然的起居及飲食模式，才是維護健康的根本之道。

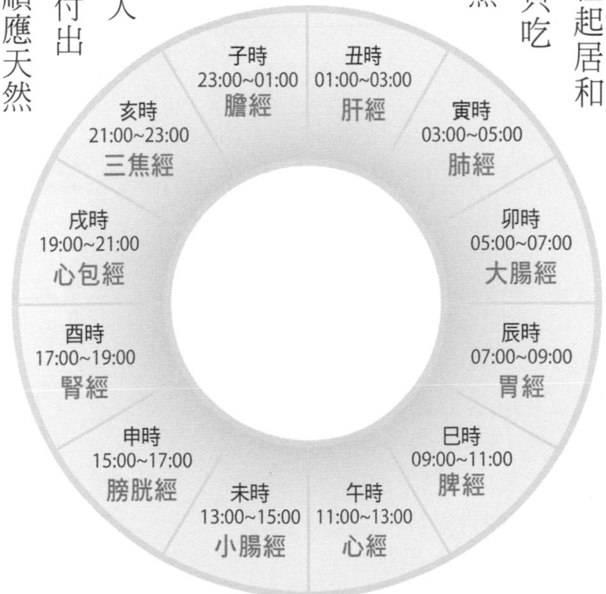

如何挑選好食物？

科學家進行過一項營養研究，在偏遠的農村（採用天然耕種）及現代化菜園（使用農藥耕種）裡各取一些玉米做化驗，結果發現前者的營養成分齊全，而後者的營養成分僅有二〇％～

三〇%。經過農藥栽種的蔬果，已流失大量酵素及營養成分，再加上長途運輸、不恰當的儲存方法或高溫烹調等因素，食物所剩下的營養價值已寥寥無幾了，因此現代人雖然膳食豐富，可是卻衍生出更多的疾病。

現在的蔬果體形愈來愈大，且大部分都是基因改造及溫室栽培的，比傳統品種好看、好吃、不易變色或腐爛，卻對身體造成不良的影響，大家應避之則吉，尤其是進口類的水果，更應該特別注意。凡是標籤上貼著**8字頭的水果都是經過基因改造的**（吃了健康會轉變），**3或4字頭的為傳統種植水果**（吃了健康四季吉祥），**9字頭的是有機種植水果**（吃了會命長久）。要捍衛健康，大家要從採購開始把關，檢閱食物的產地、成分、標示及保存方法等，做個聰明的消費者，用心挑選食物，避免攝取損害健康的物質（如殘留農藥或殺蟲劑、人工色素、化學香料），進食此類食物肯定無益。

水果標籤密碼

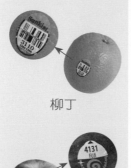

柳丁

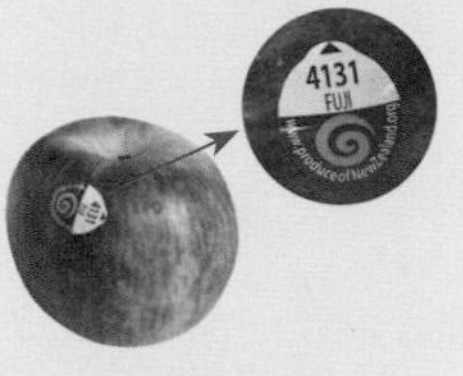

蘋果

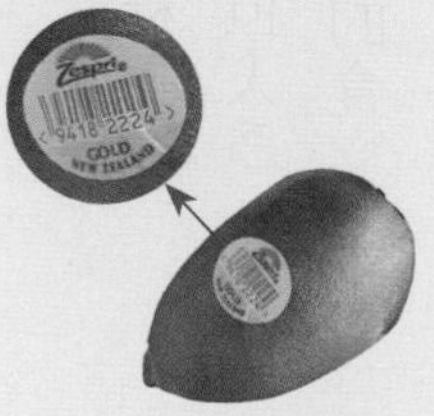

奇異果

輕鬆懂 挑對食物6大飲食健康策略

1 **挑選優質食物**，例如：有機種植的、本地的、新鮮的、當季盛產的。

2 **挑選天然釀製的食物**，例如：100%純釀製的有機蘋果醋、醬油。

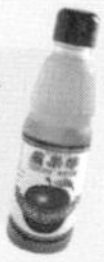

3 **挑選原汁原味的食物**，例如：糙米、全麥麵粉、古製片糖、麥芽糖等。

4 **不選加工食物**，例如：罐頭、魚丸、香腸、醃製及煙燻類食物等。

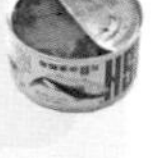

5 **不選化學調味料**，避免攝取到有害的化學物質。

6 **不選精製食物**，例如：白米、白麵粉、白砂糖、化學精鹽。

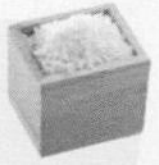

如何煮出健康味？

烹調方式不正確，有時比吃錯更糟糕。很多食物用清蒸或水煮方式烹調，已很美味，但人爲了滿足口慾，特別喜歡吃煎、炸、炒、烤、燒的食物（如煎魚、炸雞排、炒海鮮、烤披薩、燒蹄膀等），殊不知這些甘香厚膩的食物含有不良的油質，會增加患病的風險（如氣喘、高血壓、中風、心臟病、糖尿病、高膽固醇、脂肪肝、提早老化、腫瘤、癌症等）。

中國人烹調常用大蒜或生薑爆香起鑊（熱鍋放油至有油煙冒出來），這種料理法容易使人火氣大，脾氣暴躁、生暗瘡、喉痛或失眠等。至於火鍋類食物，人是圍著火爐進食，加上湯底一般都含有肉類，較溫補，兩者都會增加人的火氣，若在炎夏食用，燥熱情況更見嚴重。另外，中國人烹調食物喜歡用生粉「勾芡」，這些物質進人體內會變成葡萄糖，造成血糖迅速上升，若是攝取過多蛋白質或糖，會增加肝腎負擔。

輕鬆懂 煮出好味 6 大飲食健康策略

1 **食物要餐餐清**，吃多少煮多少，不要吃剩飯剩菜或隔夜飯菜。

2 **烹調要簡單及健康**，例如：水煮、汆燙、清蒸、燜、燉或涼拌等。

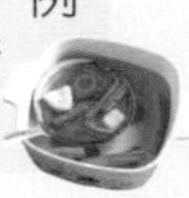

3 **烹調應以少鹽、少油、少糖為原則**，糖可免則免（因為糖是癌細胞的養分）。

4 **烹調以天然調味料取代化學調味料**，可用檸檬、香草、辣椒、胡椒、蒜、薑等取代。

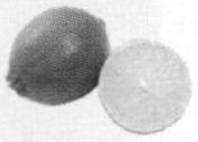

5 **烹調向食物借油借水**，掌控好火候，以慢火煮食或加蓋法，自然可從食物逼出水分及油分，例如鮭魚。

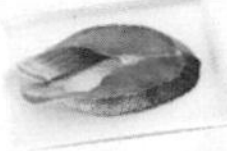

6 **烹調要避免煎、炸、炒、烤、燒**及使用微波爐及電磁爐煮食。

如何聰明健康吃？

守護身體的健康應該回歸天然的飲食法，例如蔬果可生吃的就生吃，須熟食的就烹調食用，每天都要攝取不同的植物生化素，蔬果最好連皮食用，因皮內所含營養素最多，還有堅果生吃最佳，一經焗烤或油炸會損害健康，最重要的是**每天早上要吃得好，中午要吃得飽，晚上要吃得少，三餐要定時及定量，專心用餐並細嚼食物，並注意一些健康飲食的關鍵細節。**

健康飲食的關鍵細節

用餐前

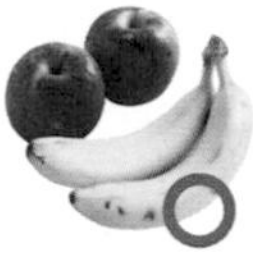

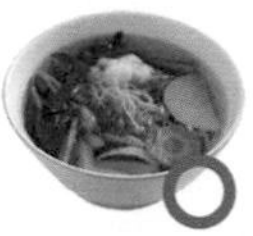

＊水果應在飯前 30 分鐘吃，飯後吃水果會妨礙消化。
＊湯應在飯前 5 至 10 分鐘飲用，有醒胃作用，增進食慾。
＊選擇大小合適的餐具盛裝一餐的食物，避免過量進食，引起腸胃不適。

用餐時

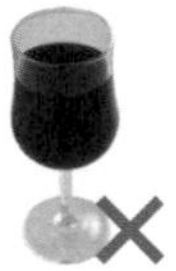

＊食物不宜過燙，易引起食道癌、胃癌。
＊進食時不應看書報或電視、喝飲料或酒類，以免妨礙消化吸收。
＊用餐速度要放慢，每一口食物都要細嚼慢嚥。

用餐後

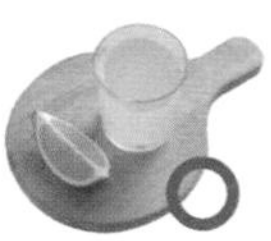

＊飯後不宜喝太多湯或水，會稀釋胃酸，妨礙消化。
＊飯後喝半杯無糖的熱檸檬水，可幫助消化。
＊飯後不應馬上進行運動或就寢。

用餐宜 & 忌

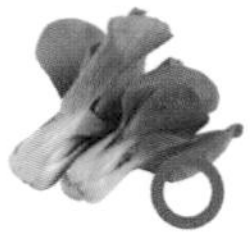

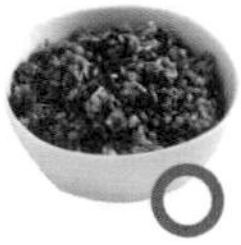

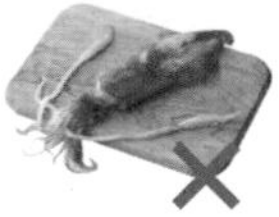

＊多菜少肉，配合五穀雜糧，營養均衡。
＊晚飯應在晚上 8 時前完成，因胃酸在 8 時後逐漸變鹼性。
＊不應生吃魚肉、海鮮、貝殼類、蛇、狗及野味，避免殘留寄生蟲及病毒。
＊冷凍食物或飲料損傷脾胃，避免食用。
＊不應吃宵夜，會增加致病風險。
＊泡腳應在飯前 30 分鐘或飯後 90 分鐘進行。

健康吃的六個大原則

在功利的社會主義下，道德標準下降，人類現正處於嚴重污染的年代，很多食物被基因改造，農藥、激素及催熟劑等被濫用，出現食物皆有毒的情況，然而只要我們遵守一些基本法則，還是可以從容面對的。

盡量素食

研究發現，人類的生理結構以素食爲主，而在實際生活中，近代各國生活富裕，民衆吃肉的比例大幅上升，結果是各種疾病也同時大幅飆升，包括癌症。雖然近代很多農作物均施加農藥除蟲，又添加各種激素及催熟劑，可是其毒害也只是肉類的一〇%，加上蔬果的毒害進入人體後相對容易排出體外，因此素食還是比較安全的。**吃對素食能使體質保持鹼性的健康狀態**，而多吃肉使體質變酸，導致各種慢性病出現。我在治療癌症的經驗中，能馬上棄肉茹素的病人，其康復速度及治癒率比肉食者明顯高很多，其疼痛情況較輕，精神狀態較優勝，痊癒後若能持之以恆茹素，復發率也很低。

輕鬆懂 ***從牙齒、腸臟構造透視人類飲食的法則***

人類的生理結構本身是以素食為主糧，從我們的牙齒到整個消化系統都可證明這個理論。肉食動物牙齒是尖的，例如：老虎、獅子，而人類的牙齒是平的，與猴、馬相同；還有一點可以證明：肉食動物的腸道是很短的、平滑的，而人類及素食動物的腸臟是長的、有皺摺的。由此例證可以得知人類的飲食應以素食為主，才是正確的健康飲食之道。

吃食物，不吃食品

簡單而言，大自然賦予的天然食材就是「食物」（FOOD），如海鹽、蔬菜、水果、菇類、五穀、堅果、豆、海藻等；經過加工製造而產生的就是「食品」（PRODUCT），如餐桌鹽、味精、加工果汁、餅乾、麵包、蛋糕、冰淇淋、起司、披薩、奶粉、人造奶油、燒臘味等。

現代人的**早餐**內容大多是蛋餅、包子、饅頭、熱狗、培根、漢堡、火腿三明治、燒餅、油條、蘿蔔糕等，搭配咖啡、奶茶或盒裝果汁；**午餐**則是炸雞腿、炸排骨飯、燒味飯、陽春麵、餛飩湯、花枝焿等；**下午茶**多是蛋糕、鬆餅、烤吐司、銅鑼燒等；**晚餐**就更豐富了，高熱量的鹹酥雞、爆漿起司豬排、蚵仔煎、筒仔米糕、滷肉飯、焗烤義大利麵等；**宵夜**則是比較簡單，速食麵、擔仔麵、油炸食物、串燒肉、章魚燒等。以上餐點的食物大部分都是「食品」，不是「食物」，這樣日積月累的飲食模式，對人體健康有重大的影響。

少吃乳製品

牛奶內的酪蛋白極難消化，妨礙消化及吸收。研究指出，超過八十五％的亞洲人是無法分解酪蛋白的，這些人喝牛奶後會出現

輕鬆懂　什麼是酪蛋白？

酪蛋白又稱為「酪蛋白原」，是牛奶中的蛋白質成分，屬於一種堅硬且極難消化分解的凝膠，經常做為食品的黏附劑。酪蛋白又分為兩種不同類型：

一、**食用類**：廣泛用於醫藥與食品等產品。

二、**技術類**：廣泛用於繪畫燃料，美容用品及各種黏合劑等產品。

酪蛋白過敏的人，一旦進食含有酪蛋白成分的食物或其製品，可迅速引起過敏反應。

消化不良、腹瀉或其他過敏症狀。初生嬰兒消化力弱，更不應該飲用奶粉，若嬰兒臉部出現紅疹或身體出現抽搐現象，都是牛奶過敏的反應。牛奶進入人體後會造成酸性體質，導致各種慢性病，甚至癌症。有研究指出，牛奶可促進癌細胞的生長，所以牛奶與癌症有直接關係。（有關牛奶對人體的影響，最值得參考的書有兩本：第一本書是柯林・坎貝爾的著作《救命飲食》；第二本書是亨利・日瓦的著作《牛奶，謊言與內幕》，而在本書第106頁《揭開毒奶的真相》的文章中，會更詳細地闡述有關牛奶對人體健康影響的資料。）

少吃高溫處理的食物

很多健康食物一經高溫烹調後，如大火熱炒、油炸、燒烤、烘焙等，就會變成垃圾食物，甚至會產生有毒或致癌的物質，尤其是肉類、脂肪及澱粉類食物，例如**十二盎司的牛排經燒烤後含有相等於兩百根香菸的有毒物質，吃進體內會增加罹患腸胃道癌的風險**，而吸入燒烤的氣體會增加罹患肺癌的風險；至於油炸薯條或薯片，多年來備受各國關注其致癌、引發神經系統疾病、老年失智症、青少年發育不良及軟骨症等問題；所以烹調食物最好是將溫度控制在攝氏一百二十度以下較安全，例如使用水煮、汆燙、蒸、燜、煲、燉等低溫的烹調法，對身體的健康較有保障。

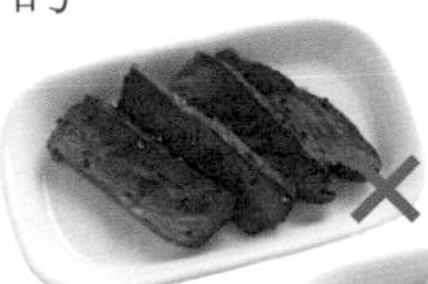

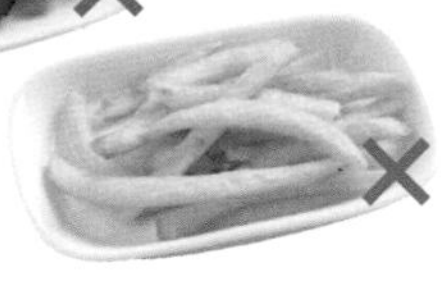

少吃麵粉製品

現代人的生活步調緊湊，三餐經常以麵包裹腹，但卻不瞭解高溫烘焙的麵包、蛋糕或油炸食物等加工食品，隱藏著無數的健康危機，因爲市面上的麵粉類產品大都添加了漂白劑、膨脹劑及防腐劑，甚至爲了要使產品保存更久，口感變得更Q更鬆軟，又不影響風味，所以化學成分添加劑被濫用於麵包、麵條、蛋糕、饅頭、湯圓、芋圓、粉圓、年糕、發糕、米苔目、油條等，多吃此類的麵粉製品易引發乳腺增生、腫瘤、甲狀腺腫大、多動症、影響神經系統等疾病，大家不妨一試，只要連續兩星期以上戒吃所有麵粉類食物，上述症狀就會明顯減輕。

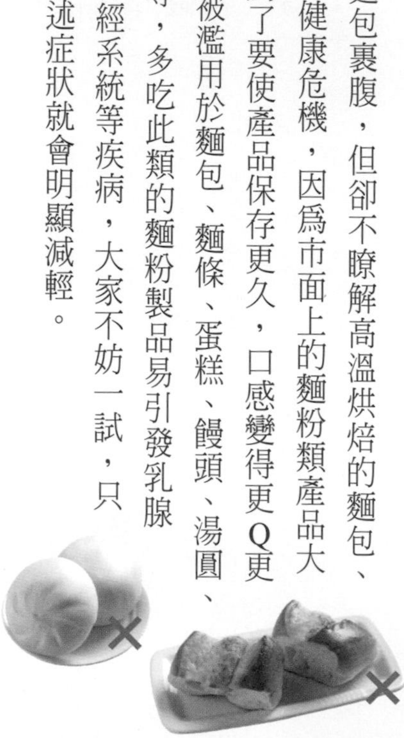

少吃糖類

人只要每天適量進食五穀及蔬果，就已攝取足夠的糖分，因此無需額外補充糖分。很多人以爲吃鹽有害，吃糖可滋潤身體，其實海鹽是人體必須適量補充的，但攝取過量的糖會引起多種疾病，加工糖如白砂糖、白冰糖等對身體更有害無益，化學代糖阿斯巴甜及甜蜜素對健康的潛在風險更大。**糖還會造成酸性體質，使人易疲倦及促進腫瘤生長**，尤其是癌症患者切忌吃糖，蜂蜜也應避免。

調味用糖可選擇天然的甜菊葉或由甜菊葉製成的甜菊糖，亦可用貌似砂糖的木糖醇（它是醇，不是糖）；**煮湯品可用羅漢果、無花果、龍眼肉、棗類增加自然甜的風味**。此類天然甜味劑，一般人士都可食用，皮膚病、糖尿病及癌症患者可偶爾食用，但以適度爲宜。遵守以上飲食的基本原則能提升健康，最明顯的改善有：消化及吸收功能增強、胃氣減少、大便順暢、睡眠品質提高、精神較充沛、體力較持久、脾氣較溫和、人較安靜及專注、整體免疫力提升、延緩衰老等益處。健康是要植根，也就是需要長期經營的，只要學會飲食健康的基本法則，懂得適度的靈活搭配，那麼健康飲食一樣可以充滿樂趣。

一天健康吃的方法

早餐

起床後，在刷牙前，先慢慢喝下二杯室溫水，或者也可在室溫水內加入少許熱溫水，因爲**早晨飲用溫水對人體健康是最理想的**；不建議飲用熱水，因爲缺乏氧氣，而冷開水會損脾胃，這個動作對人體有幾個主要作用：當人睡醒後，腸臟仍處於休息狀態，飲水可以喚醒腸臟並開始蠕動，還有可以盡快排除腸道囤積的宿便。

早上排便後，喜歡喝茶的人，可喝兩三小杯功夫茶，以陳年普洱茶最養胃；不喝茶的人，可吃一點水果（但不宜飲用鮮榨果汁，例如柳橙汁，因為糖分高纖維素少）或者改喝一杯加水攪打的綜合蔬果汁，都是理想的選擇，而體質虛寒者（若身體沒有積熱）可以在綜合蔬果汁中加入幾片老薑，緩和食物的寒性。

脾胃虛弱或易腹瀉者，晨起不宜吃蔬果，可先吃熱粥，並依體質及喜好加入食材（如南瓜、紅蘿蔔、地瓜、山藥、蓮子、百合、芡實，紅豆、生薏仁及熟薏仁、綠豆、桂圓肉、薑絲等），增加風味及營養。

燕麥也是理想早餐之選（含有麩皮的燕麥才有營養），有麩皮的一般稱爲燕麥，無麩皮的叫麥皮，應避免進食含有糖精及奶精的三合一即沖即食麥皮。胃口較佳者，還可以隔水蒸一些有機玉米、南瓜、地瓜、栗子、山藥、花椰菜食用。

早上是身體最需要營養的時候，因此早餐要吃得豐富及有營養；另外早上七～九時爲消化力最強的時候，因此早餐應在這段時間內完成；而胃喜潤惡燥，因此宜進食粥品、綜合蔬果汁、燕麥粥等，麵包或餅乾等乾品則不宜。（早餐內容因體質不同而有差異，請參考本書第64頁吃對中餐是寶）。

早餐健康吃—（上午7～9點完成）

○宜

1 喝二杯室溫水。

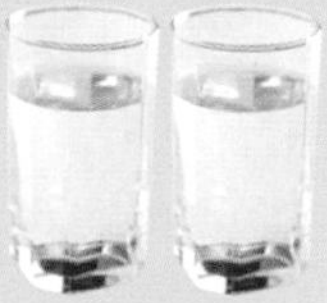

2 喝陳年普洱茶或綜合蔬果汁。

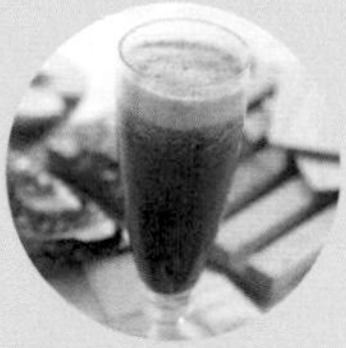

3 吃熱粥或燕麥片。

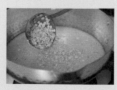

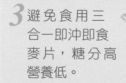

4 胃口較佳者，可吃水煮玉米、南瓜等蔬菜。

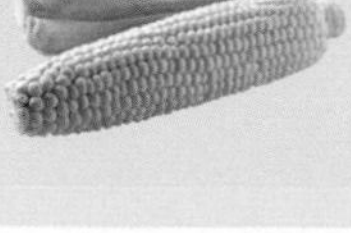

╳忌

1 不建議喝熱水，氧氣含量較少。

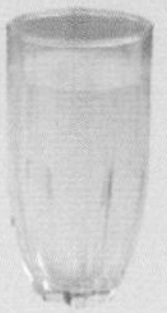

2 不建議喝鮮榨果汁，糖分高且纖維素少。

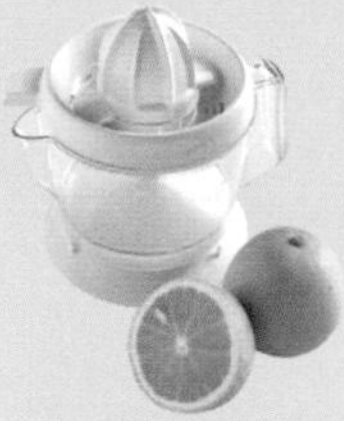

3 避免食用三合一即沖即食麥片，糖分高營養低。

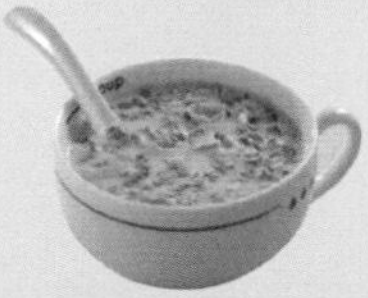

4 不宜吃麵包或餅乾，因為烘焙食物容易讓人火氣大。

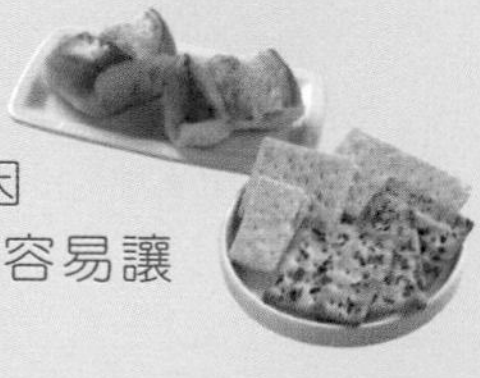

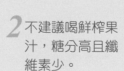

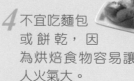

午餐

主食以帶麩的米飯爲主，例如糙米或紅米，每次混合二～三種帶麩的穀物爲佳，且經常變換種類。避免進食白米或麵粉類食物，如麵條、板條、水餃、餛飩、鍋貼、包子、饅頭等。

配菜可選擇汆燙蔬菜，如豆類、花椰菜、油麥菜、青江菜、蘆筍等，又可選擇生吃蔬菜，如小黃瓜、蘿蔓生菜、番茄等，佐以健康調味料（以有機醬油混合一～二種好油，如芝麻油、亞麻籽油、橄欖油、南瓜籽油等為宜），還可拌入薑末或香菜末增加風味。菜色可隨個人口味及喜好變化，食材最好包括花、

午餐健康吃—（下午1點前完成）

○宜

1 主食吃糙米飯。

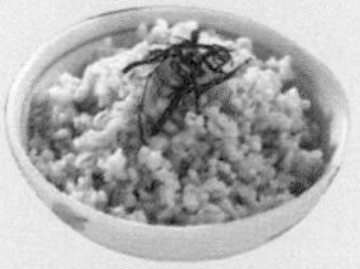

3 吃生菜沙拉，搭配好油。

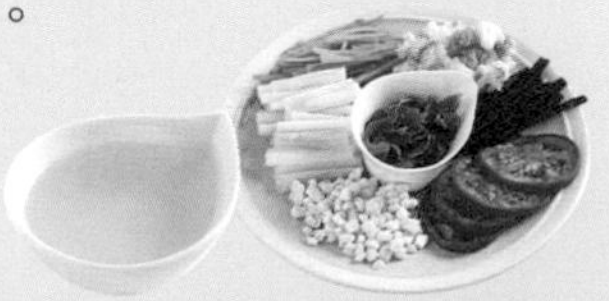

2 吃汆燙蔬菜（含花、葉、根類）。

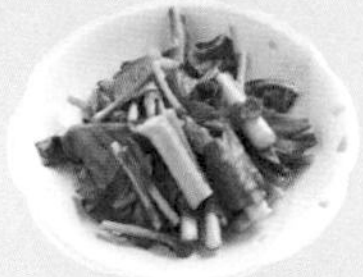

4 吃八分飽，而中午用餐完畢，可小睡半小時或靜坐養神。

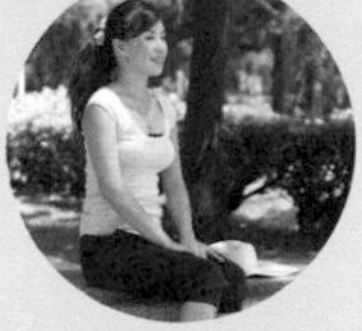

✕忌

1 避免吃白米及白麵粉製品。

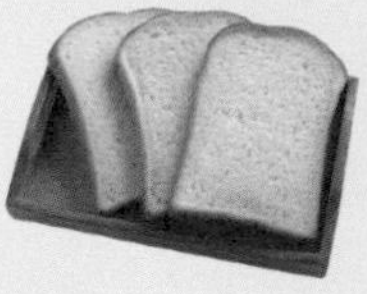

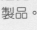

2 避免吃煎、炸、炒、烤燒食物。

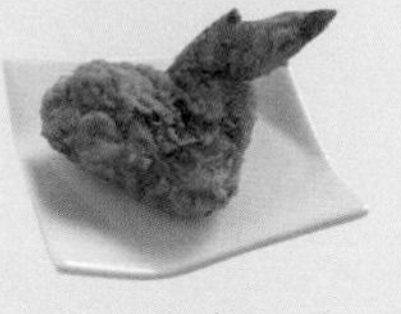

葉、根類，配合五色，並經常變化，烹調原則避免煎、炸、炒、烤、燒。

中午以後，人體的陽氣開始走下坡，因此午餐要吃得飽（以八分飽為宜），以提供足夠的動力去維持下午及晚間的活動。而午餐應在下午一點前完成，然後小睡或靜坐養神半小時，對心臟及身體有很大的好處。

下午茶

素食者以五穀及蔬果爲主食，易被消化吸收。飢餓時可吃些天然果乾（如葡萄乾、西梅乾、無花果乾、白桑果乾等）或未經烘烤過的生果仁（如杏仁、核桃、南瓜子、葵花子等）。必須注意，花生、腰果、開心果、松子仁容易變壞，產生致癌物質（黃麴霉素），建議應謹慎食用，尤其是皮膚病、生瘡、腫瘤、癌症、痛風患者應禁食。

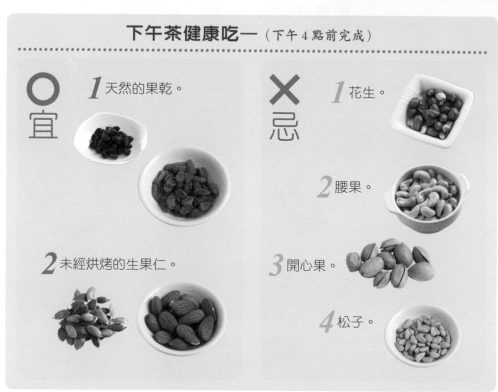

下午茶健康吃—（下午4點前完成）

○ 宜

1 天然的果乾。

2 未經烘烤的生果仁。

✕ 忌

1 花生。

2 腰果。

3 開心果。

4 松子。

晚餐

晚餐宜吃七分飽，並應在晚上八點前完成，因胃酸在晚上八點後逐漸轉爲鹼性，不利消化吸收。食材應以五穀、蔬菜及瓜類爲主。易脹氣者應避免在晚上進食豆類、糯米、芋頭、地瓜、玉米等食物，平日多吃白蘿蔔可幫助消化及消除脹氣；難於入眠者應避免辣椒、大蒜、濃茶、咖啡、酒，可吃些有助入眠的食物，如小米、五穀、油麥菜、蓮子、核桃、百香果、桑椹、有機草莓、香蕉、大棗、葵花子、桂圓肉等，而玫瑰花茶雖然有安神的作用，可惜農藥殘留指數較高，採買時宜慎選產地。晚餐應與睡眠時間相隔三～四小時。

晚餐健康吃—（在晚上8點前完成）

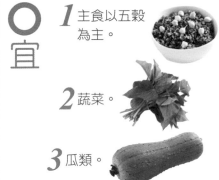

○宜

1 主食以五穀為主。

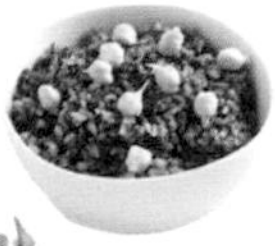

2 蔬菜。

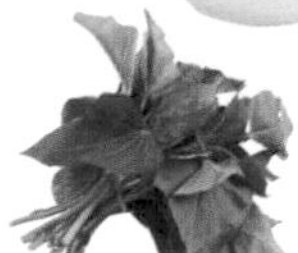

3 瓜類。

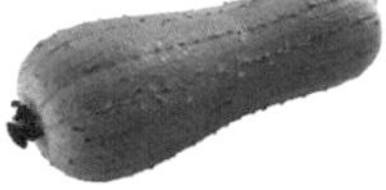

助入眠的食物

＊小米、五穀、蓮子、百香果、桑椹、草莓、香蕉、大棗、桂圓肉等。

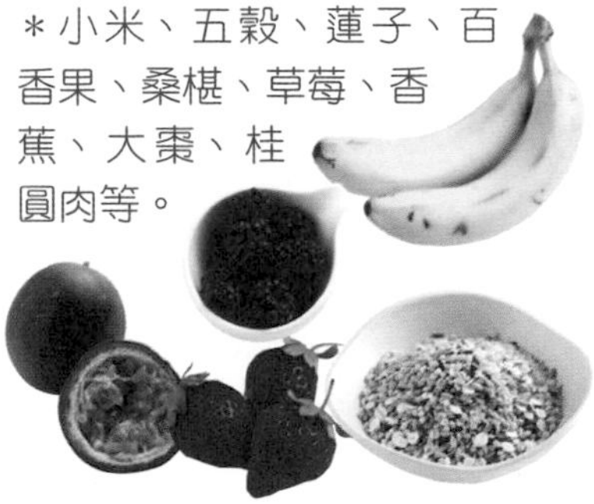

×忌

易脹氣者

＊應避免吃豆類、糯米、芋頭、地瓜、玉米。

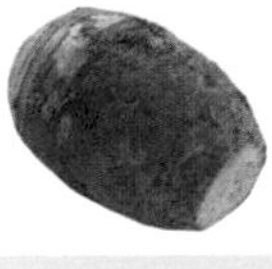

難於入眠者

＊應避免吃辣椒、大蒜、濃茶、咖啡、酒。

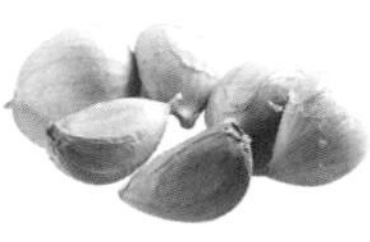

落實蔬食生活的新態度

中國老祖宗充滿守護健康的智慧，認爲主食是養生非常重要的材料，於是把米飯、穀物、麵食等穀物類定爲主食，即是很喜歡吃肉或蔬菜，份量也不能超過主食，更不能以肉或菜取代。對古人來說，蔬菜或肉類只是主食的補充品。

健康飲食的其中一個要求是「不多食」，每餐只吃七或八分飽，吃太多會加重脾胃的負擔，能量都集中在胃腸內幫助消化，供應心臟及腦部的能量就相對降低，所以吃得太飽時，心臟會不舒服及腦筋會不靈活，總是昏昏欲睡，甚至有人在暴飲暴食後心臟病發作。

吃飯時應禁語，尤其是小孩及老人，每當過年過節時，家族成員都回家陪老人吃飯，老人及小孩特別高興，吃飯時難免多說話，遇上應節食物如糯米湯圓、年糕、豬蹄、燒肉等佳餚，一不小心就很容易被噎在喉嚨，所以過節時被送進醫院急診的人特別多。通過飲食，能看出一個人對生命的重視，還能看出一個人的智慧及修養，例如：古人吃飯時，坐直身子，

輕鬆懂 健康飲食基本法

- **素食者**：可每星期吃 1 ～ 2 顆有機雞蛋，宜清蒸或水煮，補充維生素 B 群。
- **葷食者**：不宜額外吃蛋（尤其是皮膚病、糖尿病、癌症患者不宜吃蛋），應多菜少肉，並以魚肉或豬肉為主，少吃牛羊肉、蝦、蟹、貝殼類及飛禽類（中醫認為此類食物含毒素較高），尤其是禽鳥體溫比人體高，滋補力強，不適宜火氣大的繁忙都市人，癌症患者更是大忌。
- **成年人**：只需少量蛋白質，每天進食肉類不應超過 2 兩。
- **發育中兒童、懷孕或哺乳婦女**：需要較多蛋白質，最理想是補充植物蛋白質，可從穀物、豆類、堅果中攝取。
- **一般民眾**：缺乏運動，攝取過多動物蛋白質易造成體液變酸，增加慢性病及癌症的風險。
- **胃病、皮膚病、生瘡、口腔潰瘍、癌症患者**：不要吃芥花油、糯米及芋頭或其製品。

用雙手端起碗筷安靜地吃飯，但現在的人一邊吃飯一邊說話，又不拿起飯碗，只用筷子在碗內掏飯菜吃，甚至有人會彎下脖子，以口遷就飯碗來吃飯，實在有失禮儀。

什麼人應該吃素？

暴飲暴食是現代人的飲食文化，有人認爲要盡情享受人間美食，才是懂得生活。很多病人明知要戒口，卻敵不過心魔，繼續滿足其口腹之慾。這類病人總是存在僥倖心態，認爲只要花錢便可買回健康，過分地依賴醫生和藥物，這是一種錯誤的想法，再多的財富也換不回健康，只能用錢來繳付藥費、病床費、手術費，甚至是殮葬費。**「吃錯是因，生病是果」**，再富有而不肯控制飲食的人，最終一樣要負上沉重的代價。

中醫認爲自己的健康自己作主，健康長壽不靠別人或藥物，完全靠自己，任何疾病都跟自己的身心有密切關係，如果不好好吃飯、不好好睡覺、不好好穿衣服、不好好管理自己的情緒及慾望，就會生病。**大部分的疾病只是一個人的起居習慣、飲食方式及情緒方面出現了偏差，不斷發展而衍生出來的產物。**疾病能否治好，關鍵不在於醫生或藥物，而是在於病人本身能否改變不良的生活習慣及糾正錯誤的飲食觀念。

健康的人體處於和諧狀態，具備完善的運作及自癒能力。當人生病時，中醫認爲「三分病七分養」，認爲該好好地養好身子（包括正確飲食、適當鍛鍊及休息、調整心態等），以培養足夠的能量或元氣去抵抗疾病，而不是一味依賴藥物，也只有這一途徑，康復才能有勝算。

現在每幾個人之中就有一個人得癌症，這與現代人常吃肉有關，因爲現在的禽畜及海產大多是使用激素及抗生素飼養，有些甚至會加入劇毒「砷」或重金屬「鉛」來增加重量，人體長期攝取這些有毒的化學物質，會導致內分泌系統疾病，造成兒童早熟、同性戀、婦科腫瘤、甲狀腺腫大，甚至癌症等問題。

新聞已報導過，不少才兩三歲的幼兒已長出乳房來，幾歲就開始有月經。放眼四周，食物皆有毒，肉類及蔬果皆含有不同的毒物，但由於蔬果的毒害對身體而言只是肉類的十分之一，且容易被排出，所以進食蔬果還是相對安全的。

現代的文明病（如癌症、痛風、糖尿病、高血壓、心臟病、皮膚病、肝膽病、骨質疏鬆症等），皆是由飲食不當及暴飲暴食所造成，因此**只要棄肉茹素，將身體調整回正常的鹼性狀態，健康指數就能有明顯的改善。**

正確素食對身體有很多的好處，可讓身體調整至健康的鹼性狀態，有效改善體質。不打算長期素食的人，不妨**每星期實踐素食兩天，可減輕胃腸及肝膽的負擔，讓五臟六腑適時得到調整，又可以減少地球碳排放量。**素食似乎是個人喜好的抉擇，卻標誌著對生命的熱愛及尊重，對家庭、社會、環境及地球的關注，因此素食是值得推崇的行爲，基本上人人都應該素食，可依照個人喜好及體質選擇長期或短期素食。

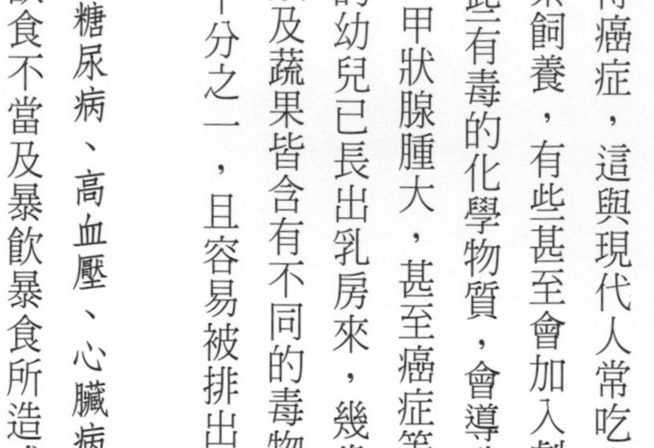

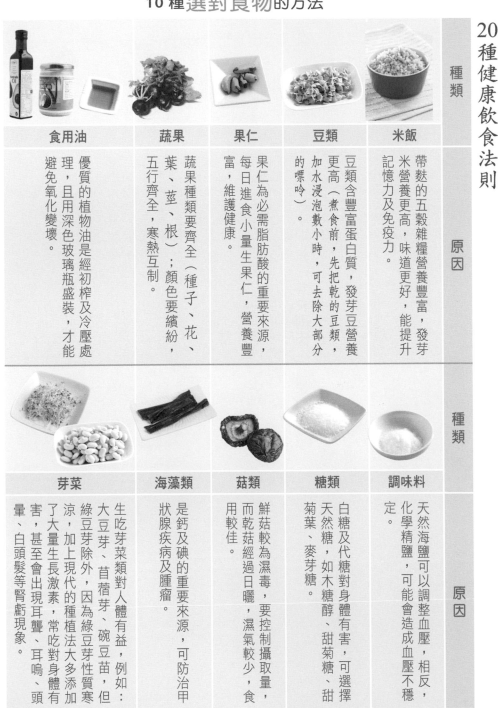

20 種健康飲食法則

10 種選對食物的方法

種類	米飯	豆類	果仁	蔬果	食用油

原因	帶麩的五穀雜糧營養豐富，發芽米營養更高，味道更好，能提升記憶力及免疫力。	豆類含豐富蛋白質，發芽豆營養更高（煮食前，先把乾的豆類，加水浸泡數小時，可去除大部分的嘌呤）。	果仁為必需脂肪酸的重要來源，每日進食小量生果仁，營養豐富，維護健康。	蔬果種類要齊全（種子、花、葉、莖、根）；顏色要繽紛，五行齊全，寒熱互制。	優質的植物油是經初榨及冷壓處理，且用深色玻璃瓶盛裝，才能避免氧化變壞。

種類	調味料	糖類	菇類	海藻類	芽菜

原因	天然海鹽可以調整血壓，相反，化學精鹽，可能會造成血壓不穩定。	白糖及代糖對身體有害，可選擇天然糖，如木糖醇、甜菊糖、甜菊葉、麥芽糖。	鮮菇較為濕毒，要控制攝取量，而乾菇經過日曬，濕氣較少，食用較佳。	是鈣及碘的重要來源，可防治甲狀腺疾病及腫瘤。	生吃芽菜類對人體有益，例如：大豆芽、苜蓿芽、碗豆苗，但綠豆芽除外，因為綠豆芽性質寒涼，加上現代的種植法大多添加了大量生長激素，常吃對身體有害，甚至會出現耳聾、耳鳴、頭暈、白頭髮等腎虧現象。

10 種正確的飲食法

種類	水果	蔬果汁	食材	烹調	食用油
	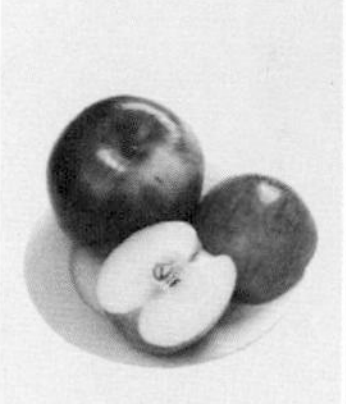	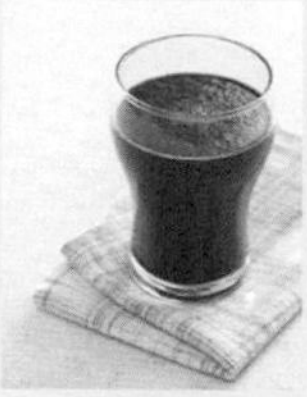	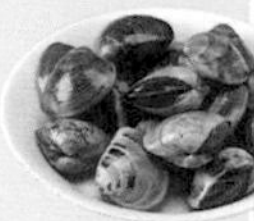	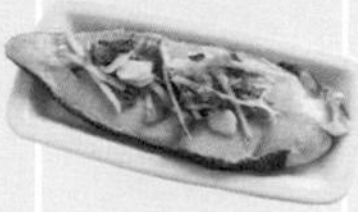	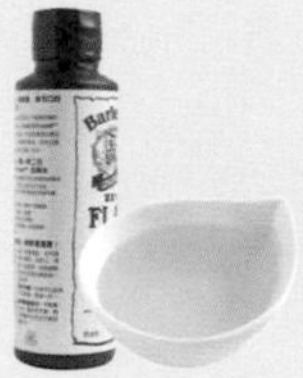
原因	水果生吃酵素含量最高。水果應在飯前或空腹吃，柿子除外，空腹吃易胃結石。	蔬菜及水果連皮連核加水攪打成汁，植物生化素及纖維素含量較多。必須注意，有些蔬果表皮有毛或皮質過硬，則不宜連皮食用，會刺激喉嚨或食道，引起過敏或咳嗽。	食材要新鮮，當天採買及烹調，不吃隔餐或隔夜食物。	蒸、水煮、汆燙、燜、燉等煮法最健康，食物營養素含量較多。	涼拌可用亞麻籽油、南瓜籽油、初榨橄欖油。食用油開封後要存放冰箱冷藏以防變質。炒菜可用耐高溫的葡萄籽油，宜冷鍋放油。

種類	用餐	三餐	進食	消化	晚飯
	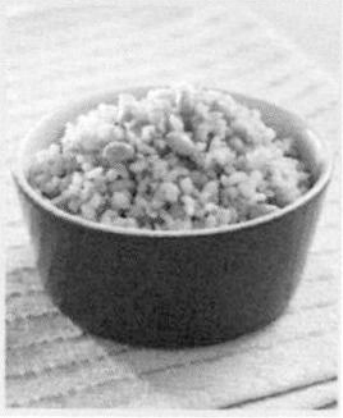	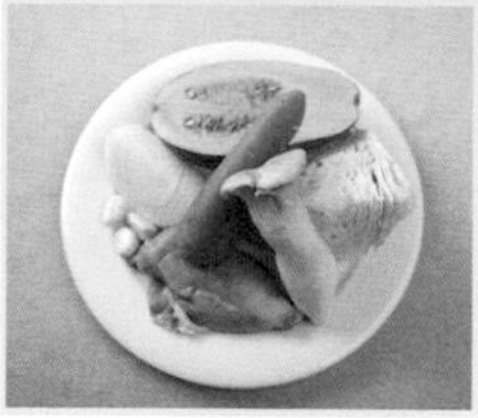	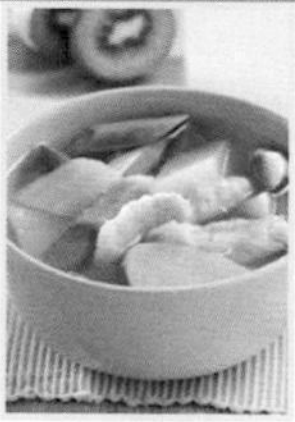	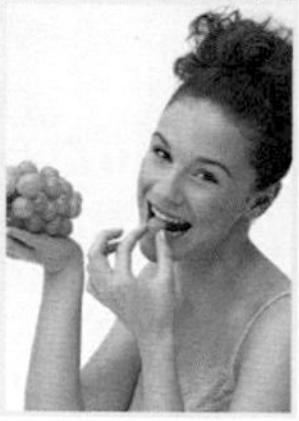	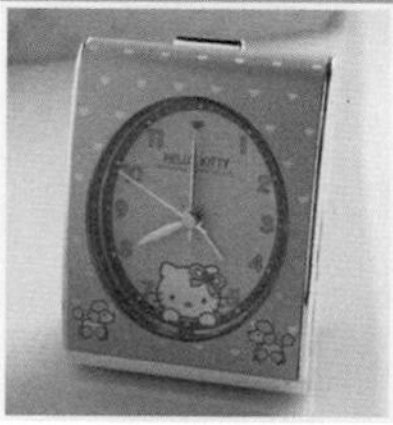
原因	在家用餐比外食更健康、衛生安全，營養更佳。	多菜少肉，定時定量，每次只吃七分飽，用餐時間充足，心情愉快。	飯前喝湯可醒胃；進食時勿喝茶、咖啡或汽水；飯後勿喝過多湯水。	每口食物要咀嚼30～50次，幫助食物初步消化，減輕腸胃負擔。	晚上八時後或睡前三小時不進食，避免食物在腸胃內腐敗。

素食對人體的益處

很多人吃素沒多久就放棄，原來他們的鄰居或朋友總愛扮演營養專家，有的說吃素會營養不良、蛋白質不足，有的說吃素會造成體質虛弱，使大家不敢吃素。剛開始吃素的人，體重會稍爲減輕，且很快有飢餓感，氣力自覺稍遜，因此擔心若繼續吃素，身體會愈來愈虛弱。其實，素食只要吃得正確、吃得均衡、吃對煮法、吃對組合，吃全素的人是可以非常強健及體力充沛的，世界很多知名的運動員、藝術家、政治家及企業家都是全素者，當中更有一出生就開始素食的。俗語說「病從口入」，身體虛弱或生病大都由長期吃錯而來，吃素如是，吃肉也如是。

素食者主要的食物來源有穀物、蔬菜、水果、海藻、菇類、豆類等，這些食物富含人體所需的七大營養素（蛋白質、維生素、礦物質、脂肪酸、纖維素、碳水化合物、水）。很多人以爲小孩不吃肉，就沒有蛋白質，小孩就不會長高或發育，其實很多植物都含有蛋白質，很容易被人體吸收利用，可以防病及抗癌，又可以降低膽固醇及調整內分泌，最重要是這些植物蛋白質沒有動物蛋白質的禍害，不會引發性早熟、荷爾蒙紊亂、動脈硬化、脂肪肝、冠心病、甚至腫瘤或癌症。

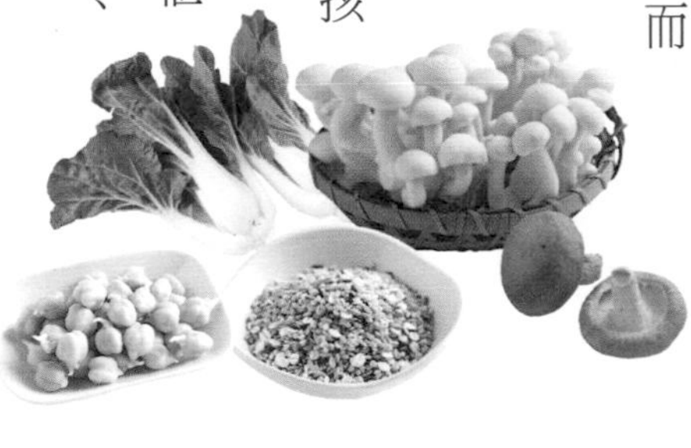

吃素會增強持久力

很多人認爲素食者的體力比肉食者差，但大量研究報告指出，素食者在勞動後，在恢復耐力、強壯、敏捷等方面，與肉食者相若，甚至更優勝。很多體格魁梧、耐力持久，且力量充足的動物都是素食者（如馬、牛、大象等），至於吃肉爲主的獅子，其體能只有瞬間的爆發力，完全欠缺長途追趕獵物的耐力。關於這個理論不妨詢問一下身邊女士的心聲，一般女士大多是喜歡有持久戰鬥力的男士，而不會喜歡只有瞬間爆發力而後事不繼的男士，然而現代的**上班族每天工作最少八個小時，有些還要超時加班，他們需要的正是持久力而不是爆發力**。若是人體經常處於一觸即發的爆發狀態，那麼就很有可能要用錢養醫生，三餐吃藥物，長期下來生命就會很危險了！

吃肉會降低免疫力

人類的胃腸設計並不適合肉食，主要是因爲肉類難以消化，胃部要額外分泌消化酵素及胃酸來完成消化工作，更要比素食多花一兩個小時以上的時間，才能完成消化的任務。若胃酸不足，肉類就無法完全被消化，殘餘在胃腸道內就開始腐敗及產生毒素，因而出現噯氣或

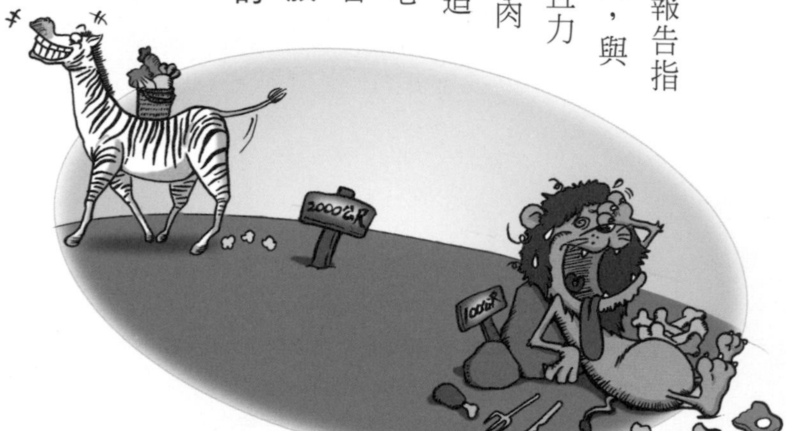

▲研究報告指出素食者在勞動過後，其體力比肉食者更為優勝。

打嗝現象，毒素一旦流入血液就會造成酸性體質，人容易感到疲勞，精神難以集中，免疫力下降，抵抗力變弱就會增加生病的機會。

避免攝取的食物

1 沒有活性的食物

＊瓶裝水、腐敗食物、不會變壞的油。

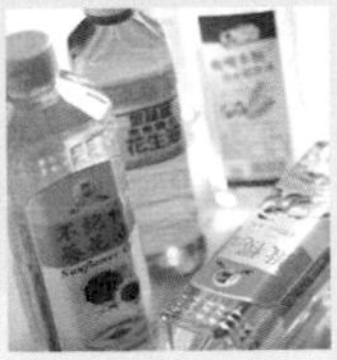

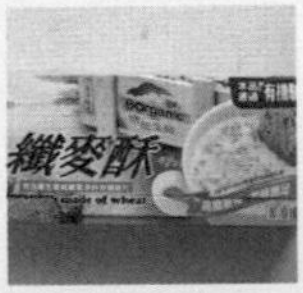

2 氧化食物

＊回鍋油、加工食品、不新鮮的食物。

3 漂白食物

＊白米、白麵粉、白砂糖、精鹽、白木耳（銀耳）、竹笙等。

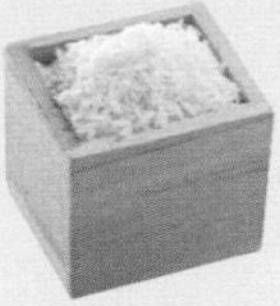

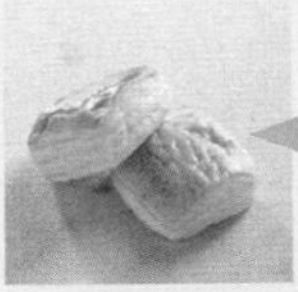

4 加工食品

＊罐頭、餅乾、麵包、蛋糕、高溫烘烤類堅果。

5 加工飲品

＊蒸餾水、汽水、盒裝或瓶裝飲料。

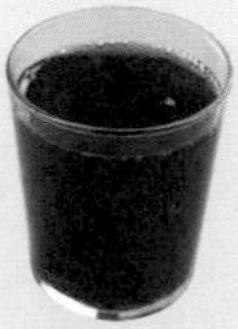

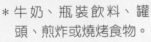

6 高溫處理的食物

＊牛奶、瓶裝飲料、罐頭、煎炸或燒烤食物。

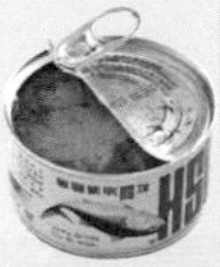

7 化學添加食物

＊所有「食品」。

8 體溫高的食物

＊雞、鴨、鵝、鴿等飛禽肉類。

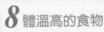

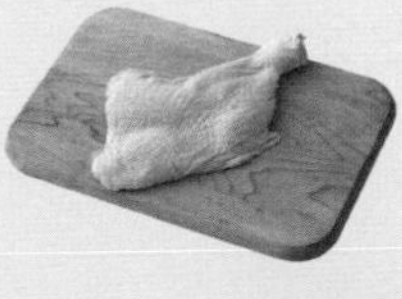

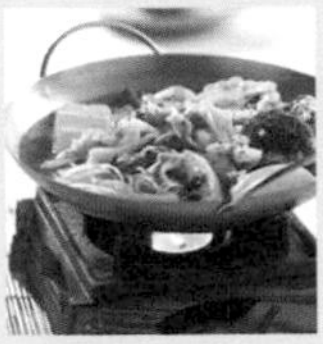

9 溫度過高或過低的食物

＊過燙的食物或飲料、冷凍食物或冰涼飲料。

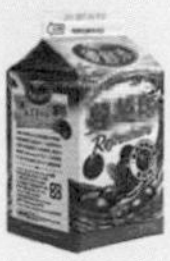

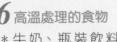

酵素愈多，身體愈健康

酵素是維持生命的重要物質，吃肉後，身體會消耗大量的酵素，若平日沒有生吃蔬菜的習慣，水果量又不足，又不懂得補充酵素液，那麼體內的酵素就會愈來愈少，體質也會愈來愈弱。最新研究指出，健康的重要指標是「體內酵素愈多，身體愈健康」，新鮮且未經烹調的蔬菜及水果正是酵素的主要來源（酵素一經高溫就會被破壞掉）。

吃對素食，體質不寒涼

有人以爲吃肉會令身體強壯，而蔬菜及水果都是寒涼性食物，吃了會令身體變得虛弱，於是長年只吃肉，而很少吃蔬菜或水果，甚至不吃蔬菜或水果，這種想法是完全錯誤的，因爲不是所有蔬菜及水果都是寒涼之物，例如：韭菜、熟蓮藕、榴槤、荔枝等均是溫熱性食物。這種長期偏吃肉類的人，身體不但不會強壯，反而會百病叢生。

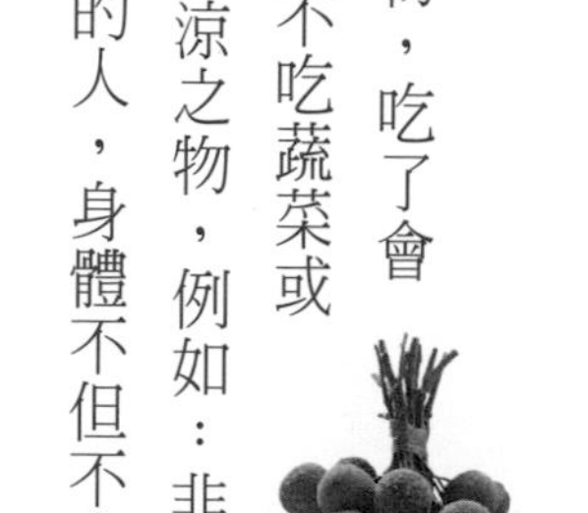

環境變遷，體質不同

在以前的年代，生活不安定，資源及糧食匱乏，一般人都要挨餓過日子，主食則以粗糧及地瓜等爲主，加上科技落後，設備簡陋，沒有電梯，大家出入都是走路、爬樓梯，工作大多是以體力勞動爲主，每天需要消耗大量的體力，綜觀以前的人是營養不足而形成虛弱的體質，所以古代的中醫師會吩咐病人少吃寒涼的蔬果就是這個原因。

今天的社會，天下太平，物質豐盛，交通發達，民衆以肉食及奶類等高蛋白爲主，一天多餐，營養過盛，加上科技設備齊備，在日常生活裡，民衆很少有機會勞動，過多的營養不能被轉化利用，囤積成脂肪，在體內產生毒素，因此現代人的體質以燥熱居多，生瘡、失眠、便祕、喉嚨痛等皆是常見症狀，此時進食蔬果對身體有很大益處，能調整身體的寒熱，平衡陰陽。

不同體質，吃不同食物

食物大概分三類：平和性食物、溫熱性食物、寒涼性食物，各有特性及食療作用。

當自覺身體虛弱時，如怕冷、頭暈、四肢乏力、長期腹瀉等，應暫時避免寒涼食物（如苦瓜、白蘿蔔、楊桃等），而多吃一些溫熱性食物（如薑、洋蔥、彩椒）；相反，當身體燥熱時，見心煩氣躁、口臭、喉嚨痛、生瘡、便祕、失眠等，要避免溫熱性食物（如辣椒、韭菜、荔枝、榴槤、芒果等），此時進食寒涼性食物（如芥菜、西洋菜、荸薺、雪梨等）可減輕燥熱症狀。另外，從人體的生理功能分析，**所有體質都不適合在清早時間進食寒涼性食物，睡前則不宜進食溫熱性食物。**

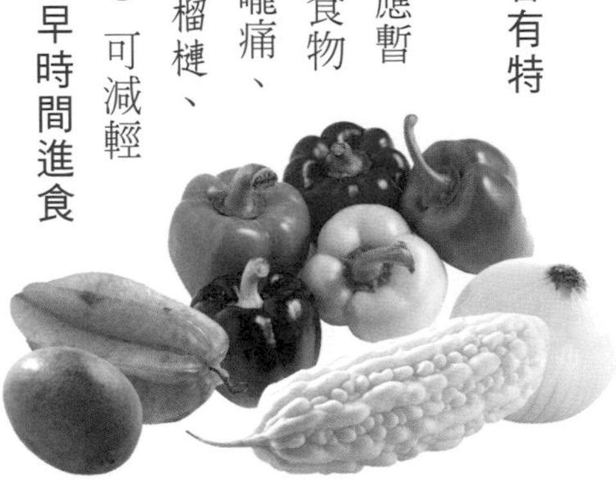

配搭得宜，食物是寶

人體的結構儼如一個小宇宙，五臟六腑能互相協調及制約，只要起居及飲食順應自然法則，就能一生享受健康。古人認爲醫食同源，藥補不如食補，所以非常講究飲食配搭，與中藥的配伍法極爲相似。

食材搭配法

1 食物偏性的搭配 ＊即溫熱寒涼的配搭。 宜〇

蟹＋薑

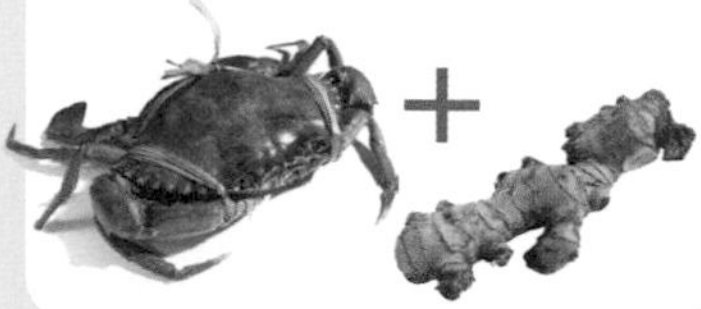

牛肉＋土豆

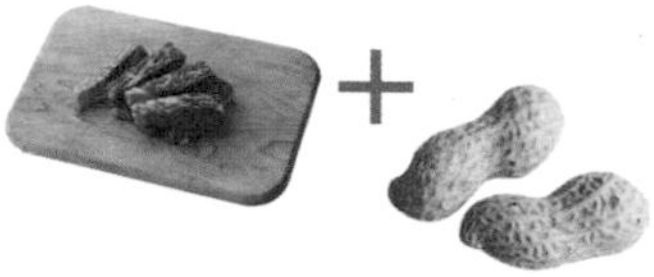

百合＋雞蛋

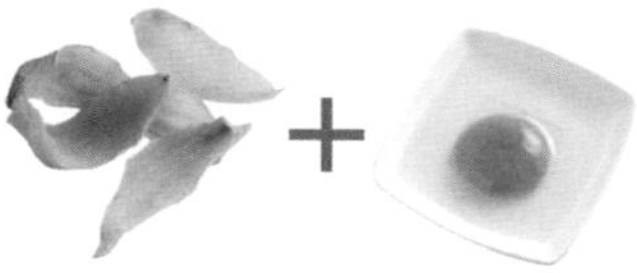

蒸魚＋香菜

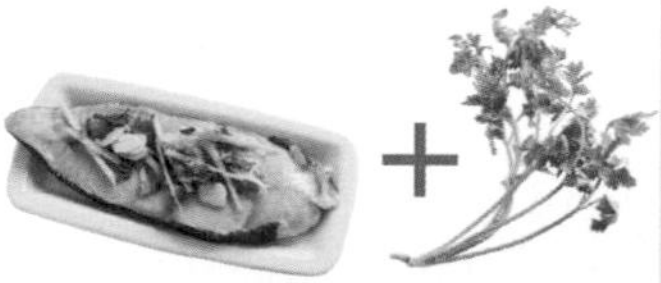

2 營養互補互損的搭配 忌✕

奶＋茶＝引發結石

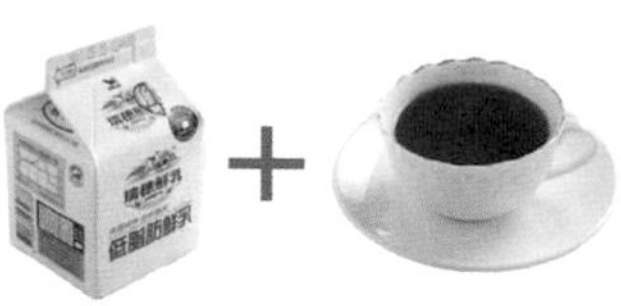

蟹＋柿子＝中毒

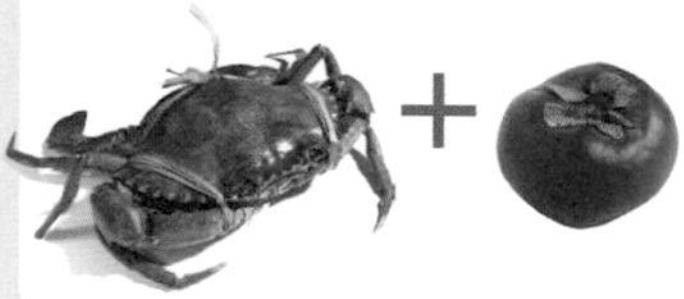

3 食物成分化學變化的搭配 忌✕

小黃瓜＋胡蘿蔔＝降低維生素C

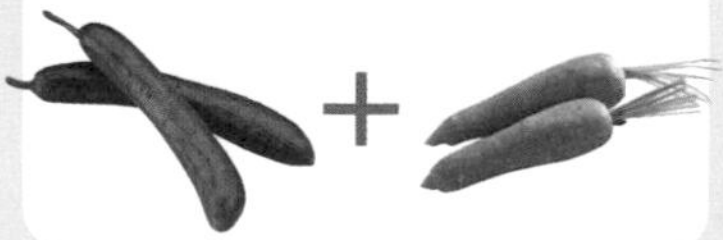

香椿＋雞蛋＝可能致癌

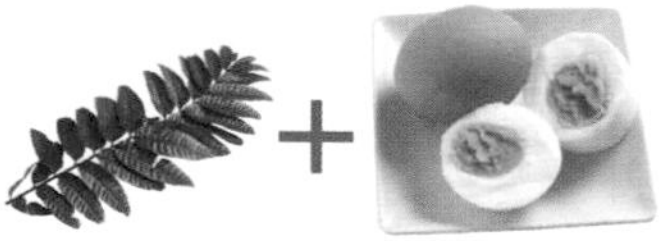

日常菜餚中有很多食材互相搭配，營養更加分的料理，例如：**蒸魚配香菜**（香菜能去除魚中的重金屬）、**炒蟹配薑**（薑能減低蟹的寒性）、**臘味蘿蔔糕**（白蘿蔔能幫助消化油脂）。相對而言，食材的錯誤搭配也會造成身體的不適，甚至中毒，最常見的有**吃完蟹馬上吃柿子**（寒上加寒而引發腹痛、噁心或嘔吐）；至於**奶茶是錯誤的食物搭配**（牛奶的鈣與茶葉的單寧酸結合後易引發結石）、**香椿煎雞蛋**（香椿的亞硝酸鹽與雞蛋中的二級胺結合，形成亞硝酸胺，增加癌症的風險）。

我記得多年前有一次在晚上十一時多下課，我的太太出現喉嚨痛，於是買了一杯楊桃汁欲解喉毒，當時店主好心建議加些雪梨增加甜味，太太喝過楊桃雪梨汁後，於當晚半夜腹部劇痛至幾乎昏倒，折騰幾個小時後才得以紓緩，證明了寒性體質者千萬不要同時進食過多寒涼性的食物。

烹調時，要注意一下菜色的寒熱平衡。**烹煮寒涼性食物**—可使用溫熱的酒及香辛配料，如炒寒涼性的蟹時，可加一些溫熱性的薑、辣椒或九層塔；**吃火鍋時**—加一些西洋菜、豆腐、荸薺或茅根等，就可調和火鍋的熱性，也可使湯底更美味。**吃完火鍋後**—來一杯清熱降火的西瓜汁或甘蔗汁，就可達到飲食寒熱平衡。其他的搭配還有**沸水加薑汆燙蔬菜**、**蒜頭煮苦瓜**、**白胡椒煮白蘿蔔等**。在台灣，芥菜被譽爲「長壽菜」，具有清熱及解毒作用，最適合經常曬太陽的戶外工作者及體質較燥熱人士。當體質需要時，給予適當性質的食物就是寶。

三大類食物性質分類表

食物性質	溫性→熱性	平和性	涼性→寒性
五穀雜糧	糯米、高粱、核桃、栗子、松子、杏仁、黑豆、雪蓮子。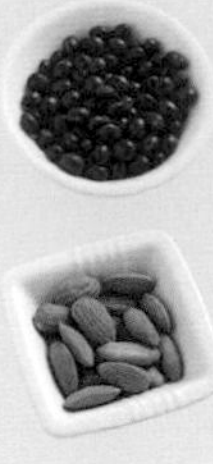	白米、麥米、野米、燕麥、蓮子、銀杏、紅豆、黃豆、蠶豆、扁豆、芝麻、南瓜子、芡實、豆豉、花生、腰果、榛果、開心果、葵花子、亞麻子、枸杞。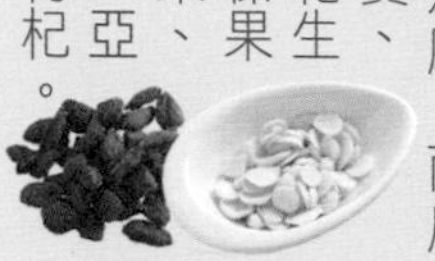	綠豆、薏仁、小米、小麥、蕎麥、大麥。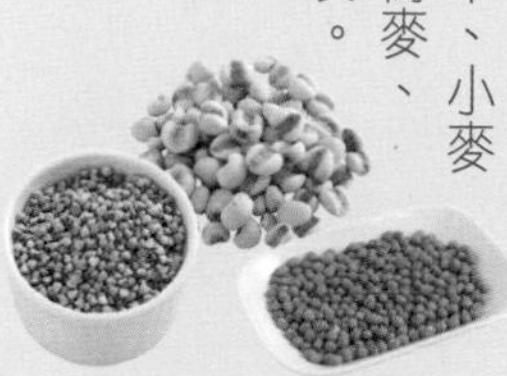
蔬菜	韭菜、辣椒、大蒜、青蒜、咖哩、胡椒、青椒、紫蘇、洋蔥、青蔥、生薑、花椒、八角、香椿、川七、山楂、茴香、肉桂、九層塔、熟蓮藕。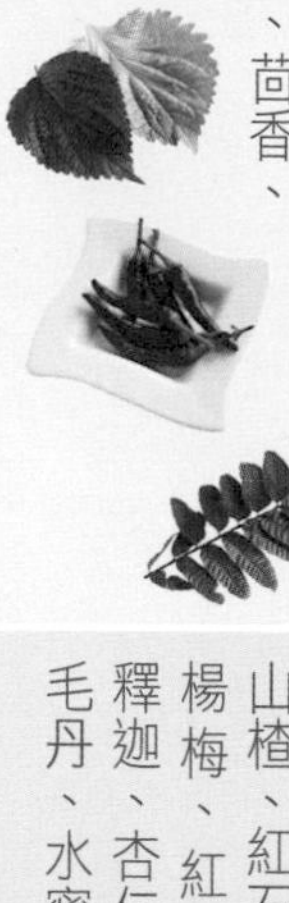	地瓜、玉米、蓮子、山藥、莧菜、茼蒿、芋頭、豌豆、毛豆、豆苗、青瓜、南瓜、菜心、菠菜、香菇、豆薯、百合、甜椒、青椒、白木耳、毛豆、豇豆、地瓜葉、包心菜、青江菜、舞茸、高麗菜、綠花椰、花椰菜、四季豆、苜蓿芽、黃豆芽、熟菱角、黑木耳、玉米筍、杏鮑菇、紫甘藍、猴頭菇、豌豆莢、豌豆苗、蘿蔔嬰。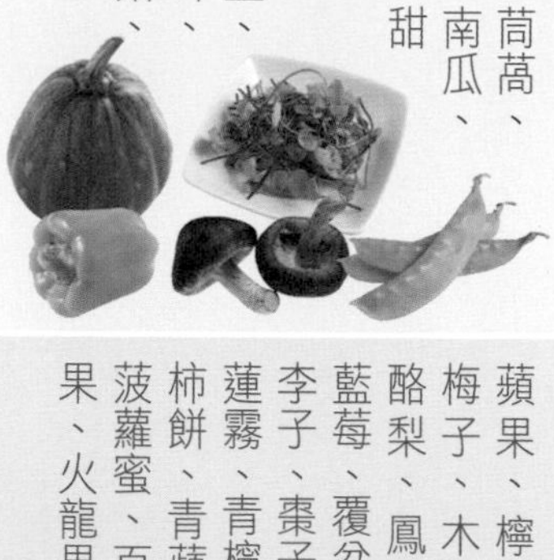	芥菜、白菜、莧菜、西芹、芹菜、絲瓜、冬瓜、苦瓜、大黃瓜、青瓜、菠菜、通菜、豆腐、草菇、牛蒡、荸薺、茅根、紫菜、海帶、秋葵、金針、茄子、蘆筍、竹筍、香菇、番茄、菱角、萵苣、生蓮藕、白蘿蔔、蘿蔓生菜、馬齒莧、大白菜、紅鳳菜、娃娃菜、筊白筍、生菱角、枸杞葉、綠豆芽、佛手瓜、油麥菜、小麥草、白茄子、龍鬚菜、石黃皮、枇杷葉、龍脷葉。
水果	榴槤、荔枝、龍眼、芒果、櫻桃、椰子、山楂、紅石榴、桃子、楊梅、紅棗、金棗、釋迦、杏仁、紅毛丹、水蜜桃。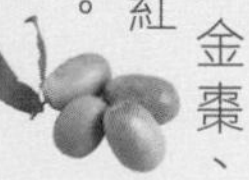	蘋果、檸檬、葡萄、梅子、木瓜、芭樂、酪梨、鳳梨、柚子、藍莓、覆盆子、梅子、李子、棗子、無花果、蓮霧、青檸檬、橄欖、柿餅、青蘋果、菠蘿蜜、百香果、火龍果。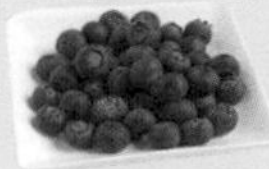	西瓜、甜瓜、香瓜、山竹、楊桃、香蕉、柿子、梨子、柳橙、草莓、枇杷、桑椹、甘蔗、葡萄柚、奇異果、青椰汁、哈密瓜。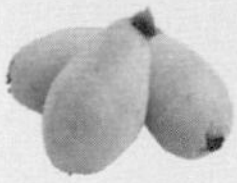

PART 2

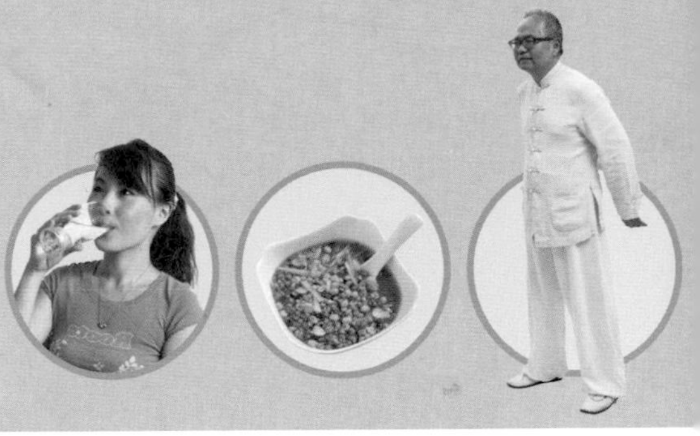

名中醫教您——養生保健的秘訣

- ☑ 吃對早餐是寶
- ☑ 晨起喝水好處多
- ☑ 冷飲凍食最傷身
- ☑ 健身運動的迷思
- ☑ 拍手功 & 甩手功
- ☑ 祛邪拍打功
- ☑ 有效預防膽固醇超標

吃對早餐是寶

現代人生活節奏急速，早餐通常是隨便吃或是索性不吃，對於早餐食物的內容及營養不太講究，吃的食物選項大多以簡便的速食餐點爲主，例如三明治、漢堡、蔥油餅、蛋餅、熱狗、烤吐司、奶油麵包、各種口味的粥品、燒餅、炸油條、饅頭或包子等；飲料則是咖啡、奶茶、牛奶、盒裝加工涼飲或果汁等，這就是便利社會形態所衍生出來的速食文化。很多人爲了賺錢生活，卻忽視了健康的重要性，俗話說：**「平時不養生，老年養醫生，聰明人不會用錢養醫生，只會用錢來享受人生。」**

吃得適宜，吃得有序

早上是細胞補充養分的重要時刻，所以一頓合適的早餐是非常重要的。研究指出，不吃早餐的人罹患糖尿病的機會比吃早餐的人高四〇%。營養學家認爲**「早餐是金、午餐是銀、晚餐是銅」**，並強調**「早餐要吃得好、午餐要吃得飽、晚餐要吃得少」**。有鑑於此，早餐的飲食內容就值得研究了。按照人體的生理時鐘分析，早餐應在早上七～九點前完成。

早餐不要吃太飽，營養守則是早餐要吃得好，中午要吃得飽。吃有先後次序，先吃易消化的水果，最好是飯前半小時；其次是吃生或熟的蔬菜；最後才是吃米飯及肉食，而兩餐中間肚子餓時可以吃些果仁當做零食。

輕鬆懂 ***認識食物的好處—酪梨***

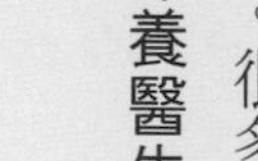

酪梨所含的脂肪酸比例最符合人體，是理想的食物，成人最好每兩天吃一次，每次吃半顆，小孩吃 1/4 顆（由於酪梨易氧化，切開後應馬上食用）。

理想早餐食物的安排

在家吃早餐最理想，可隨個人體質選擇食材，靈活多變，還可避免吃外食會攝取到不良的油脂、味精或化學性調味料等不利健康的食物。早餐應以五穀雜糧及蔬果爲主，避免進食甘香肥厚及過於黏滯的食物，以下提供一些健康飲食選擇，要特別注意的是爲確保營養均衡，早餐食材組合最好經常變化。

腸胃佳・體質壯的早餐建議

建議先吃些水果（如蘋果、奇異果、酪梨、葡萄、木瓜、莓類等），然後再吃些新鮮蔬菜（如番茄、小黃瓜、蘿蔓生菜、紅蘿蔔、西洋芹、苜蓿芽等），最後再吃少許果仁或果乾（如南瓜子、

腸胃佳・體質壯—早餐的飲食順序

1 水果。

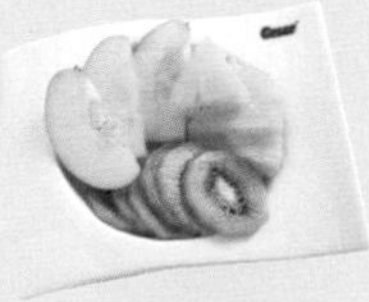

4 健康飲料。

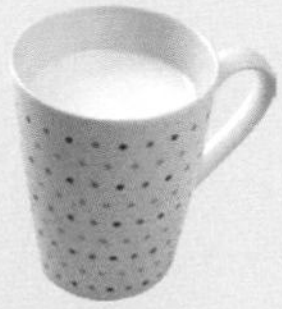

2 新鮮蔬菜。

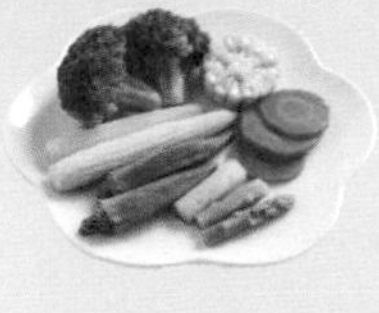

5 熟食。

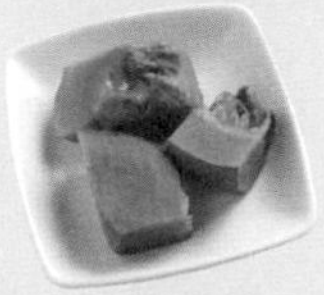

3 果仁或果乾。

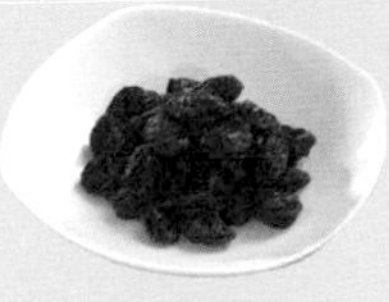

6 熱粥或燕麥片＋甜菊葉。

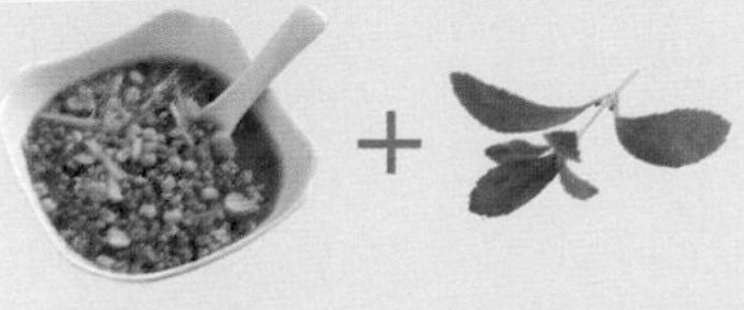

核桃、杏仁、巴西果仁、葡萄乾、西梅乾、無花果乾等）。

飲料可選擇酵素液、糙米奶、燕麥奶、無糖豆漿、桑椹汁、杏仁奶等。仍有胃口則可吃些熟食（如隔水蒸的地瓜、南瓜、山藥、馬鈴薯、栗子、玉米、紅蘿蔔、綠花椰菜、白花椰菜、豆類等）；有時又可吃些熱粥，如小米粥、糙米粥等，而煮熱粥可再加些有營養的材料（如地瓜、南瓜、山藥、蓮子、百合、芡實、栗子、玉米、桂圓肉、薏仁、紅豆、綠豆等）；至於帶麩的燕麥片也是非常理想的選擇，可加入幾片新鮮的甜菊葉調味。

生食容易被身體消化及吸收，植物生化素含量較高（果仁含有不飽和脂肪酸，是細胞膜重要元素，有利心臟及血管），且礦物質含量豐富（尤其硒及鋅含量特別豐富，有效提升免疫力，同時對發育中的兒童特別重要）。

腸胃弱‧易腹瀉的早餐建議

不宜空腹食用生冷或寒涼性質的蔬果（例如

腸胃佳‧體質壯—粥品的材料變化

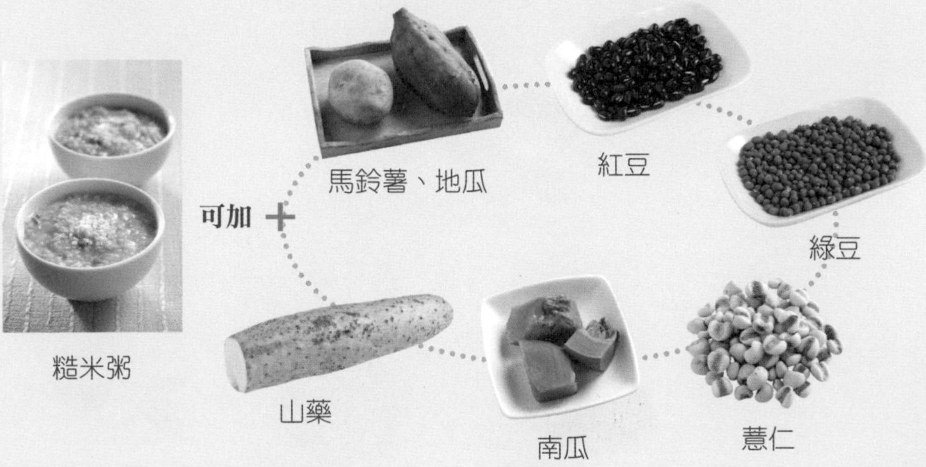

小黃瓜、番茄、西洋芹、苦瓜、西瓜、香蕉、楊桃、雪梨等），避免吃牛奶及奶製品（因為牛奶的營養在高溫消毒時已被破壞，還容易引起腹瀉），最好先吃些養胃的粥或蔬菜湯，不主張吃白粥（因為白米外層最有營養的麩皮已被磨除掉），可選擇糙米粥、小米粥、紅米粥或幾種穀物混合煮成的粥，可搭配一些營養食材一起煮（如地瓜、南瓜、山藥、蓮子、百合、芡實、栗子、玉米、桂圓肉、薏仁、紅豆等）；還可吃些熟食（如隔水蒸的地瓜、南瓜、山藥、馬鈴薯、栗子、玉米、紅蘿蔔、綠花椰菜、白花椰菜、豆類等）；粥品及熟食的材料可任意配搭，並且要經常更換。容易生病或疲倦的酸性體質，可多吃小米粥，可有效將體質調整爲弱鹼性。

腸胃弱．易腹瀉—早餐的飲食順序

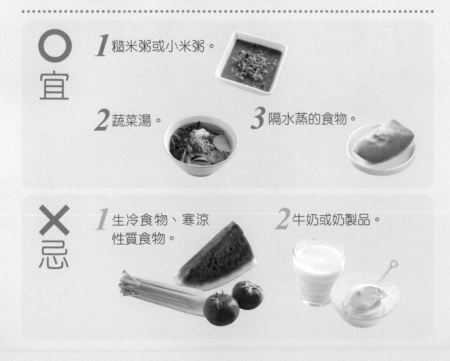

○宜

1 糙米粥或小米粥。

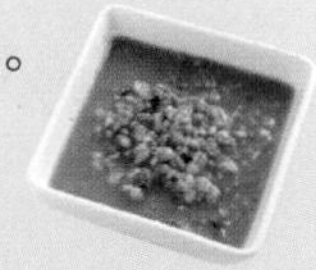

2 蔬菜湯。

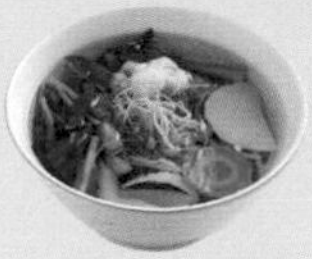

3 隔水蒸的食物。

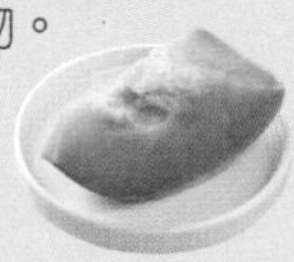

✕忌

1 生冷食物、寒涼性質食物。

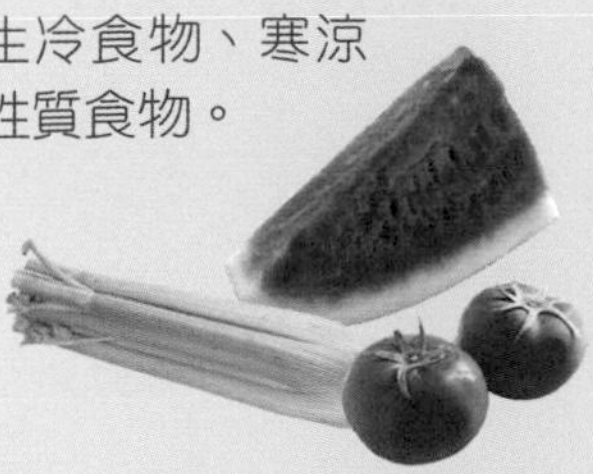

2 牛奶或奶製品。

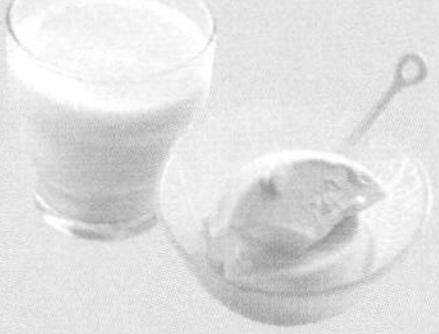

有便祕困擾的早餐建議

便祕人士腸道燥熱，**第一要戒牛奶及奶製品**，因牛奶極難消化，會妨礙其他食物消化及吸收，使胃內食物腐化及腸道環境惡化；**第二要戒精糖飲料**，因爲糖會減弱胃、腸道的蠕動，而且糖是癌細胞的養分；**第三要戒麵粉製品**，因麵粉製品大多含有漂白劑、防腐劑及溴化物，且經過烘烤易使人火氣變大，加上麵包本身並不含有任何的水分，進食後會抽乾腸道內的水分，使便祕情況更加惡化。

腸道燥熱的便祕者，早餐宜先吃些水果或新鮮攪打蔬果汁（含有豐富的纖維素及植物生化素），再生吃纖維豐富的瓜果類蔬菜（例如小黃瓜、番茄等），同時補充脂肪酸豐富的果仁以潤滑腸道，也可選擇

便祕人士—早餐的飲食順序

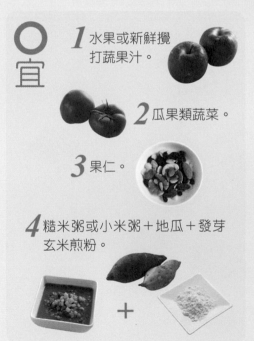

○宜

1 水果或新鮮攪打蔬果汁。

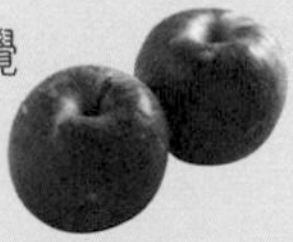

2 瓜果類蔬菜。

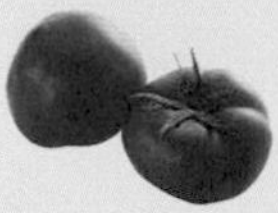

3 果仁。

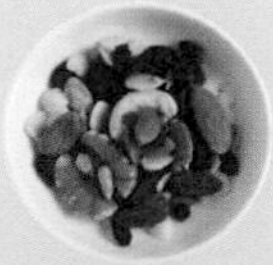

4 糙米粥或小米粥＋地瓜＋發芽玄米煎粉。

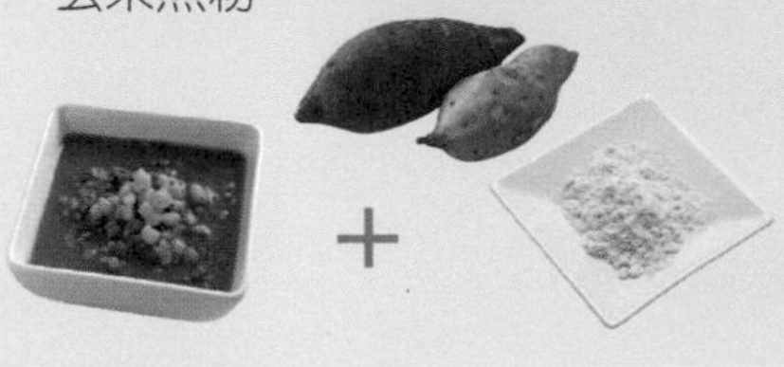

×忌

1 牛奶及奶製品。

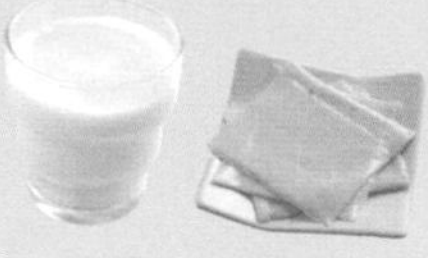

2 精糖飲料。

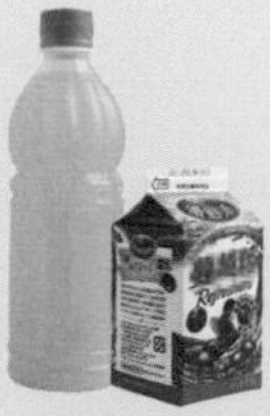

3 麵粉製品。

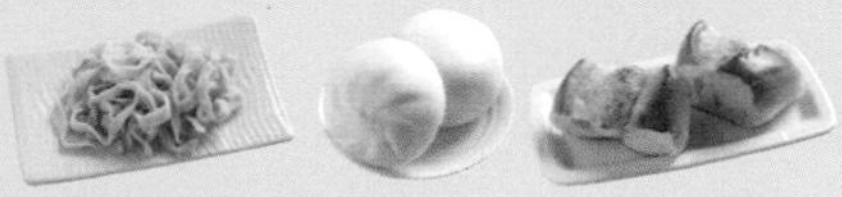

便祕人士—飲食宜＆忌

○宜

1 多飲水。

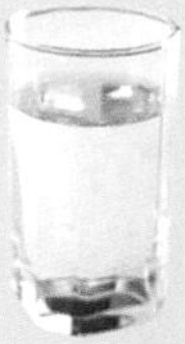

2 喝酵素液。

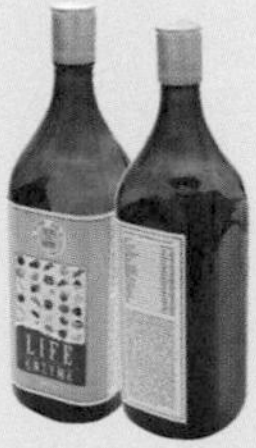

3 多菜少肉。

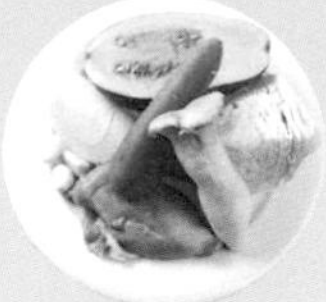

×忌

1 避免高溫烹調。

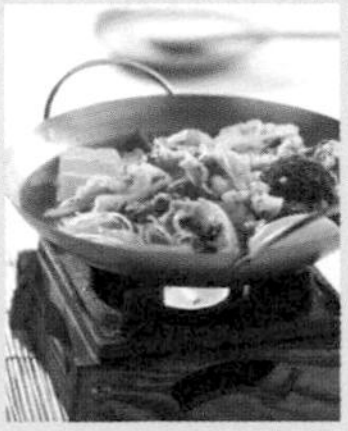

2 辛辣食物。

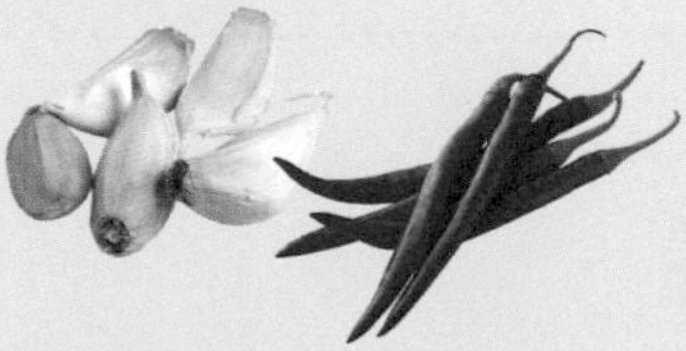

3 收斂性食物。

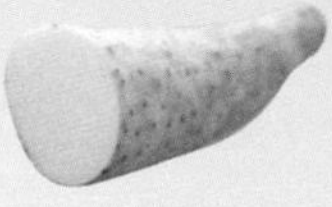

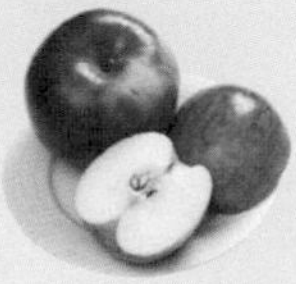

4 黏性強食物。

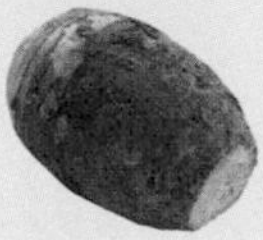

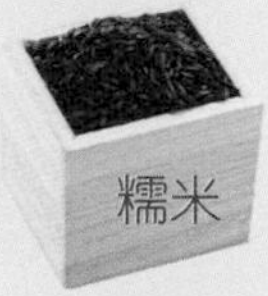

輕鬆懂　認識食物的好處—小米

小米是鹼性食物，味道好，營養高，價格低廉，易煮熟，健脾益胃，補益腎氣、養心安神、補元氣、利尿去水，可增強整體免疫力，減輕臉部浮腫或肢體水腫。

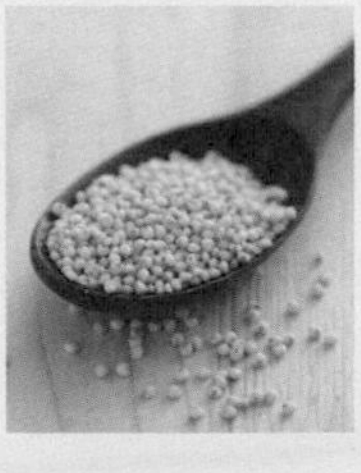

水分較多的糙米或小米粥，最好加入高纖維素的地瓜，再拌入發芽玄米煎粉，吸走腸道毒素。

平日要多飲水，每天最好補充一～二杯酵素水（水二百西西加入約三〇～五〇西西的酵素液，嚴重疾患或腎衰竭患者的酵素液分量可增加多些），多菜少肉並避免高溫烹調（如煎炸炒食物）、辛辣食物（如大蒜、辣椒、咖哩）、收斂性食物（如山藥、蘋果、芭樂、花膠、阿膠）、黏性強食物（如糯米、糯米加工製品、芋頭），避免飲用咖啡、奶茶、加工類果汁及罐裝飲料。

晨起喝水好處多

有些病人非常關心我何時退休，擔心沒有人可以照顧他們的身體，這種依賴型的想法弄得我啼笑皆非，其實每一個人只要懂得關心自己的健康都可以學習做自己的保健師，掌握保健幾個重要法門就能夠「**大病不上門，小病輕鬆過**」。第一個法門就是學習正確的「飲水保健法」。

拒絕細胞把毒素當水

當人一覺醒來，**身體最需要的不是食物而是水分**，因為睡覺

輕鬆懂　認識食物的好處—發芽玄米煎粉

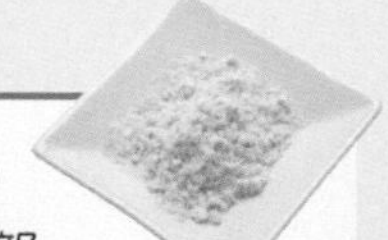

發芽玄米煎粉是取自於發芽米的外皮及胚芽（最有營養的部分）提取出來磨成細粉，非常方便食用，也由於已去掉沒有營養的白米部分，所攝取得到的營養物質更集中及更豐富。

發芽玄米煎粉含有高鐵、高鈣、膳食纖維，GABA、IP6 等機能性成分，有效增強記憶力及免疫功能。GABA 及 IP6 是神經傳導的重要元素，可穩定神經、幫助睡眠，可以冷沖或熱泡，是人體適合每天補充的健康食品，同時也是素食者、糖尿病患者、乳糖不耐症患者、年長者及嬰幼兒最佳營養補充品。

時身體會微微發汗，有些人甚至會半夜起來排尿，到翌日醒來時，身體已呈缺水狀態，因此需要在「第一時間」補充好的水分。即是**起床後第一時間**（在刷牙前）**先喝一～二杯室溫水**。水質最好是經過濾器處理過的好水（因為含氧量會較高，煮沸的水含氧量較低，而冰凍的水對喜歡暖和的腹部及子宮有害無益）。冬季的水溫會較冷，可先把水含在口中等待數秒後，待暖和後吞下。

如果起床後沒有立即補充水分，身體的細胞會無奈地在體內各處尋找水源，找不到水源就會把宿便裡的水提出來使用，而宿便的水分含有毒素，原本在等候被排出體外，突然被徵召流遍全身，後果如何，可想而知！

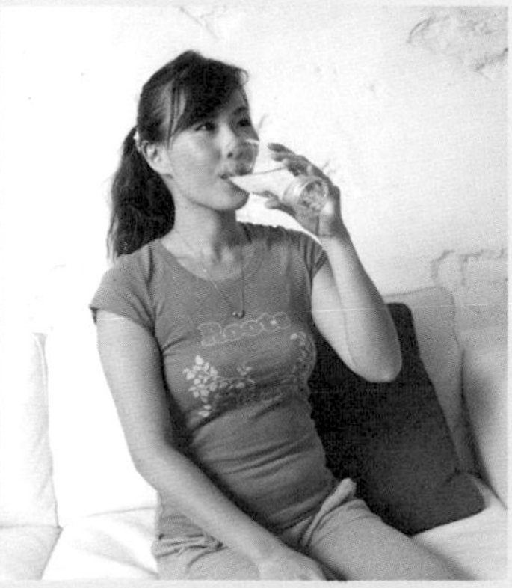

▲清晨起床（在刷牙前）先喝一～二杯水，提供細胞水分。

記得以前有一位朋友來訪，提及一家四口老老少少雖然沒有罹患什麼疾病，卻長期覺得身體不適、精神疲乏、免疫力低下，容易傷風感冒、喉嚨痛、咳嗽等症狀，於是我囑咐他們改喝優質水及閱讀一本《水能治百病》的書籍，兩個月之後，他們很感恩的告訴我：「全家的體質都大大改善了，已經不用每月看醫生，省下不少金錢。」，他們一方面驚覺飲食的神奇療效，另一方面埋怨我說得太遲了，其實這個保健原理很簡單，只要喝對水就能提升健康。

喝水、飲尿有差異嗎？

幾年前民間曾經流行一種「尿療法」，飲用自己早上的第一泡尿液，但大部分的人會覺得尿液是排泄物，是骯髒的廢物，不敢嘗試，也有某些人認為尿液中含有大量抗體能增強抗病力，飲用尿液對身體是有益處。**如果要用尿療法來改善疾病，卻不敢喝尿液的人，建議可改吃素食，因為吃素的人體內毒素含量較少，尿液是清澈無味的。**

如果要身體好又不想飲尿，那麼請在早上起床的第一時間（在刷牙前）慢慢喝下一杯溫開水，因為嘴巴的**唾液同樣具有很多的抗體，可以增強免疫力**，不過請謹記要一口一口慢慢喝，千萬不要瞬間把水灌進肚子，這個原理就好像是把水龍頭轉到最大，接著用杯子盛水，發覺水怎麼一下溢出來了，動作太快杯子就無法盛裝適當的水量；從這個原理可以想像出人體的細胞也是需要慢慢供給水分，才能完全被充分吸收。

喝對水通知腸道開工

人睡醒後，眼睛睜開開始活動，可是此時身體的腸臟仍是處於惺忪階段，而腸臟不蠕動昨夜的宿便就無法順利推出，若堆積到中午或晚上才排出來，等於在密室製造毒氣，可憐的身體又遭逢惡運，因此要避開這種危機，只要在**清晨起床後（刷牙前）慢慢喝一～二杯室溫水**，通知消化系統知道要進食，腸道會立即開工進行蠕動，因此喝水後不久，**很快就會有第一次的便意**，而排便後再刷牙、吃早餐，是很清新、合乎衛生的事。

不過有很多人連幾分鐘「辦大事」的時間都沒有，而身體又非常的遷就，於是就忍……忍……忍……忍到下午、晚上，甚至幾天後才排便。久而久之，**腸臟的敏感度就會降低，**

甚至可以嚴重到毫無反應，**體內毒素長期高漲就會回贈一大堆的疾病或癌症**，所以種什麼因得什麼果，如果您懂得善待身體就可以活得更自在、更健康。

選擇好水，解脫百病

有很多人會認爲喝液體等於喝水，這個想法是錯誤的。因爲水就是水，選項可以是溫開水、礦泉水、竹碳水，而果汁、湯、汽水、咖啡等是食物不能算是水。有人會問喝什麼水較好，答案是**含有天然礦物質的水比全無礦物質的蒸餾水好、無氣的瓶裝水比加氣的瓶裝水好、玻璃瓶盛裝的水又比塑膠瓶盛裝的好，切勿長期大量飲用蒸餾水，避免飲用長時間插電熱水瓶煮的翻滾水，或經過微波爐加熱的水**。只要按照以上的方法，長期受便祕困擾的人士就會得以解脫，毒素一去百病消，您就是自己最好的保健師。

選對好水健康喝

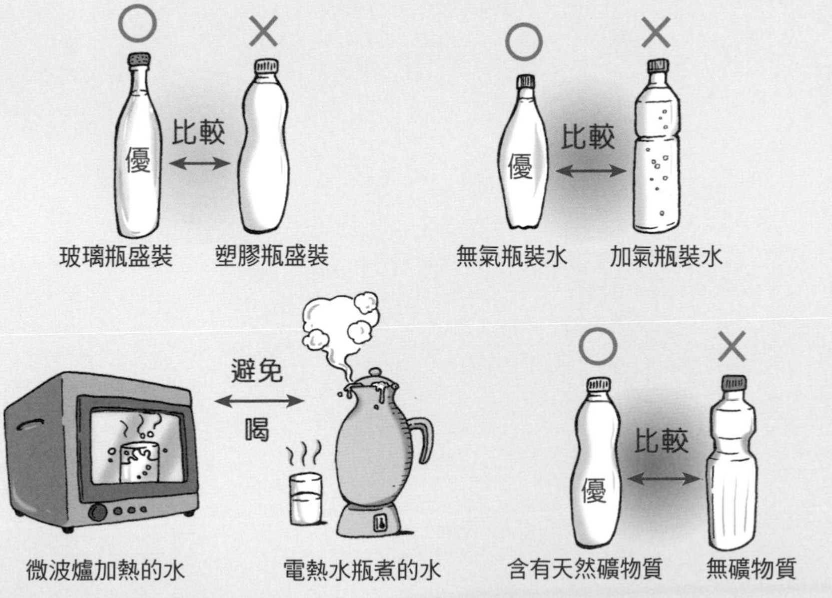

冷飲凍食最傷身

在某一個炎熱的夏季收聽電台主持人訪問市民如何解暑？最多人選擇吃冰淇淋、吃冰棒、喝冷飲，可是這樣的飲食方式會對脾胃造成傷害，日子久了，身體就會出現各種疾病。現在夏天大家都在使用冷氣，造成人體的毛孔經常處於閉合狀態，沒有機會出汗。中醫認為夏天主疏泄宣散，夏天應盡量排汗，把體內廢物及瘀滯統統排出。若**夏季出汗不足，人就會憋出病來**，喜歡在夏天涼冷氣及喝冷飲的人，後果就更加嚴重了。

冷飲凍食與月經不調

剛來我家工作的泰傭二十五歲，月經失調已好幾年，經期每隔三～四個月才來一次，每次只來一天，來經前幾天腹部會劇痛，嚴重時甚至會休克。原來她非常喜歡吃冰棒，夏季時每天會吃三支冰棒，還特別喜歡喝冰水，甚至連水果都要冰涼過後才食用。她從來沒想過經期疼痛與冷飲有關，經勸導後戒掉冷飲凍食及接受治療，症狀迅速得到改善，一個月後月經再臨，只略有輕微的疼痛感。

女性平日應避免穿著低腰褲或露臍裝，避免腹部受涼，尤其是**生理期必須避免冷飲凍食，也不宜淋冷水浴**，還有經期異常的婦女更要特別注意這個禁忌，避免日後引發風濕骨痛或關節炎。

在某些國家及地區，調配中藥治療疾病是十分困難的事，因此對於女性經期異常，我會教導病人採用天然療法，這個超級配方效果往往令人喜出望外，適用於經期過遲或過早、經期過長或過短、經量過多或過少、荷爾蒙紊亂引起的暗瘡、過早停經、更年期潮熱症狀、子宮或卵巢有腫瘤等。更年期（意味著身體臟腑功能進入衰退狀態）婦女，可參考月經不調自然處方來減輕潮熱不適症狀，甚至能延遲更年期來臨（更年期未至，代表臟腑仍年輕有活力），但必須注意，康復速度因人因病而異，唯要謹記戒除冷飲凍食，而**患有腫瘤的人士必須戒除奶類、糖類及麵粉類食物**。

真實個案分享

一位二十歲女孩，已停經一年多，「服用月經不調自然處方」後七天經期再臨。三十五歲女士，一直想生小孩，但礙於每十個月才來一次經期，十多年來如是，去醫院檢查又說那是她的獨特經期模式，屬於正常，無需處理，我勸她用「月經不調自然處方」試試，約一個半月後，婦人帶著興奮心情回來道謝，原來她的經期再臨，無需再苦候十個月，生小孩有希望了。另一位四十歲教授，自初經開始，來經時每天均需服用多顆止痛藥，子宮及卵巢還長了幾顆腫瘤，服用「月經不調自然處方」後，經痛消失了，歷經二個半月後卵巢的幾粒腫瘤全部消失了。

在此說明清楚，經期正常的定義爲：每隔大概二十六～

輕鬆懂 月經不調自然處方

有機亞麻子油膠囊
Organic Flax Seed Oil

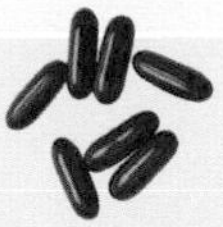

紅花苜蓿膠囊
Red Clove

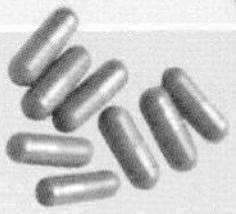

※ 經期回復正常後，再服以上配方二個月作鞏固。
※ 有機亞麻子油膠囊可長期服用，份量減半，紅花苜蓿則停服。

三十天來經一次、每次來經五～七天、不疼痛、經量正常、沒有瘀血或血塊、經血沒異常或臭味等。

冷飲凍食與不孕

冷凍食物進入腸道後，腹部的溫度會隨即下降，女性會出現「宮冷」現象，而喜歡溫暖的子宮若是經常被寒氣侵襲，就算有精子著床，精子也會被凍傷凍死，造成不孕現象。喜歡喝冷飲凍食的女性容易出現胃腹痛、胃腹痙攣、腹瀉、嘔吐、食慾不振、暈眩或休克、經量異常、經期不準、提早停經、子宮或卵巢腫瘤、腰痛、腎虛等症狀；而喜歡冷飲凍食的男性易導致腹腔血管收縮，造成血液循環不良，精子數量減少、精子活力下降，增加不孕的機率。

冷飲凍食與消化不良

冷飲凍食會使脾胃處於萎縮狀態，無法振奮起來，症狀初期不易被人察覺，因胃壁相當肥厚，可是日子久了就會形成深層性疾病，例如：胃腸痛、慢性胃腸炎、胃腸痙攣、消化道潰瘍等，若是喝冷飲或吃凍食同時又進食動物性脂肪，脂肪就會凝固，難於消化。

脾胃功能一旦受損，吃什麼營養品或藥物都難以被吸收，生病後會比正常人需要更長時間治理。曾經遇過不少嚴重疾患人士，在生命後期也是因脾胃過於衰弱無法進食而失救。**中醫說：「脾胃為後天之本」，掌管著人的生死**，所以奉勸大家必須要把脾胃調養好。

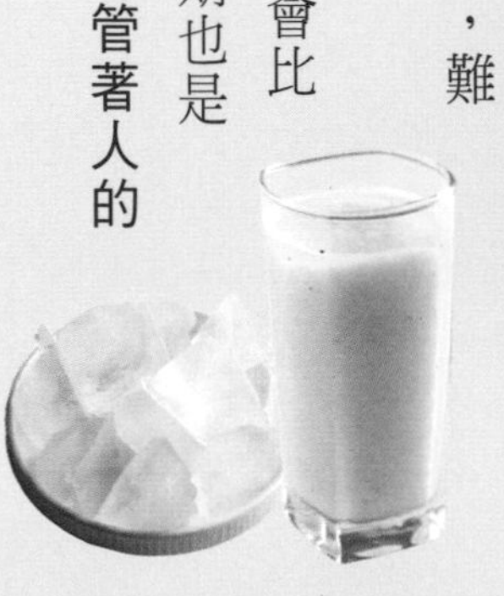

冷飲凍食與風濕關節炎

風濕關節炎患者的疼痛散布各大小關節，病情纏綿不癒，在勞累過後或陰雨天，病情加重，箇中滋味苦不堪言。患者大多喜歡冷飲凍食，又不喜歡鍛鍊或曬太陽，使體內寒氣無法宣散，造成血流不暢，經絡閉塞不通，寒氣與濕氣滯留在關節內，引發風濕關節炎，若要徹底改善不適的症狀，建議先戒掉冷飲凍食的習慣，平日多曬太陽，避免吹冷氣及淋冷水浴，還要避免長期涉水，洗完頭髮後盡快用吹風機吹乾。

輕鬆懂 風濕關節炎—不癒之謎

根據脊椎神經學理論，第三腰椎（L3）神經分布至膝部，當 L3 錯位，神經被壓迫會造成膝部問題；而髖關節錯位會影響盆骨傾斜，盆骨影響腰椎，也會造成膝部問題。有些久治不癒的膝關節風濕病人，由於忽略處理 L3 及髖關節錯位問題，因此無法改善膝部血流不暢、發炎及水腫情況。肩關節風濕炎者，常與頸椎或胸椎錯位有關，所以建議有關節炎問題的人應找專業整脊醫師檢查病因及處理。

・**保健方 1**：風濕關節炎患者可在每天睡前用辣椒膏（約一吋大小）貼在患處。早晨清醒後撕下，連續貼 7 天，可有效緩解症狀（對辣椒膏貼敏感者、皮膚有潰爛或正值關節發炎水腫者，均不宜使用）。

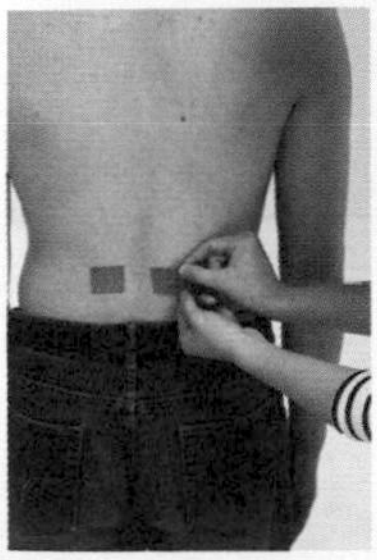

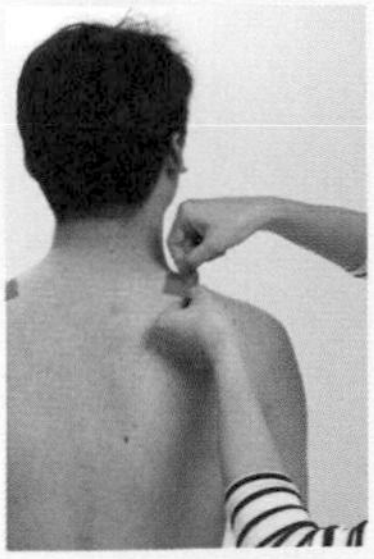

・**保健方 2**：平日要注意膝部、肩部、腰背或患部的保暖，尤其在冷氣開放的地方，最好用保暖衣物遮蓋，避免穿吊帶衣服及低腰褲，也不宜在夜間淋浴或洗頭。

運動後喝汽水傷身

現在的運動場所、學校、公園均設有飲料販賣機，提供各種冰涼的飲料，口渴補充水分屬正常現象，但是喝錯飲料就會危害運動人士的健康。**當身體進行劇烈運動後，體溫會升高，血管擴張，毛孔打開，此時喝下冰凍的飲料，血管會立即收縮**，血管在過度膨脹後突然收縮，不單打亂了人體內的陰陽氣機，還會降低血管的韌度、柔軟性及通透性，使血管容易破裂而罹患心血管疾病。

運動員進行運動後已消耗大量氧氣，若此時喝含有大量二氧化碳的汽水，會使身體含氧量更低，**冰凍的碳酸飲料會損傷脾胃，有可能會造成胃潰瘍或慢性胃腸炎。**

研究指出：**進餐時飲一杯汽水，維生素及礦物質大約流失七〇%至八〇%**，解釋了為何很多小孩都發育不良、長不高或體質虛弱。經常喝汽水的人大多有骨質疏鬆問題，嚴重者甚至會導致關節變形。**汽水進入人體後，身體為了保持體液為弱鹼性，就從骨骼中抽些鈣質出來平衡，日子久了骨質就會疏鬆。**

澳洲悉尼大學視力研究中心指出，每天飲用一罐含糖汽水的兒童，其視網膜血管較狹窄，而視網膜血管可反映心臟血管的健康狀況，證明經常飲汽水會傷害眼睛及影響心血管的運作。

輕鬆懂　汽水＝強酸飲料

汽水是屬於強酸類的飲料（酸鹼度約 2.1），對需要弱鹼性（酸鹼度 7.4 ～ 7.8）的人體，極之不利。

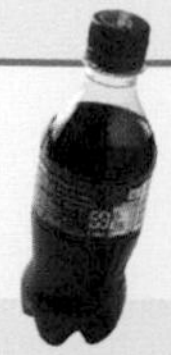

輕鬆懂　不宜喝汽水的人

- 小孩
- 孕婦
- 老年人
- 中風患者
- 癌症患者
- 痛風患者
- 關節炎患者
- 骨質疏鬆症患者
- 皮膚病患者
- 營養不良人士
- 骨枯人士（如骨癌、骨癆）
- 35 歲以上婦女

健身運動的迷思

運動受傷個案

一位四十歲的男士找我看病，他說：「在一年前做過一次劇烈運動後，體力就好像無法恢復，整天手腳痠軟無力，累得什麼事也不想做，看過很多醫生及做了很多的身體檢查，健康檢驗報告數字都呈現正常現象，醫生說屬於劇烈運動後遺症，無法解決。」我問病人：「你做的是什麼運動？平日有運動的習慣嗎？」

他說：「在學生時代經常運動，出社會工作後便完全沒有了，後來覺得身體比前遜色，便想藉著運動強身健體，於是到健身室的跑步機做運動後，接著做了很多負重運動，回家後非常疲倦，感覺身體像洩了氣的氣球，連說話都沒有氣力。我是教師，現在連站著講課也感到十分吃力，請問有什麼解決辦法？」我笑著回答：「問題不嚴重，適當調理幾個月就可恢復體力了。」

怎料病人出現強烈的反應：「我已看過不少醫師，他們都說我只是氣血不足，只要補一下便可以了，但我已看了一年中醫，身體卻愈來愈差，我真的已沒有信心了，你是否真的能把我治好？」

我說：「按脈象顯示，你有頗長時間睡得不好，還經常作夢，常感口乾口苦，半夜要起來喝水，早上醒來卻仍感疲倦，於是你想藉著做運動改善體質，對吧？這次劇烈運動只是導火線，其實你真正的問題已累積了一段長時間，劇烈運動令身體突然大量消耗，於是身體便好像復原不了，其實身體有自我修復能力，但你的睡眠問題還未改善，修復能力變得緩慢，只要能改變飲食習慣，加上適當的中藥調理，配合適量及適當的鍛鍊，身體很快就能康復了。」

運動與鍛鍊的分別

上述的個案十分普遍，「多做運動，身體健康」的觀念似乎已根深柢固，大家可知道有很多運動員全身都是傷，有不少的人還疾病長期纏身，甚至英年早逝。大家經常把運動及鍛鍊二者混淆，運動多爲興趣或比賽，如各種球類運動、田徑或游泳等，運動成績要好，需付出很多的時間鍛鍊，因此才能帶來樂趣或榮譽，而鍛鍊往往是不斷重複某一動作，頗單調而乏味，在鍛鍊過程中，肌肉會變得結實，心肺功能會增強。在一般情況下，**常做運動者比不做運動者身體較健康，但過量的運動，卻令身體過度消耗，造成勞損，對身體沒有益處**。因此做運動前，應先訂立目標，是爲了健康還是爲了要比賽爭取名次，若做運動是爲了得到健康，那麼應該選擇合適的運動去鍛鍊。

選擇運動的原則

選擇運動應以個人體力及興趣爲基本原則，並且應該循序漸進增加鍛鍊強度及運動時間長度。另外，在進行活動量較大的運動之前，必須先進行足夠的拉筋運動或熱身準備，避免在正式運動進行時發生肌肉拉傷或關節扭傷。

若進行運動是爲了養生或保健，最好選擇帶氧運動及對稱性運動，在得到運動的好處之外，同時可以避免身體因運動而損耗過多的氧氣或能量，又可保護骨骼結構。

運動應注意事項

一、持之以恆．循序漸進

做運動需持之以恆，循序漸進，不可一暴十寒。現代的都市人運動大多選擇在假日，一次做得十分劇烈及徹底，這樣的鍛鍊模式身體最容易受傷，若是平常沒有時間做運動，建議每天用二十分鐘做一些柔軟體操或拉筋動作，可利用等車、坐車或是工作小休片刻時進行。

帶氧運動

※ 指的是在運動過程中，呼吸會加深，心跳只是稍微加快，但身體含氣量卻會增多，例如：步行、緩慢游泳、太極拳、氣功等。

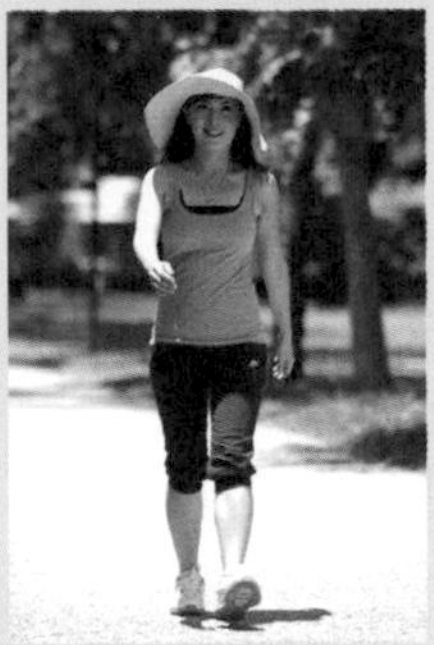

對稱性運動

※ 指的是在運動過程中，肢體的動作是左右或上下對稱進行，使身體得到較為全面的鍛鍊及適當的調整，由於氣血對稱性地增強，在經絡上自然流動，有效提升臟腑功能，達到體質改善的目的。

※ 步行、游泳、氣功，都是雙手、雙腳同時進行的對稱性運動，至於球類運動，由於多以單手進行為主，所以不屬於對稱性運動，建議熱衷球類的運動人士，可經常進行對稱性鍛鍊，能有效調整肌肉及骨骼的偏差問題。

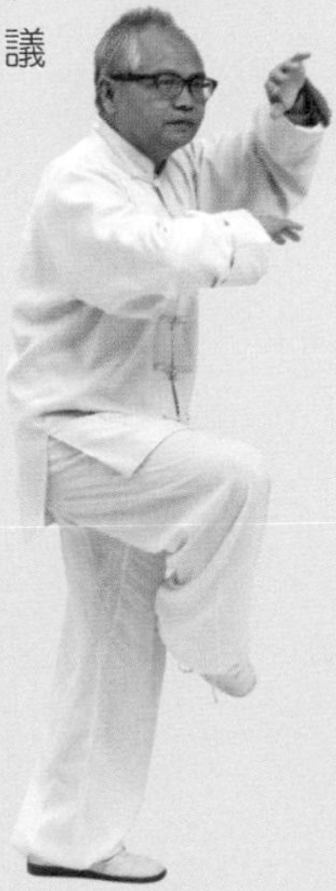

二、心情輕鬆．姿態正確

很多人說一天工作過後身體已疲累不堪，勞動量已極大；而家庭主婦每天出外買菜、打理家事已不停在勞動，不明白為何還要額外做運動。其實，若在工作時能保持心情輕鬆愉快，姿勢又正確，也等於在做運動，**資深氣功大師說：「最好的氣功能融入每天生活細節中」**。

三、環境適當

一般做運動的場地大多是在戶外進行，但是建議不宜長期曝曬，因為過度的陽光會加速身體老化，也不宜在風太大、空氣不流通，或是過於潮濕的地方進行運動。

運動後不宜淋冷水浴及喝冷飲

運動過後血氣旺盛，滿身是汗，正是身體百脈運行、毛孔充分張開的時刻，體內毒素會藉此排出，因此不宜馬上淋冷水浴，因為冷水會使擴張的血管大幅度收縮，容易造成血管問題，同時會妨礙毒素排出，最好稍作休息，等待心平氣和、汗水停止排出時再進行溫水浴。

在氣血快速運行的狀態下喝冷飲，容易造成血管及內臟迅速收縮，對氣血的運行及臟腑功能有極大壞處。若飲冰凍汽水更加不智，因汽水內的二氧化碳，使體內氧氣量進一步減少，若進行的是耗氧運動，除了傷身外，還可能會造成休克。

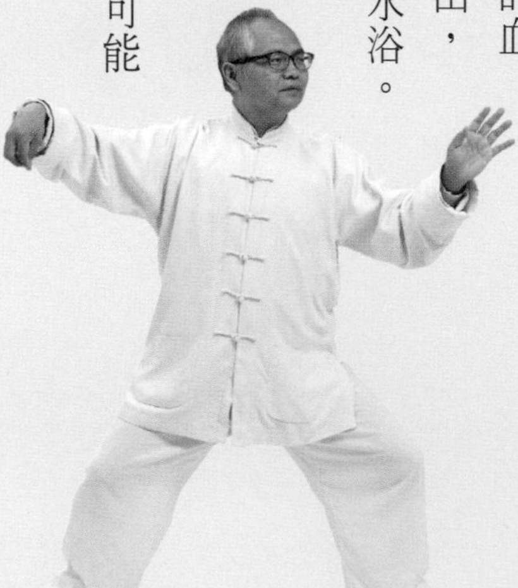

輕鬆懂 健康運動指南

項目	條件	效用
緩步行	30分鐘，赤腳較佳（沙灘或無農藥草地最佳）	· 疏通經絡 · 平衡情緒 · 提升免疫功能
緩慢游泳	蛙式、自由式（對稱性動作）	· 調整筋骨
太極拳	持之以恆的鍛鍊	· 增強心肺功能 · 提高平衡力 · 降低骨質疏鬆
八段錦．易筋經	持之以恆的鍛鍊	· 調整筋骨 · 疏通血氣 · 增強臟腑功能 · 預防老人失智症 · 預防帕金森氏症

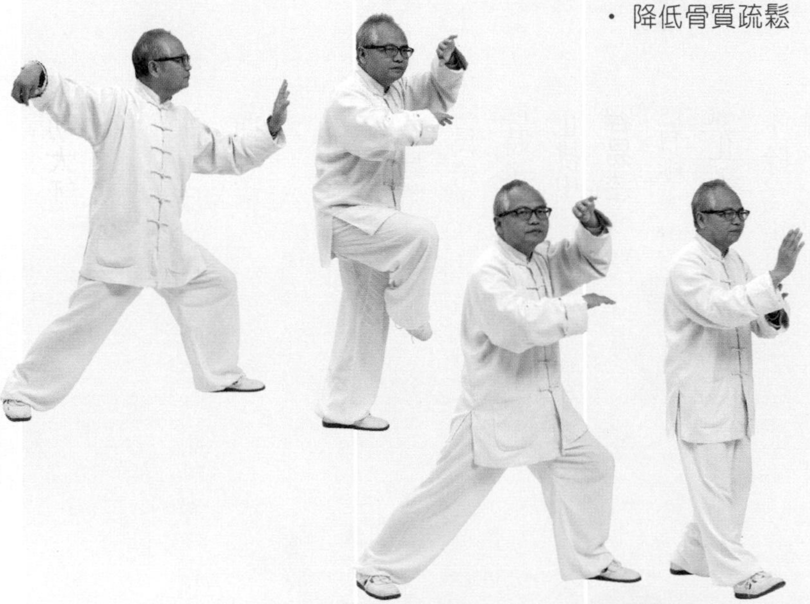

註：另外還有其他養生導引功法，同樣對健康極有幫助，如太極十八式、大雁氣功、少林禪功等。

拍手功&甩手功

一位朋友見我在拍手功，相當驚訝：「您也懂拍手功？我花了約十萬元港幣才得一位氣功大師教導，他說不輕易教人，難道你也是他的學生」我笑著回答：「這位大師真聰明，若您不是付出了巨額學費，又怎會如獲至寶的每天去鍛鍊。」

以下三套功法很簡單，只要持之以恆，每天花三十分鐘鍛鍊，便可收理想效果。很多人經常頭痛、失眠、肩頸背痛，鍛鍊數月後，症狀明顯改善，對於慢性病患者，如血壓高、糖尿病、癌症患者亦有好處。

很多讀者積極進行「拍手功」，普通頭痛或感冒於拍手三十分鐘後得以緩解；憂鬱症患者持續拍手幾天心情漸見開朗；心情煩躁者拍手後心情會得到抒解；也有讀者拍手三個月後，臉上色斑明顯減退；高血壓患者拍手一段日子後，血壓穩定正常，體質大多有明顯改善。

若想加強健身效果者，可一邊拍手，一邊原地踏步或步行，刺激手足經絡，也可高舉拍手、伸前拍手、背後拍手、左右或上下拍手等，靈活多變之餘，還可拉直脊椎及擴胸，預防骨痛及刺激胸腺免疫細胞。大家必須謹記健康是靠正確的起居及飲食，加上持之以恆的鍛鍊，一點一滴的累積回來的。

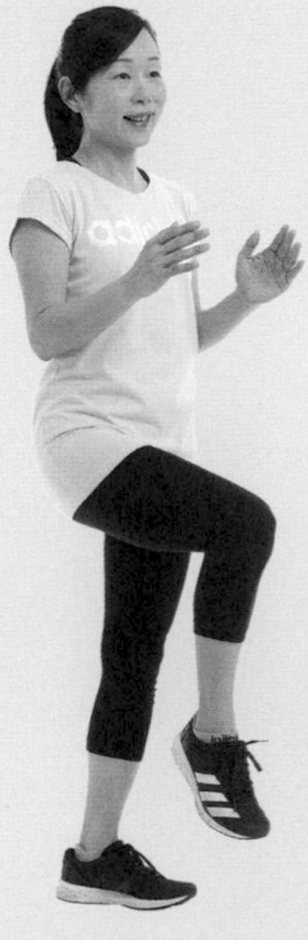

拍手功

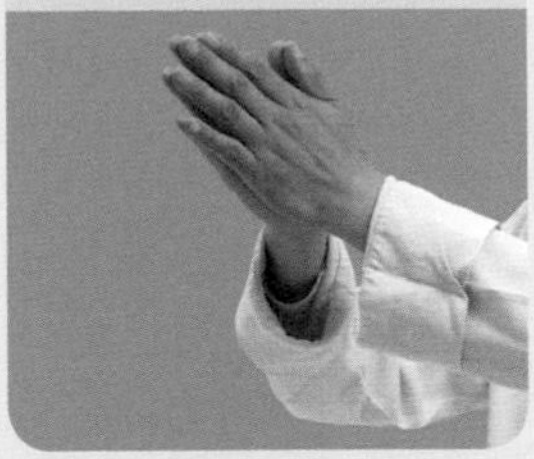

・拍手功可坐著或站著進行，腰部及胸部自然挺直；若站立，雙腳與肩同寬平行站立。

・拍手功應依個人體力循序漸進加強鍛鍊，由數十次至二千次不等。手掌上具備所有五臟六腑的穴位，激打手掌，能有效提升整體免疫力，改善多種慢性病或不適症狀。

・激打時，發出聲響及感覺微痛為合，不宜暴力。

拍手功 第1式

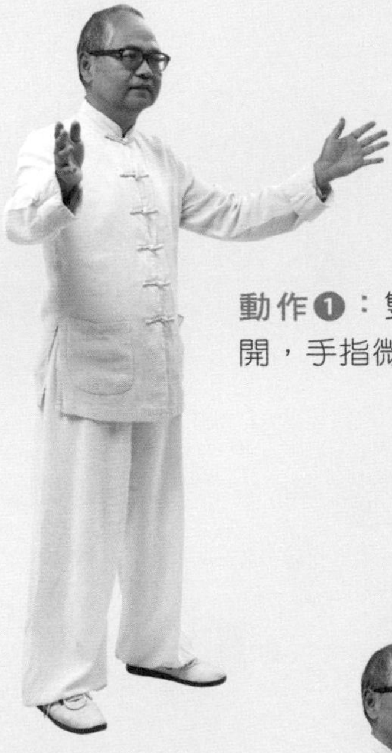

動作❶：雙手齊肩分開，手指微微張開。

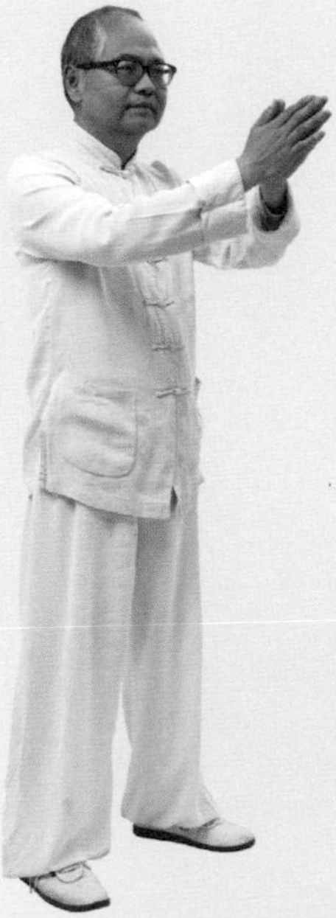

動作❷：用力向前拍掌（感到微痛及發出聲響）。

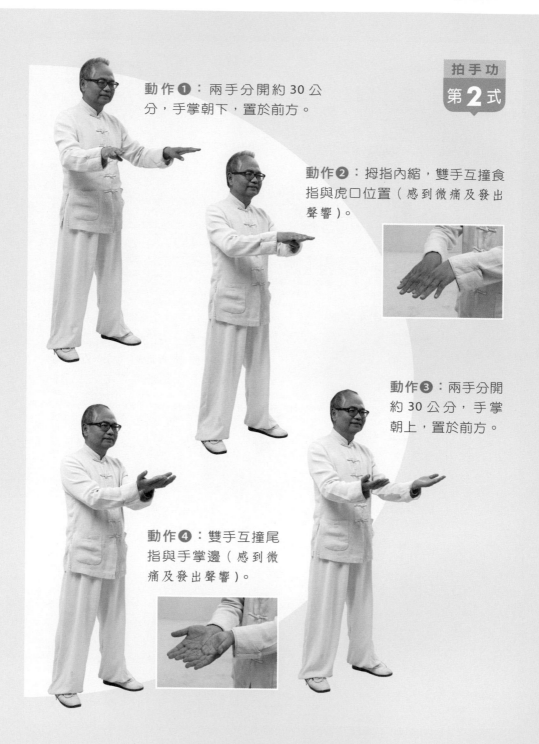

拍手功 第2式

動作❶：兩手分開約 30 公分，手掌朝下，置於前方。

動作❷：拇指內縮，雙手互撞食指與虎口位置（感到微痛及發出聲響）。

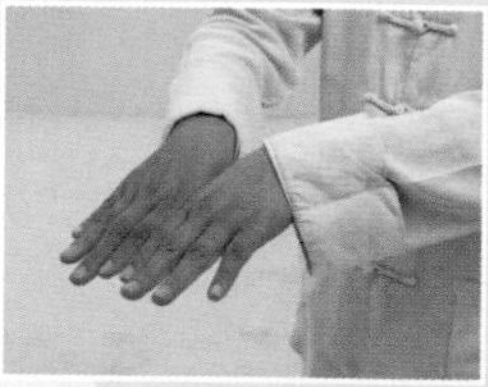

動作❸：兩手分開約 30 公分，手掌朝上，置於前方。

動作❹：雙手互撞尾指與手掌邊（感到微痛及發出聲響）。

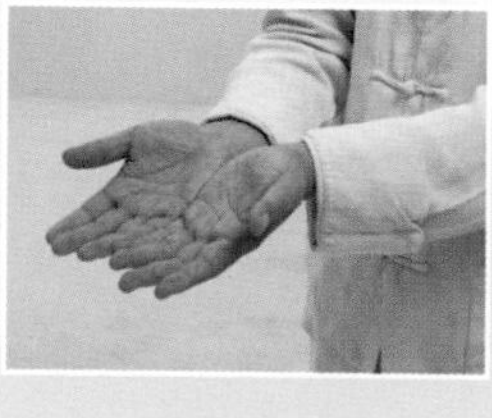

拍手功 第3式

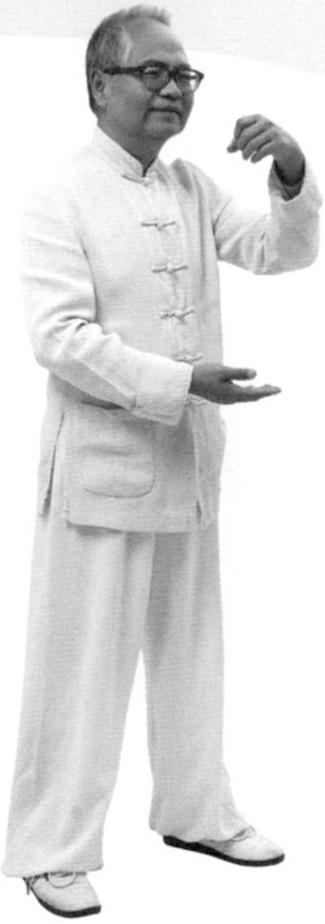

動作❶：左手握拳，手背向下（置於胸部前方），右手掌心朝上（置於腹部前方）。

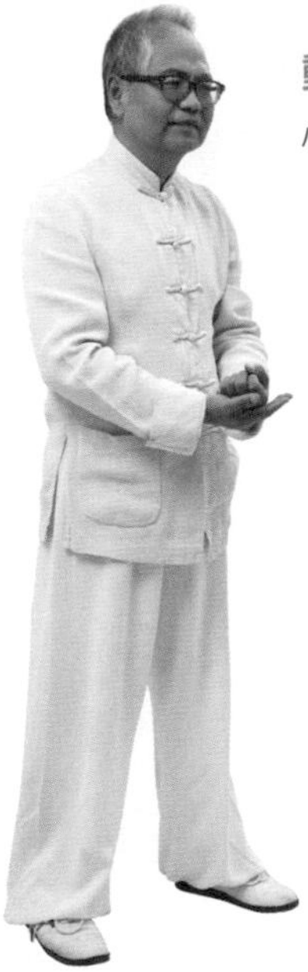

動作❷：左手稍微用力往右手掌心下擊。

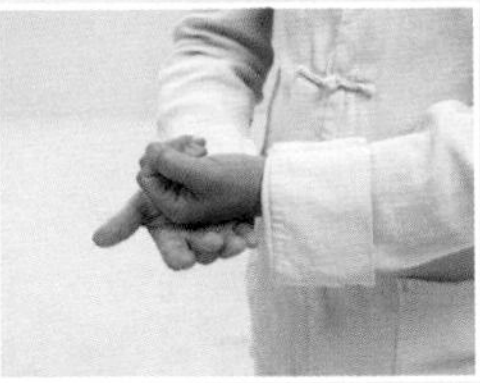

動作❸：右手握拳，手背向下（置於胸部前方），左手掌心朝上（置於腹部前方）。

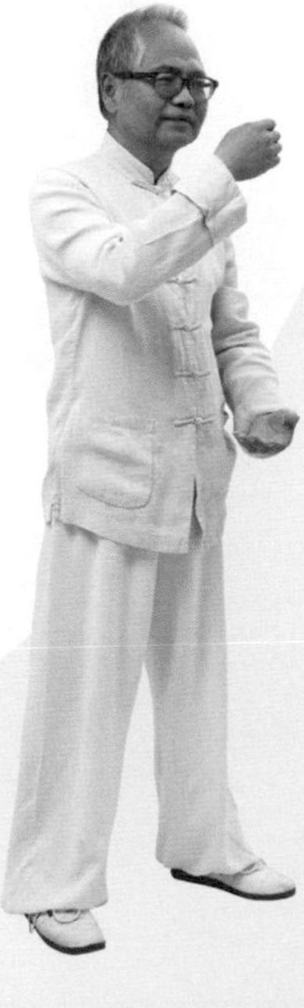

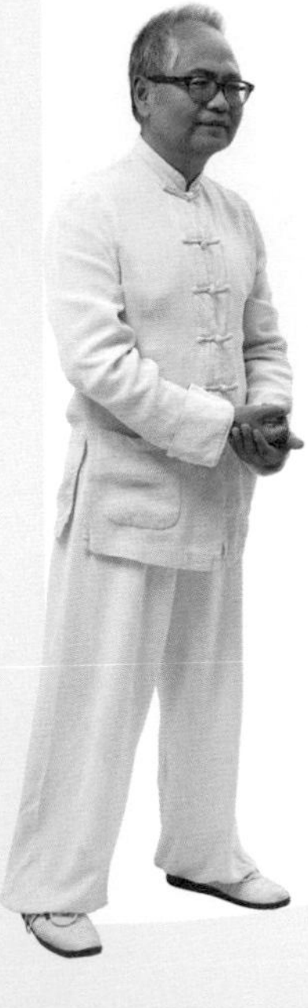

動作❹：右手稍微用力往左手掌心下擊。

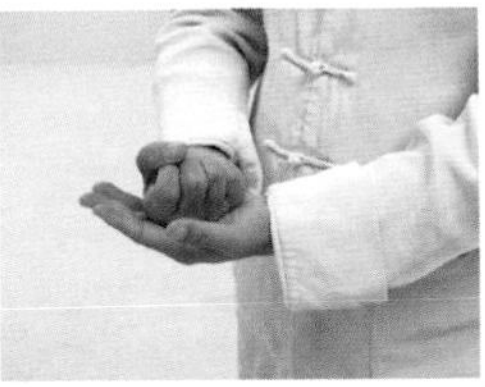

拍手功
第4式

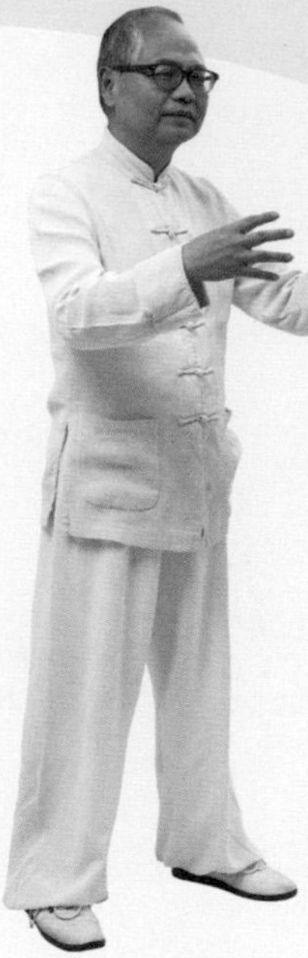

動作❶：雙手分開約 30 公分，置於前方，握拳。

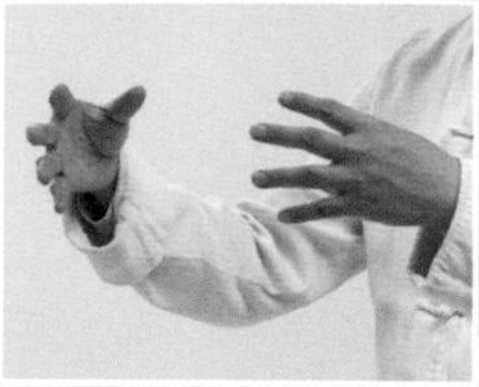

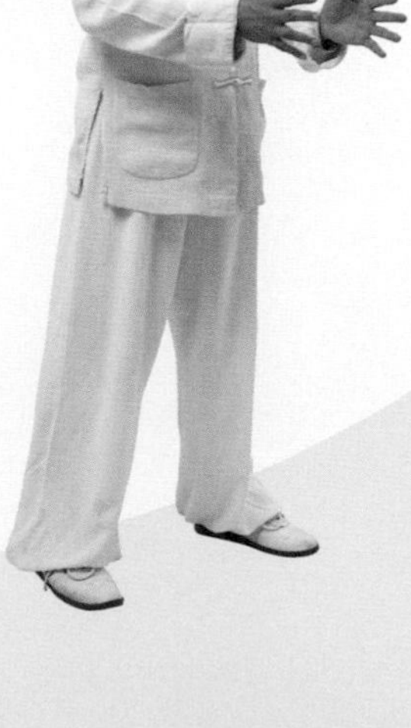

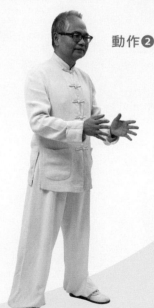

動作❷：再用力張開手指。

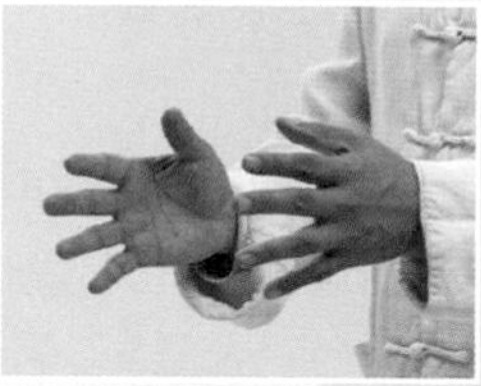

拍手功 第5式

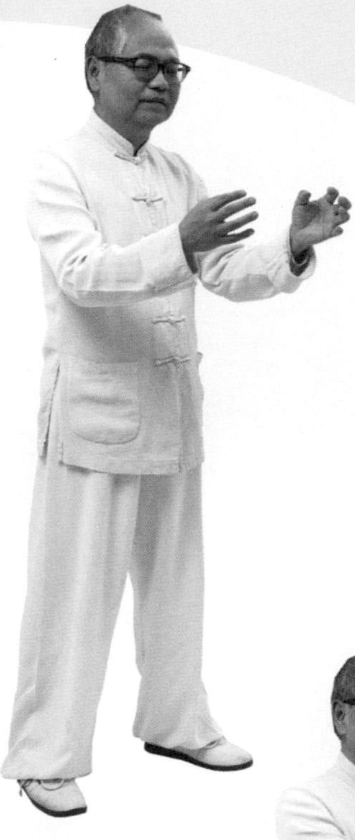

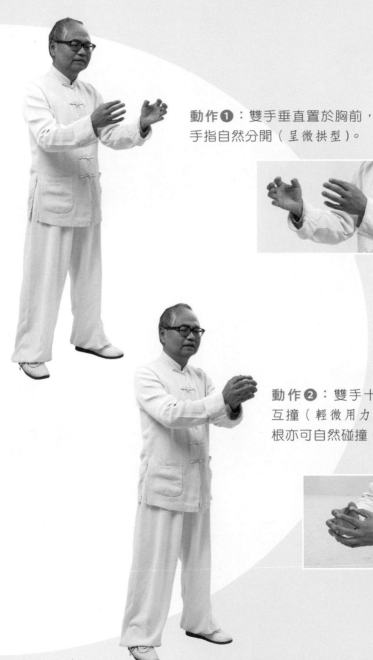

動作❶：雙手垂直置於胸前，手指自然分開（呈微拱型）。

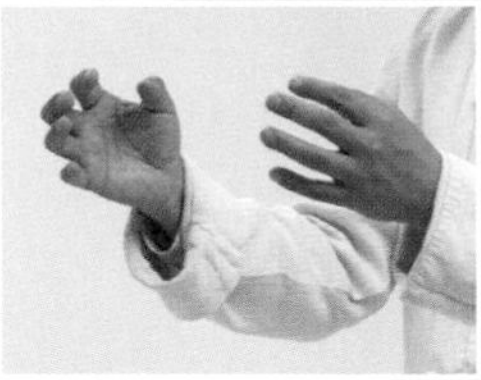

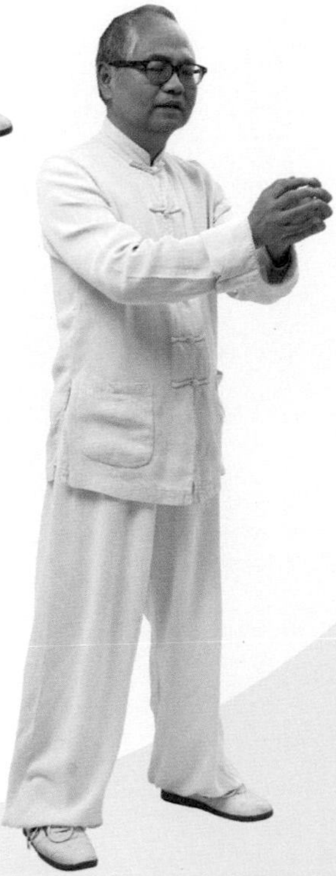

動作❷：雙手十隻指尖互撞（輕微用力），手掌根亦可自然碰撞。

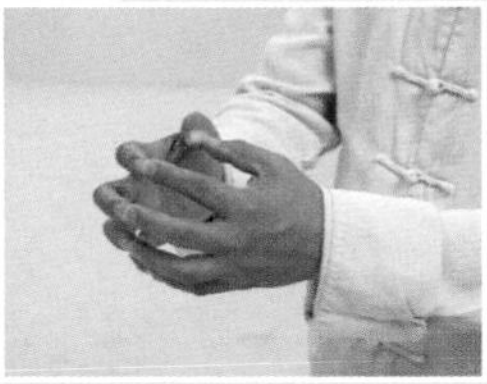

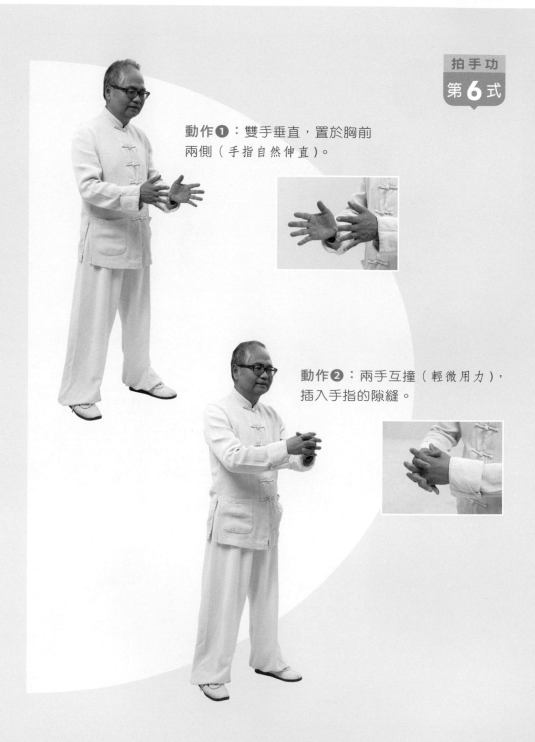

拍手功
第6式

動作❶：雙手垂直，置於胸前兩側（手指自然伸直）。

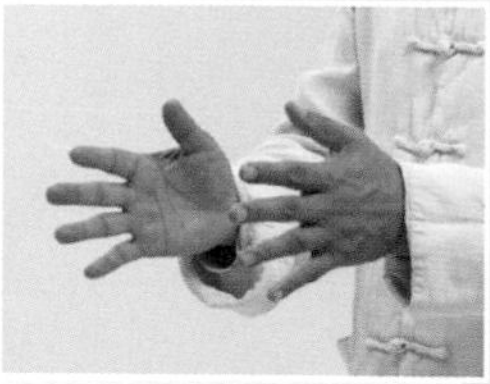

動作❷：兩手互撞（輕微用力），插入手指的隙縫。

甩手功 第1式

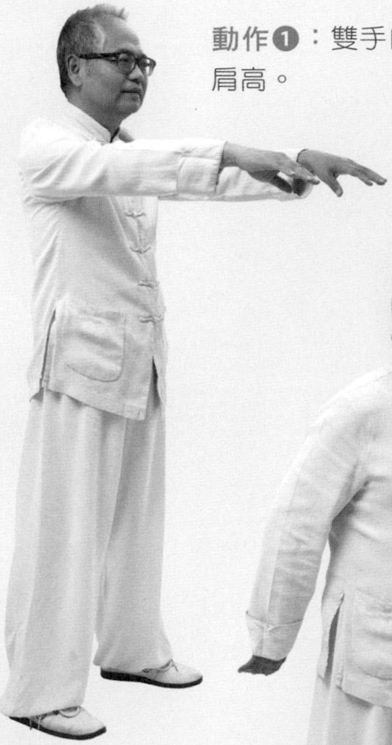

動作❶：雙手自然抬至肩高。

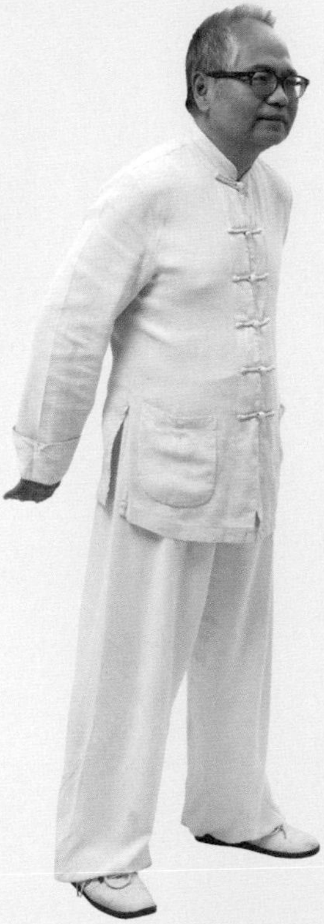

動作❷：雙手稍微用力，由前向後甩至後方。

甩手功

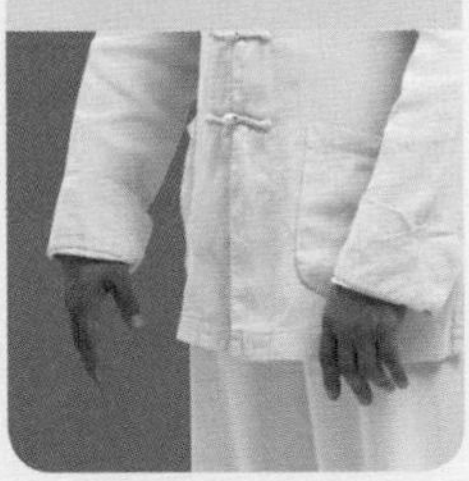

- 甩手功只有兩個簡單動作，有擴胸作用，可矯正雞胸及寒背情況；胸腺得到刺激，可刺激製造T細胞，有效提升免疫力及抗癌作用。
- 前後甩手還可以牽動刺激腋下淋巴結，增強胸肺部及乳房的代謝功能，疏通經絡系統。擺動時，雙手要放鬆，動作要自然，如鐘擺自然前後擺動。
- 甩手功應依個人體力循序漸進加強鍛鍊，由數十次至二千次不等。

祛邪拍打功

人體五臟六腑各有功能，又相互促進及影響，協調人體機能活動。整體來說，人體組織是一環緊扣一環的，因此當臟腑有病，可從身體其他部位顯現出來，如肝有病，臉色灰暗，眼睛黃濁或滿布紅筋；若肺弱或有病，皮膚易見敏感、毛髮變白或乾燥；當脾胃有病時，常見消化呆滯、臉部或肢體水腫。

經脈瘀阻為百病之源

人體有十四條經絡（任脈、督脈、心經、肝經、脾經、肺經、腎經，小腸經、膽經、胃經、大腸經、膀胱經、三焦經、心包經）。

經絡暢通時，機能運作正常，供給臟腑的營養及能量就順利充足，同時可順利排出臟腑內的廢物（代謝產物及毒素），為健康狀態。當經絡受阻時，營養就不能順利被送達，廢物也無法全部被排出，而受阻塞部分會出現缺氧狀態，還塞滿垃圾毒素，日子久了就會出現不適症狀（如肌肉腫塊、青筋、色斑、痛症、腫瘤、疲倦、中風、炎症、便祕等）。

科學家做過屍體解剖，發現屍體中垃圾堆積物（中醫稱為瘀阻）高達六十五%之多，尤其是癌症及衰老，所得到的結論是「瘀阻是導致各種疾病的一個主要原因」。《黃帝內經》早就指出：「經脈者，決死生，調虛實，不可以不通。」

排毒除百病

人體構造奧妙神奇，經絡系統安排巧妙，中醫典籍《靈樞．邪客》指出：「肺心有邪，其氣留於兩肘；肝有邪，其氣留於兩腋；脾有邪，其氣留於兩髀；腎有邪，其氣留於兩膕（註：膕是指腿彎處）」，說明了每一條經絡都有一個或以上的出氣（邪氣）位，只要根據症狀，在相關經絡的出氣位拍打，將邪氣及毒素引出，不適症狀自可逐步消除，尤其是「拍手功」配合「祛邪拍打功」，效果相得益彰。

有人進行「祛邪拍打功」時，雖然力度不大及拍打次數不多，可是局部拍打位置會出現瘀血或微腫現象，說明體內所積聚的邪氣較多較久，最好堅持拍打數日就可徹底消除瘀阻垃圾或邪氣，人會感到特別輕鬆及舒暢。「祛邪拍打功」每日進行一次或兩次為宜，視乎病情輕重而定，病情嚴重者，宜早晚各進行一次。拍打時，發出聲響及感覺微痛為合，不宜用暴力。

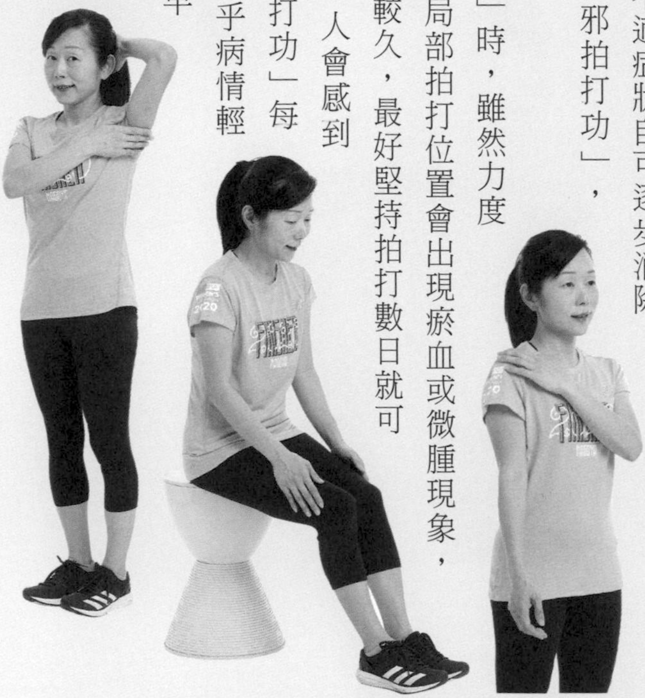

輕鬆懂 祛邪拍打功的功效

「祛邪拍打功」不直接干預病變部位，而是通過人體最大的器官（皮膚），將臟腑病變的情況呈現在相關經絡循行路線的穴位上，通過拍打驅逐邪毒，疏通經絡，促進血液循環，改善健康。

祛邪拍打功

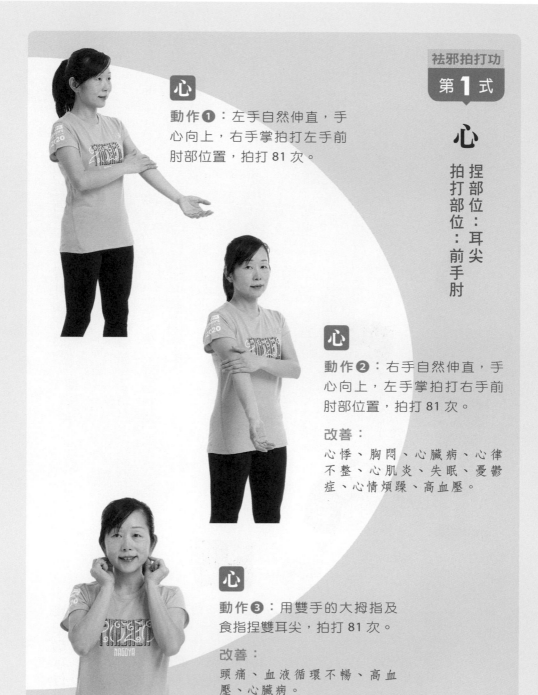

第1式

心

捏部位：耳尖

拍打部位：前手肘

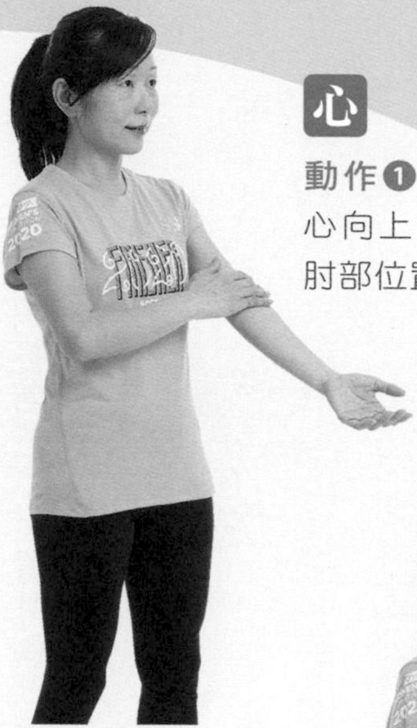

心

動作❶：左手自然伸直，手心向上，右手掌拍打左手前肘部位置，拍打 81 次。

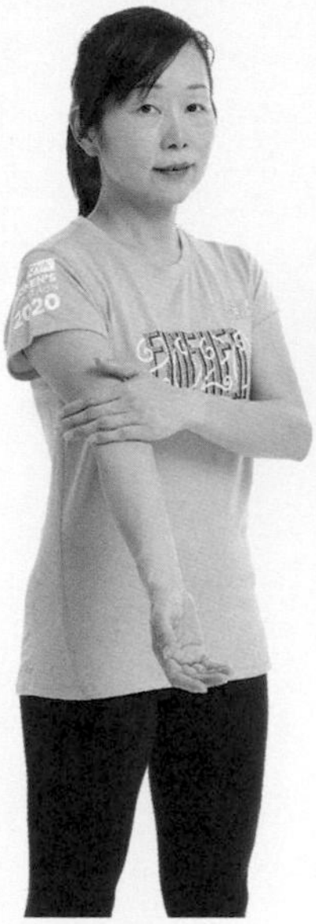

心

動作❷：右手自然伸直，手心向上，左手掌拍打右手前肘部位置，拍打 81 次。

改善：

心悸、胸悶、心臟病、心律不整、心肌炎、失眠、憂鬱症、心情煩躁、高血壓。

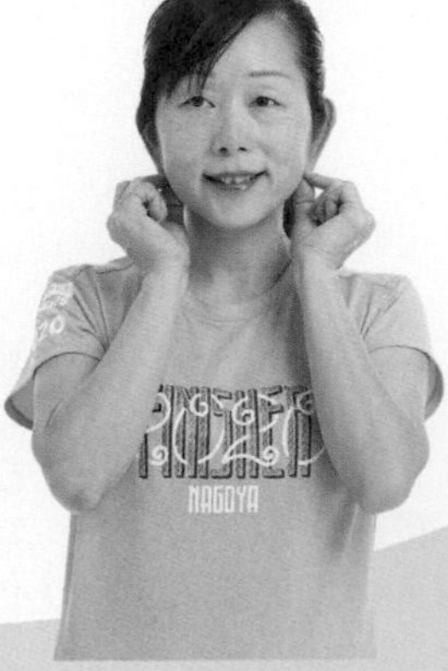

心

動作❸：用雙手的大拇指及食指捏雙耳尖，拍打 81 次。

改善：

頭痛、血液循環不暢、高血壓、心臟病。

祛邪拍打功 第2式

肺

拍打部位：上臂外側、肩膀

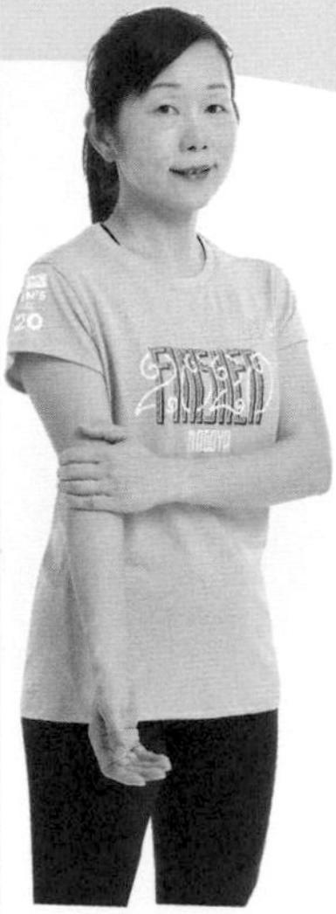

肺

動作❶：左手心拍打右手上臂外側中間位置，拍打 81 次，再換手做（右手心拍打左手上臂外側中間位置，拍打 81 次）。

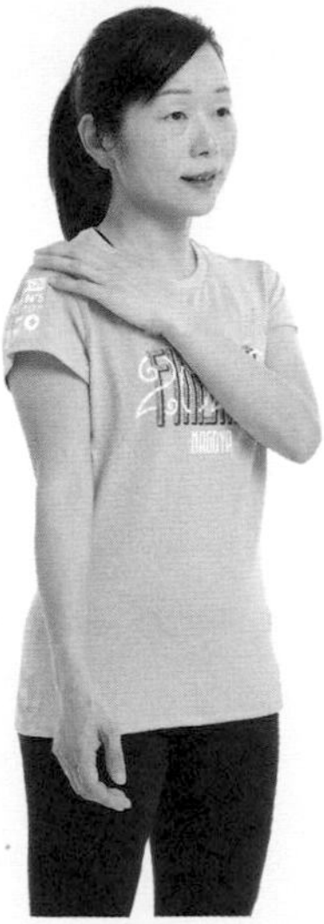

肺

動作❷：左手心拍打右肩膀上側中間位置，拍打 81 次，再換手做（右手心拍打左肩膀上側中間位置，拍打 81 次）。

改善：

咳嗽、哮喘、肺炎、肺虛、皮膚病、掉髮。

祛邪拍打功 第3式

腎

拍打部位：雙腿膕窩位置

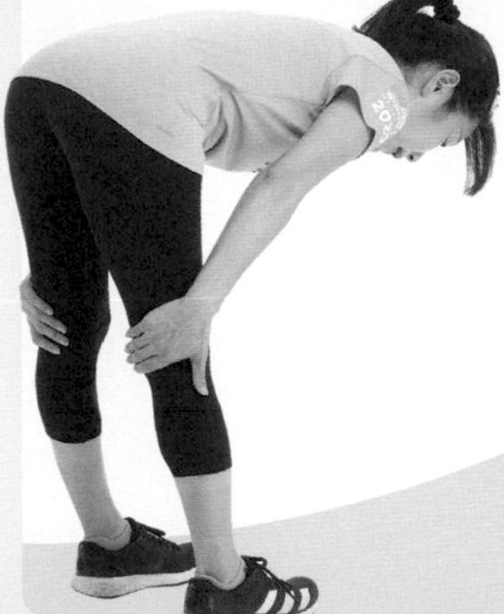

腎

動作：身體向前微彎，雙手心拍打雙腿膕窩位置（後膝凹陷處），拍打 81 次。

改善：

腎病、腎炎、虛弱、疲倦、膝痛、黑眼圈。

※腰部不好的人可以坐著拍打，但是腳部要伸直。

祛邪拍打功

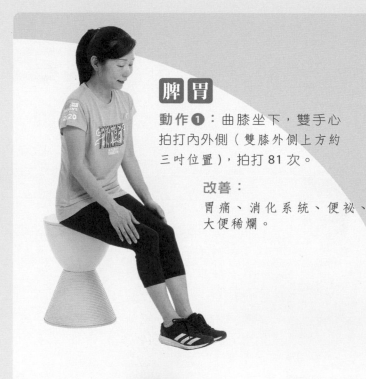

第**4**式

脾胃

拍打部位：大腿內外側（梁丘穴、血海穴）
小腿外側（足三里穴）

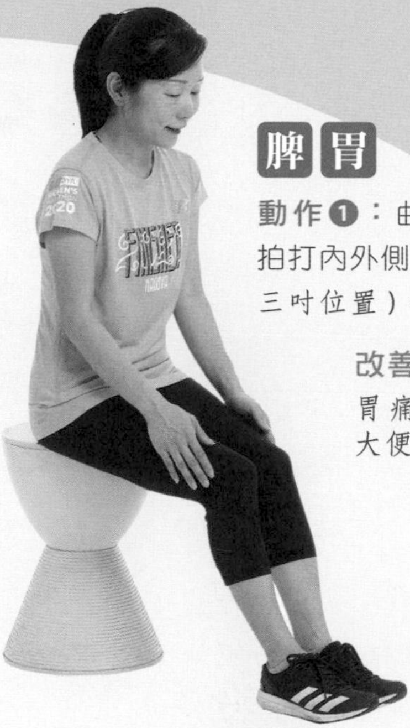

脾 **胃**

動作❶：曲膝坐下，雙手心拍打內外側（雙膝外側上方約三吋位置），拍打 81 次。

改善：

胃痛、消化系統、便祕、大便稀爛。

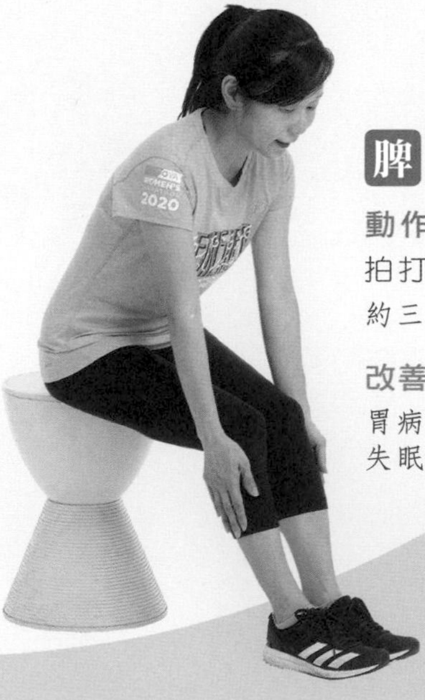

脾 **胃**

動作❷：曲膝坐下，雙手心拍打足三里穴（雙膝外下方約三吋位置），拍打 81 次。

改善：

胃病、消化系統、神經系統、失眠、免疫力低下。

祛邪拍打功

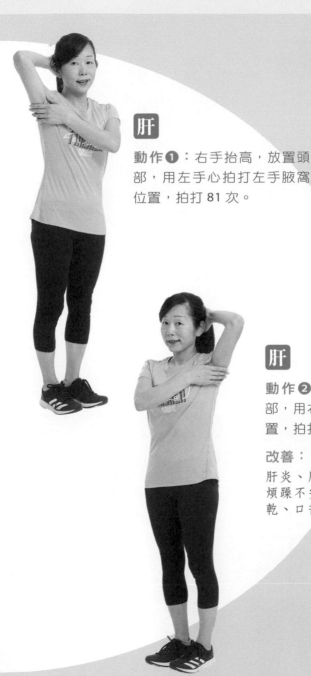

第5式

肝

拍打部位：腋下

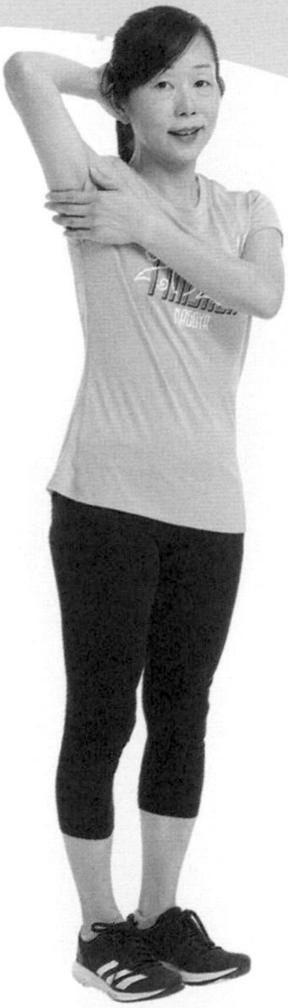

肝

動作❶：右手抬高，放置頭部，用左手心拍打左手腋窩位置，拍打 81 次。

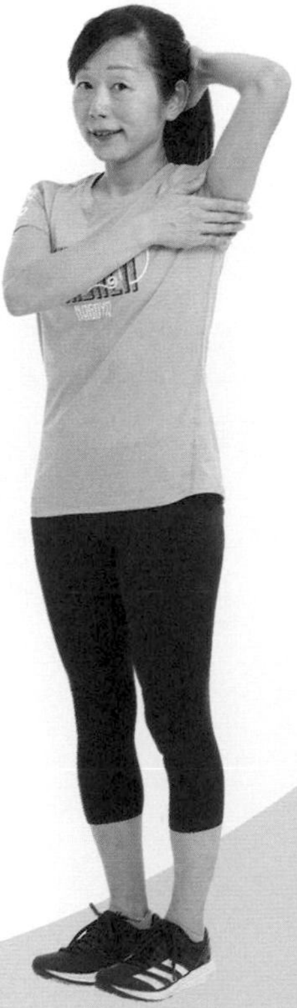

肝

動作❷：左手抬高，放置頭部，用右手心拍打右手腋窩位置，拍打 81 次。

改善：

肝炎、肝病、脂肪肝、失眠、煩躁不安、眼疾、皮膚病、口乾、口苦、膽囊炎、膽結石。

祛邪拍打功

第 6 式

膽

拍打部位：大腿外側（風市穴）

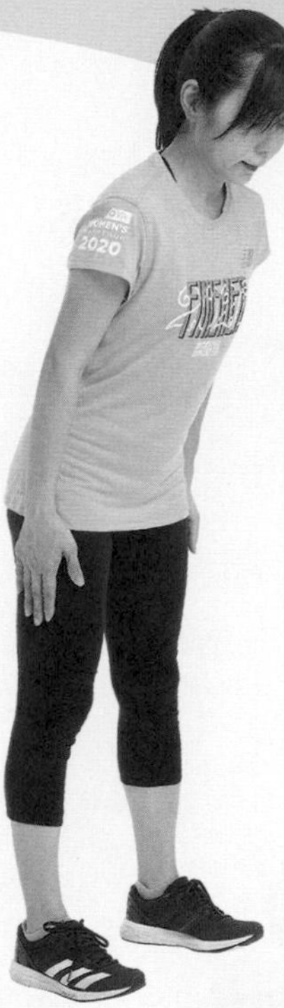

膽

動作❶：雙手自然垂直，中指尖觸到大腿外側位置，用雙手心拍打風市穴，拍打 81 次。

改善：

口苦、膽囊炎、膽結石。

祛邪拍打功

第 7 式

內分泌

拍打部位：前手肘（二白穴）

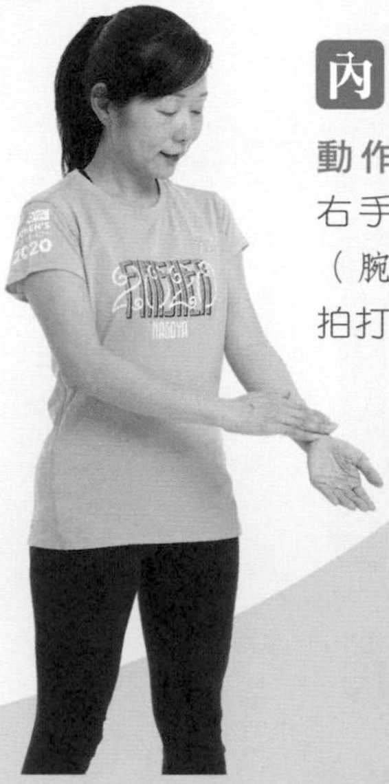

內分泌

動作❶：左手心向上，用右手拍打左手肘的二白穴（腕紋對上約 2 吋位置），拍打 81 次，再換手做。

改善：

痔瘡、子宮肌瘤、卵巢囊腫、乳腺增生、攝護腺或睪丸疾病、喉部痰阻。

有效預防膽固醇超標

一聽到「膽固醇」，大家都心驚驚又怕怕，現代醫學發現堵塞血管的主要物質就是膽固醇，會增加心血管疾病的風險（如中風、心臟病等）。發現膽固醇超標時，很多人會長期服用藥物去降低膽固醇值，但長期服藥會有副作用出現，這並不是最佳的解決之道。

膽固醇對人體的作用

膽固醇不是可惡的物質，而是身體不能缺少的重要物質，若身體缺乏膽固醇就無法正常運作，而出現各種病症。

膽固醇的來源包括體內自行製造及外來進食攝取兩種，約八〇%膽固醇由肝臟製造。經常食用高膽固醇食物、飲食不均衡、欠缺運動均會導致膽固醇過高，另一重要原因則是身體重要器官受損或失去平衡，不能正常製造或合成膽固醇。

輕鬆懂 膽固醇對人體的重要功能

1 它是細胞膜的重要成分，能阻止細胞膜中的膜磷脂在低溫時變成結晶，使身體不會在寒冷天氣時變得僵硬。

2 可合成膽汁酸，參與脂肪的消化與吸收。

3 可合成腎上腺皮質激素、雄激素、雌激素。

4 可合成維生素D。

5 參與鈣與磷的代謝，保護骨骼的正常新陳代謝。

學會看懂檢驗報告

低膽固醇 LDL：主要功能是將膽固醇運送給肝臟以外的組織細胞使用，可惜在供應其所需時，有機會堵塞血管，令動脈產生粥樣硬化，所以 LDL 又被稱爲「**壞膽固醇**」。

高膽固醇 HDL：主要功能與 LDL 相反，它將肝臟以外組織中過多的膽固醇運送至肝臟進行代謝，防止膽固醇囤積而產生阻塞，所以 HDL 具有防止動脈粥樣硬化的功能，所以又被稱爲「**好膽固醇**」。

評估血管堵塞程度，必須分析膽固醇報告內全部數據：(1)總膽固醇；(2) LDL 低密度膽固醇；(3) HDL 高密度膽固醇，才能作出正確判斷。若總膽固醇值偏高，LDL 偏高，HDL 偏低，則易出現血管硬化，引起中風或心臟病等病症。

預知高膽固醇的先兆

高膽固醇患者在初期並不會有明顯不適

膽固醇名稱	正常值
低密度膽固醇 Low Cholesterol（LDL）	低於 3.12mmol/L
高密度膽固醇 High Cholesterol（HDL）	0.9 ～ 2.19mmol/L
總膽固醇 Total Cholesterol	3.36 ～ 5.18mmol/L

高膽固醇的先兆	脂肪瘤	長於眼瞼四周，扁平而柔軟，不癢不痛，面積由幾毫米至幾厘米，也常見於手掌、肘部、足踝或膝部出現硬塊，又稱脂肪瘤，可大如包子。
	視力下降	高膽固醇會影響血管通暢，眼睛幼小的血管被堵塞，造成視力下降。
	頭暈	長期的腦動脈硬化及血液黏稠，使腦部缺血，容易出現頭暈症狀。
	餐後腹痛	血液循環不良令腸系膜動脈硬化、胃腸缺血，所以飽餐後會出現短暫性腹痛。
	疲倦疼痛	全身血管皆可硬化，血液循環不良，造成缺血及缺氧，所以經常感到疲倦，嚴重者會出現肌肉疼痛的現象。
	胸悶氣促	血管硬化導致血液供應不足，稍微活動就氣喘，呼吸不暢或胸悶，所以必須大力呼吸。

症狀，所以往往發展到中風或冠心病時，才得知膽固醇過高，若身體出現以下異常狀態，應立即注意，預防心血管疾病發生。

輔酶Q10的重要性

醫學研究發現單純的低膽固醇LDL增高，不一定會增加血管栓塞的風險，低膽固醇LDL只是造成動脈硬化及血管堵塞的其中一個原因。梗塞另一原因是體內自由基過多，血管壁變得粗糙，而低膽固醇LDL容易黏附及囤積在血管壁內，造成梗塞。自由基量增多與污染有密切關係（如空氣污染、水源污染、化學劑、高溫烹調、體力消耗過度、熬夜、壓力等），自由基增多也會造成血管早衰及收窄，而影響血液循環的正常運作。

預防膽固醇過高、避免中風或冠心病危機，若只服用藥物降低膽固醇，只能治標，不能治本，因藥物傷肝，妨礙肝臟合成輔酶CoQ10（肝臟在合成膽固醇時，同時製造輔酶CoQ10。輔酶CoQ10能增強心臟動力、保持血管壁平滑暢順、防止膽固醇在血管內沉積）。建議服用降血壓藥物的人士或心臟虛弱者，可適當補充輔酶CoQ10，每天一百～二百毫克為宜，又以

輕鬆懂 CoQ10（心臟輔酶）與CoQH（還原型心臟輔酶）

心臟酶素的形式有兩種：

一、心臟輔酶CoQ10（Ubiquinone): 被廣泛應用作為增強心臟能量的保健品。

二、還原型心臟輔酶CoQH（Ubiquinol): 是具有活性的輔酶，有卓越的抗氧化及消除自由基的作用，可維護好膽固醇及心血管健康，還能增強心臟動力、增強腦部功能、提升免疫力、增強體力、抗衰老等作用，其效果會比CoQ10更強及及更容易被人體吸收。

Ubiquinol 形式的 CoQH 吸收率最佳。帕金森氏症患者，每天需要補充的 CoQ10 或 CoQH 更多，需視乎病情而有所不同。

有氧運動降膽固醇

研究發現從事體力勞動人士，其高膽固醇 HDL 常處於理想水平，而低膽固醇 LDL 很少過高；研究同時發現，只要進行有氧運動三個月，可降低總膽固醇九%、降低三酸甘油脂十五%、增加高膽固醇 HDL 十五%。**有氧運動可增進心肺輸送足夠氧氣到細胞，使肌肉組織得到充分氧氣供應，促進血液循環，讓血液中脂肪轉化為能量消耗，進而降低膽固醇。**凡是有節奏、全身性、長時間，且低中強度的運動（如打太極、練氣功、健步行、慢跑、爬樓梯、游泳、騎單車、跳肚皮舞等）都屬於有氧運動。

理論上，素食者應該不易得高膽固醇，但事實並非如此，深究其因乃進食過多油炸食物及用油不當，還有就是甜食攝取量過多，再加上經常吃麵包、餅乾、巧克力、烘烤類堅果等食物，吃進更多的反式脂肪及糖分，也會由熱量轉爲脂肪儲存影響脂肪的代謝。

部分素食者喜歡香酥辛辣味，經常吃高溫烹調或煎炸食物，又不懂得選擇優質的食用油，而大多使用氫化食用油，出外用餐菜色又大多是使用回鍋油，經常攝取不良油脂或反式脂肪，會增加肝腎負擔及體內自由基，易造成心腦血管及肝臟疾病，因此建議控制膽固醇必須從改善飲食，配合規律的生活作息。

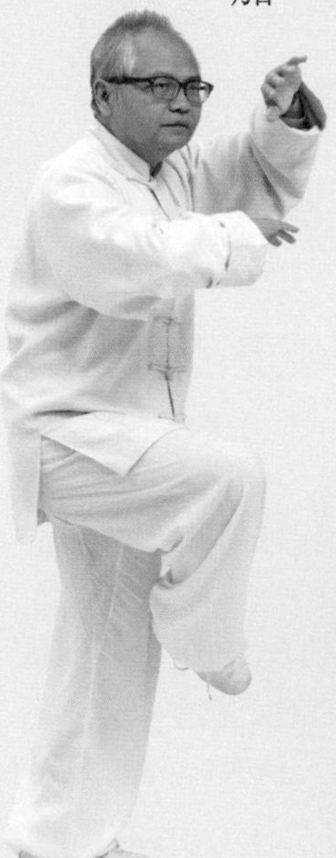

「卵磷脂」是血管清道夫

現代人的飲食，攝取過多動物性油脂與膽固醇，加上自由基的過氧化破壞，很容易造成動脈硬化與心血管疾病。很多研究報告證實，卵磷脂又名「**血管清道夫**」具有乳化的作用，可將依附在血管壁上、心臟及肝臟的脂肪及膽固醇溶解，減少血管低膽固醇 LDL 含量，又能維持肝功能正常、促進脂肪代謝，能預防心腦血管及肝臟疾病（如心臟肥大、肝硬化、脂肪肝等），因此，將卵磷脂加入日常飲食之中，對整體健康有很多好處，還可有效維持低膽固醇 LDL 標準指數。

卵磷脂乳化實驗

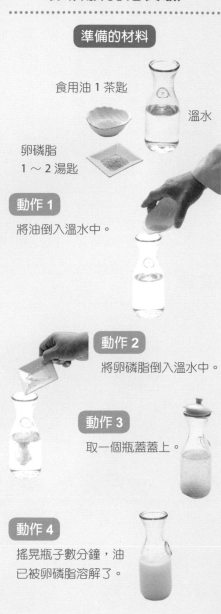

準備的材料

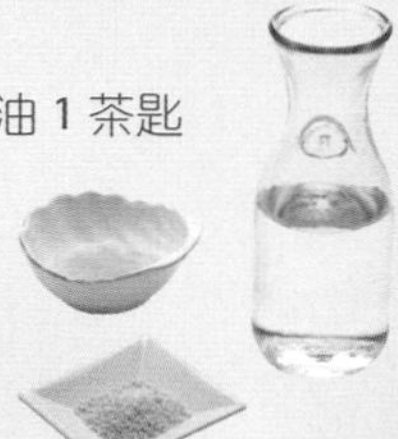

食用油 1 茶匙

溫水

卵磷脂
1～2 湯匙

動作 1

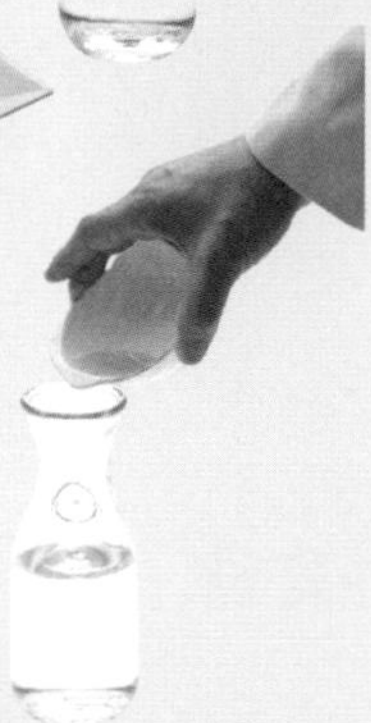

將油倒入溫水中。

動作 2

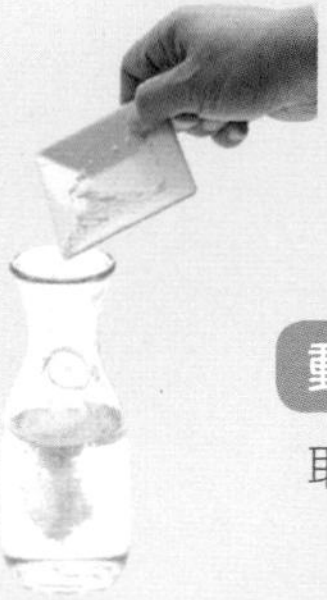

將卵磷脂倒入溫水中。

動作 3

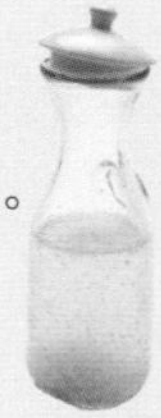

取一個瓶蓋蓋上。

動作 4

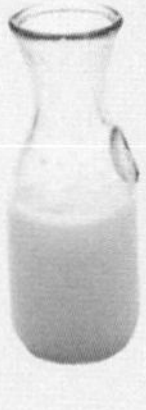

搖晃瓶子數分鐘，油已被卵磷脂溶解了。

※ 這個卵磷脂溶解油脂的實驗，證明可以將油脂乳化及分解。

卵磷脂中的磷脂質是細胞膜的主要成分，幫助受損細胞膜修復，促進細胞健康，增強細胞機能，保持皮膚活性。膽鹼是卵磷脂其中一個主要物質，負責神經傳導，常吃**卵磷脂有保養神經及增強記憶力的作用，尤其適合用腦人士或求學中人士，更可預防老年失智症的發生。**臨床研究已證實連續給予卵磷脂二～八週後，能有效提高老年失智症患者的記憶力。

很多天然食物都含有卵磷脂（如蛋黃、大豆、玉米、穀類、果仁、芝麻、磨菇、山藥、黑木耳、魚頭、小魚、動物肝臟等），但營養及含量較完整的則是大豆、蛋黃及動物肝臟。當中大豆卵磷脂的生理活性比蛋黃優勝得多，所以目前在醫藥或健康食品市場，大多以大豆來萃取提煉天然卵磷脂。

輕鬆懂 含有卵磷脂的天然食物

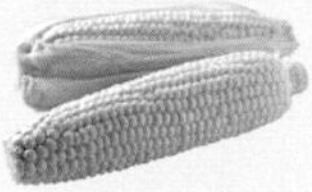
▲玉米

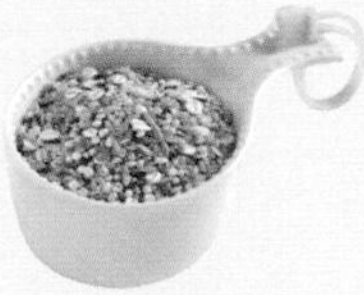
▲穀類

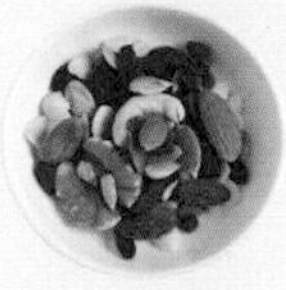
▲果仁

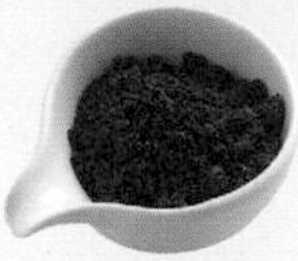
▲芝麻

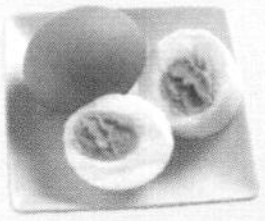
▲蛋黃

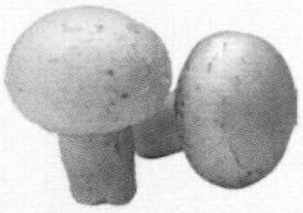
▲磨菇

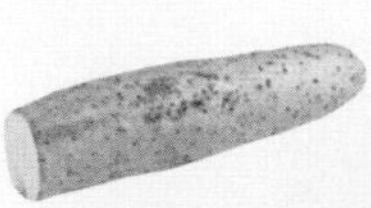
▲山藥

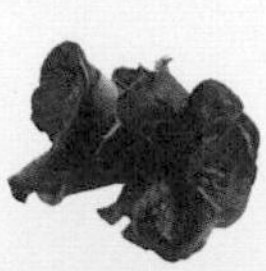
▲黑木耳

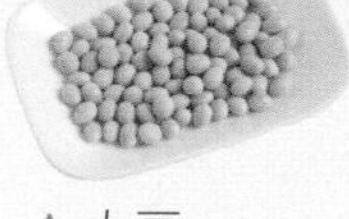
▲大豆

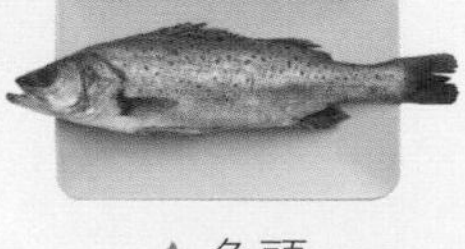
▲魚頭

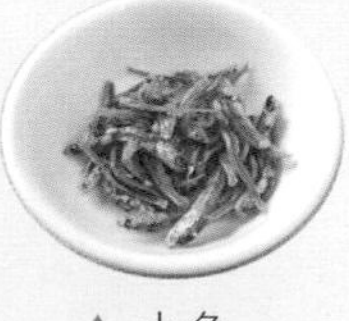
▲小魚

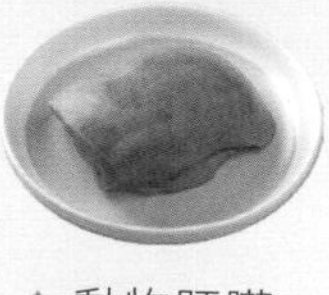
▲動物肝臟

PART 3

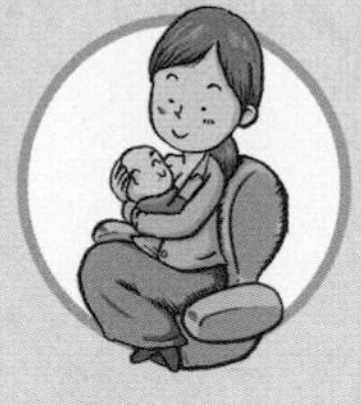
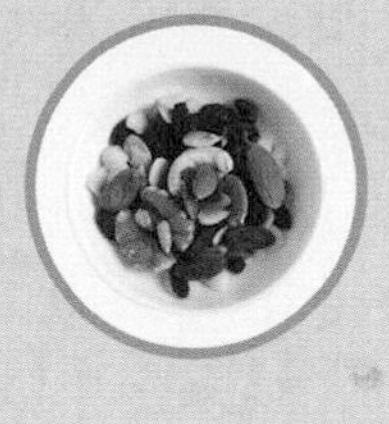
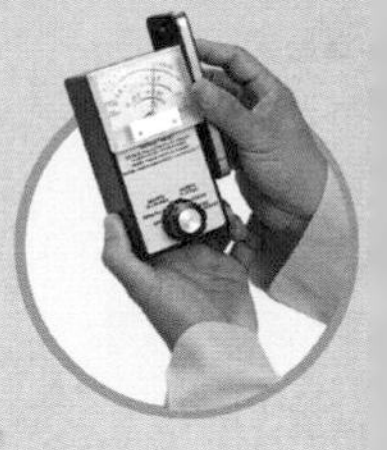

名中醫教您——破解「毒素」的危機

- ☑ 揭開「毒奶」的真相
- ☑ 拒絕吸「油」毒
- ☑ 原來「洗潔劑」會致病
- ☑ 「電磁波」是隱形的殺手

揭開「毒奶」的真相

前幾年中國大陸爆發嚴重的毒奶事件，像滾雪球般牽涉到一大堆的奶製品，造成全球人民開始注意飲食危機，爲何如此？它帶出了一個現實問題，現在的世界變了，人性的品格與操守變了，現在的社會事事追求利益及效率，各國又沒有加強道德及人文教育，使人不自覺地變得急功近利，甚至在處事及經營事業上欠缺道德。環顧現在的食物，幾乎已到了食物皆有毒的地步，在這樣的模式下生活大家遲早都會得病，爲求自保必須謹慎飲食，避免疾病提早到來及被疾病折磨。

我常苦口婆心告誡病人要戒牛奶及奶製品等，有些人會不以爲然，認爲是傻子在說話，而不知從何時開始，電視及報章雜誌廣告日日宣導喝牛奶益處多，而我卻一直唱反調，所以也有很多人會覺得我落後及不文明。

牛奶對人體的影響

幾十年持續性的醫學研究顯示，消耗牛奶最多的國家，其糖尿病、癌症、骨質疏鬆、免疫系統疾病（如紅斑性狼瘡、多發性硬化症、帕金森氏症）發病率特別高，確定了**動物蛋白**（如牛奶、雞蛋、肉類、海產等）**與多種疾病的發生有直接關係**。

雖然我是中醫師，可是對於病人，我一直堅持要求嚴格控制飲食，奶類是其中一項，而**在多年的臨床經驗中，戒口的確能大幅提高治癒率**，因此當病人康復後感謝我時，我都會把功勞歸給他們，說實在，若沒有得到病人的飲食配合，疾病是不可能治好的；若病人不肯戒口，就算用中藥調理，疾病只可暫時治好，卻很快會復發，普通疾病如是，癌症更如是，屢試不爽。在此特別提醒癌症病人，若不想復發，最好長期堅持正確的飲食習慣。

案例一

去年有一位新任祖母，請我替她六個月大的孫兒開立嬰兒開胃茶處方，因為孫兒原本是進食母乳，直至三個月大時，開始每日轉喝一次奶粉，到了四個月大時，孫兒卻顯得食慾不振。我吩咐嬰兒的祖母，將奶粉改為羊奶粉（其成分是最接近人奶的結構）後，嬰兒的胃口馬上回復正常。

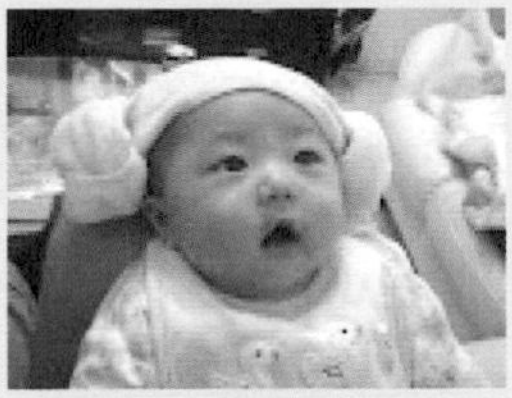

6個月以下的嬰兒，其肝臟未完全發育，不宜飲用嬰兒開胃茶，勿胡亂在藥房抓藥給嬰兒服用，須請教專業醫師，對症下藥。

案例二

曾有一位穿著十分時尚的新手媽咪，由於自體的乳汁分泌不足，在兒子剛出生一兩周後即以奶粉餵哺，兒子卻頓時出現全身抽筋，帶到醫院做檢查，但檢驗報告顯示兒子對牛奶沒有過敏，於是這位新手媽咪繼續給嬰兒餵奶粉，而嬰兒每喝一次奶粉就抽筋一次，一天內就要抽筋好幾次，而且發生的次數愈來愈頻密，抽筋程度也愈來愈嚴重。可是新手媽咪無視眼前的現實，因為她堅信廣告中所說「奶粉的營養是最全面的」，因此她沒有放棄奶粉，反而請醫生每天給兒子注射抗抽筋藥。現在小孩已經十歲了，仍然每天喝牛奶，每天服用抗抽筋藥物，長期下來他的智商卻變得比正常人遲頓，真的很可憐。

從上述兩個案例可以看出爲人家長及父母的心情，那位新任祖母依照醫師的指示，最後讓孫兒擺脫疾病而得到康復，至於那位迷信牛奶廣告的新手媽咪，錯在堅信檢驗報告及廣告內容的準確性，完全無視發生在眼前的事實，造成小孩必須長期服用藥物，在痛苦中存活，由於母親的無知催毀了孩子的幸福，因此我呼籲所有父母，必須加強飲食方面的知識，捍衛家人的健康，這樣才是負責任的父母。

牛奶製品不宜亞洲人

研究指出，超過八十五%的亞洲人是無法分解酪蛋白（詳見本書第42頁）的，所以有很多人在喝牛奶後會出現消化不良、腹瀉或其他過敏等不適症狀。牛奶的蛋白質主要是酪蛋白，是一種極難消化的物質，進入人體的胃內後會形成凝膠，把胃內食物黏附起來，妨礙正常食物的消化和吸收。

嬰兒不宜喝牛奶

牛有四個胃，可消化和分解酪蛋白，但是**人體只有一個胃**，初生嬰兒的消化系統仍未完全建立，其消化力是非常薄弱，所以飲用牛奶是不智的；若嬰兒飲用牛奶後，臉部長紅疹或身體出現抽搐，應馬上停止飲用牛奶。

母乳容易消化，營養全面且含有抗體、豐富的礦物質及碳水化合物，母乳還含有卵磷脂及牛磺酸，能參與嬰兒腦部發育，又含有胱氨酸及色氨酸，可促進嬰兒成長。牛奶缺乏碘、鐵、磷、鎂，**又經過高溫消毒，營養物質已蕩然無存**。天然母乳的好處關係著嬰兒的智能發展，加工牛奶又豈能取代之？若因特別原因未能提供母乳給嬰兒，建議改用羊奶粉，因其結構接近母乳。

現在的牛奶製造商爲了增加產量，給母牛注射或餵食激素及抗生素，讓母牛一年到尾都能分泌大量的乳汁，完全違反了天然定律，也降低了牛奶原有的營養素，加上高溫消毒法，使牛奶中的營養素進一步減少。爲了增加銷量，**牛奶製造商引導所有年齡層的民眾均需補充牛奶，長期攝取激素及抗生素，造成了孩子早熟的現象、酸性體質及出現各種的慢性病。**在此我要特別叮囑患有皮膚病、哮喘、消化道潰瘍、甲狀腺腫大、腫瘤或癌症的患者，應避免食用牛奶或牛奶製品（如起司、雪糕、乳酪、披薩、巧克力等）。

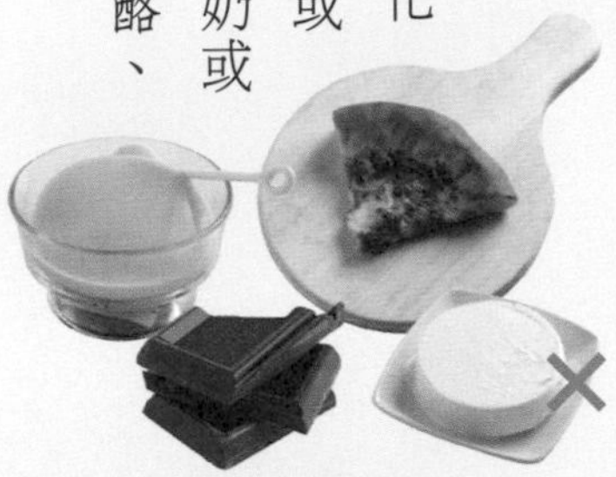

自然母乳＆人工母乳—產量差異現象

自然母乳

孕婦在生產過後會開始有乳汁分泌，一直可以維持三年左右！

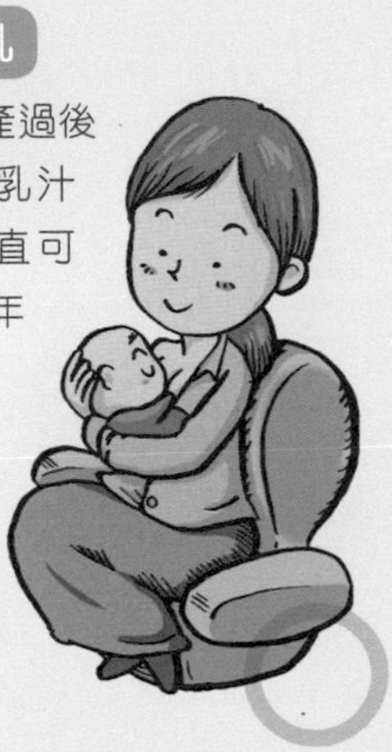

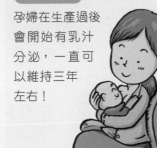

人工母乳

現在的牛乳業者為了確保乳牛可以每天生產牛乳，每天為母牛注射激素，又經常給乳牛餵食抗生素，民眾卻敢於每天飲用人工牛奶。

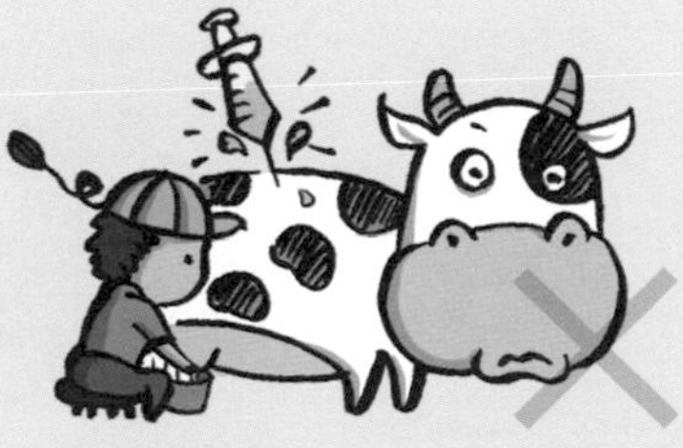

喝牛奶易引起過敏

牛奶是極難被人體消化，不但會妨礙消化和吸收，容易引起各種敏感症，如皮膚過敏時，皮膚會發癢或紅腫；而氣管過敏者見痰多、出現咳嗽或哮喘；還有腸胃道過敏者會出現噁心、打嗝、食慾不振、腹脹、腹瀉或便祕等不適症狀。根據我的臨床經驗，**只要病人嚴格戒掉牛奶及奶製品，過敏症可在七天～兩個月內有明顯改善。**

喝牛奶易導致骨質疏鬆

老人喝牛奶大多是爲了補充鈣質，但**牛奶進入人體後會使體液變酸，為了保持酸鹼平衡，身體會從骨骼中抽取骨鈣出來平衡血鈣**，長期攝取牛奶會使骨鈣無限量被提取，導致骨質疏鬆。若加上平日喜歡吃酸性食物（如肉類、糖水、汽水、甜品等），會使骨質疏鬆或痛風情況進一步惡化，所以有很多的老人，雖然長期飲用牛奶，仍然會有膝痛或腰酸背痛出現，而骨質密度也不見得有所改善。

骨質疏鬆人士—飲食宜 & 忌

○宜 強健骨骼

宜吃五穀、堅果、綠葉蔬菜及經常曬太陽以攝取活性維生素 D。

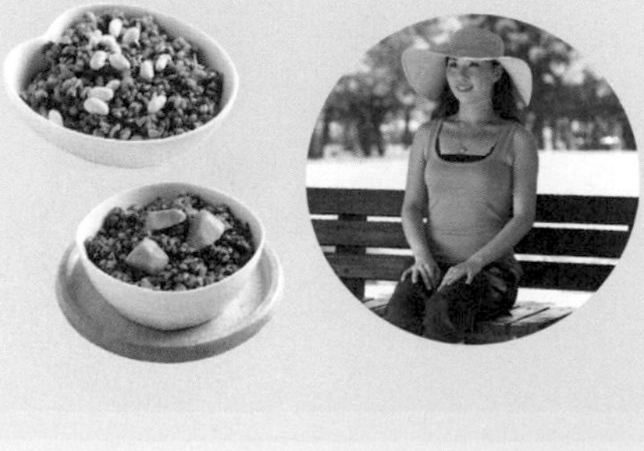

✕忌 避免缺鈣

不宜吃酸性食物（如肉類、糖、汽水、蒸餾水、甜品）。

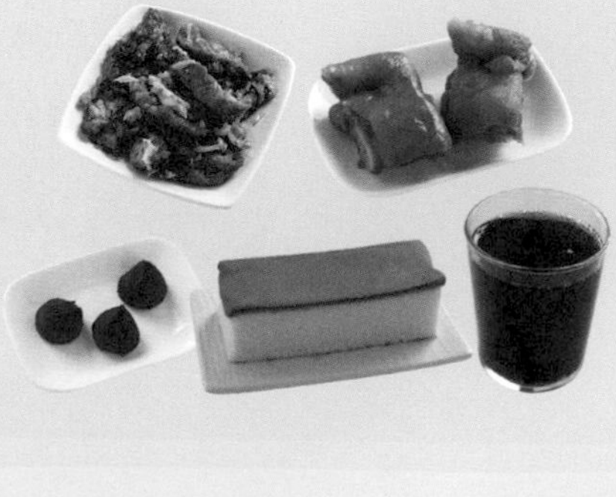

補鈣不如避免流失鈣

愛斯基摩人是生吃民族，常吃活魚及海豹，他們是全球攝取鈣質最多的族群，但罹患骨質疏鬆症也是全球之冠。相反，最貧窮的非洲人，攝取鈣質的量遠低於國際標準，卻罕聞有人罹患骨質疏鬆症。**秘密在於攝取肉類或動物蛋白質會造成酸性體質**，人體需要調動骨骼中的鈣質出來應用，長久下去就會形成骨質疏鬆症；但貧窮的非洲人根本沒機會吃肉，**長期以穀物為主糧，他們的鹼性體質無需動用骨骼中的鈣，加上經常曬太陽攝取維生素D，因此幾乎沒有人患骨質疏鬆症。**非洲人在田徑項目上屢獲殊榮，乃由於鈣質負責神經傳導及肌肉協調，足夠的鈣質使肌肉柔軟富彈性，發揮正常功能，配合適當的培訓及鍛鍊，自然能獲得佳績。

健康補鈣—適合吃的食物

小孩喝羊奶

三歲以下的小孩，建議改喝羊奶粉。

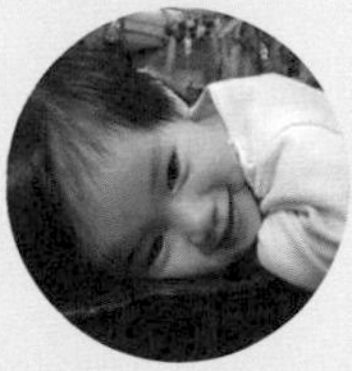

三歲以上的兒童或成年人

最適宜飲用植物奶（如豆奶、豆漿、糙米奶、燕麥奶、杏仁奶、甜菜根精力湯、山藥粉、芝麻粉、紅薏仁粉、五穀粉、黑豆粉等食物）。

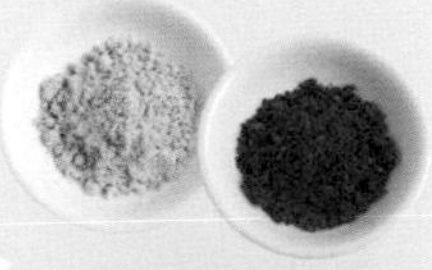

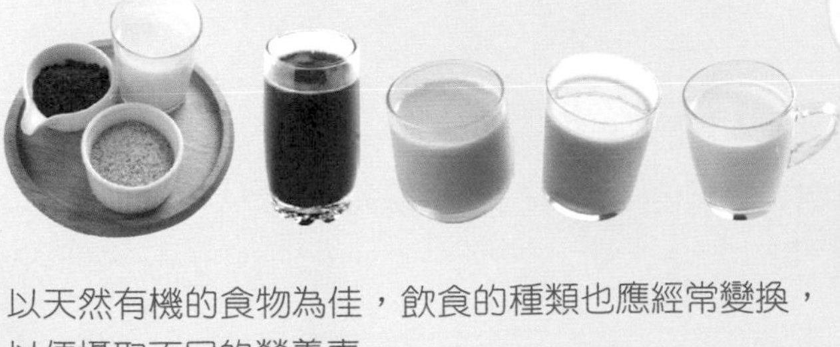

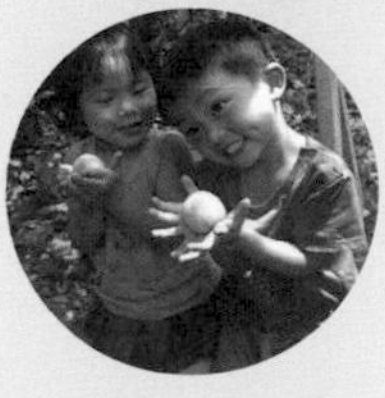

以天然有機的食物為佳，飲食的種類也應經常變換，以便攝取不同的營養素。

拒絕吸「油」毒

根據台灣癌症協會研究報告指出，現在每四人中就有一人罹患癌症，因此很多人都開始注重健康，飲食會採取多菜少肉、少油、少鹽，有的甚至完全不用油，可是仍有部分的人會罹患高血壓、便祕、肥胖、情緒不穩或其他疾病，咎其原因是與錯誤的飲食觀念有關聯。

近幾十年，全球各國的經濟發達令飲食文化起了重大改變，食用油就是一個好例子，以前家家戶戶都是買肥豬肉回家炸豬油，還會將炸好的豬油裝入不透光密封的瓦罐，放置在陰涼處保存，避免豬油受熱氧化而變質，又或者是到雜貨店買花生油，而且每次只購買少量，等用完再補充。但現在的人爲了追求便利，大多是到超級市場購買瓶裝食用油（大多是用透明塑膠瓶包裝、油脂晶瑩剔透），如果碰到大減價時段，更會發揮省錢的本能大量採購，然後扛回家隨便放置於家中某個角落，採買的數量或許可以用上一年或半載，甚至幾年。

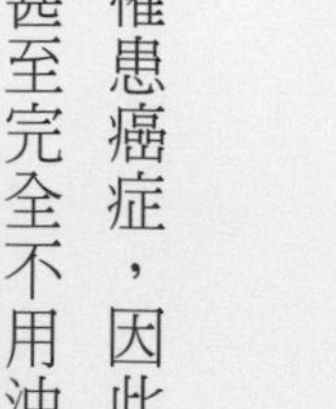

好油不足，百病纏身

脂肪是人體不可缺少的營養素，也是細胞膜的重要元素，因此要維護身體的健康必須每天適當補充優良油脂。脂肪主要用來調節膽固醇及荷爾蒙，並能提升免疫力及維護生殖功能；同時可促進循環系統，有效預防皮膚病，還有潤滑腸道、減輕炎症、紓緩支氣管發炎或呼吸道疾病，優良脂肪還可以預防各種慢性病或癌症。

現代的人每天食用麵包、蛋糕、速食麵、薯條、披薩等加工速食品，又經常在外用餐，不是吃燒烤就是選擇煎、炸、炒類等食物，若在家裡自己煮食，又大多使用「氫化」植物油烹調，長期攝取不良的油脂，而卻沒有補充優良油脂，各種疾病便會隨之而來。

不良油脂的陷阱

近年很多媒體報導指出，動物油容易造成高膽固醇，引起動脈硬化及心血管疾病，於是大家一窩蜂改用植物油，以爲萬無一失，結果可能比食用動物油更糟糕。食用油生產商爲了保持品質及增長保鮮期，會將植物油「氫化」，然後使用廉價的透明塑膠瓶盛裝，這些加工食用油長期在強光照射下也不易變質，若長期食用這些違反自然食物定律的「食品」，健康一定會受損。

食品製造商爲了要降低生產成本及使用便利，使用植物油或人造植物奶油來製造麵包、蛋糕、薯片、餅乾及各式加工食品，但這些被氫化過的植物油已變成「反式脂肪」，會增加人體的壞膽固醇及三酸甘油脂的指數，導致血管栓塞，而形成高血壓、高膽固醇、高血脂、心血管等慢性疾病。

豬油、奶油、植物奶油、椰子油、棕櫚油等會直接刺激

含有不良油脂的食物

糕餅、零食、速食麵、麵包、蛋糕、薯片、餅乾及各式加工食品。

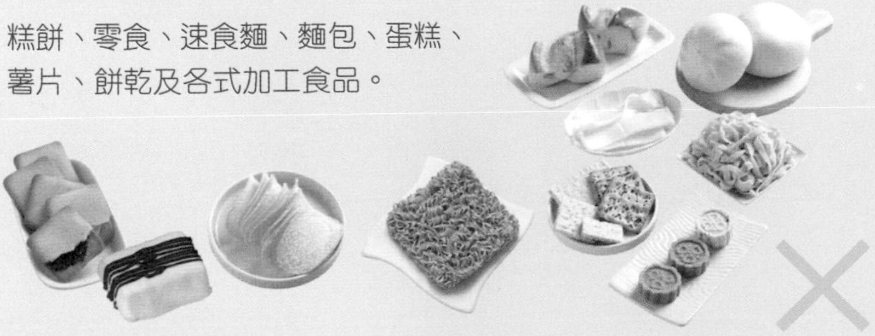

膽固醇上升，大部分的加工食品（如糕餅、零食）均大量添加了不良的油脂，速食麵一般用棕櫚油高溫油炸，某些品牌的奶粉也添加了棕櫚油，造成了膽固醇及血脂過高的原因。

人造奶油（Margarine）又稱為「植物奶油」（植物牛油），其製法是將植物油氫化，加入色素、調味劑或奶製品，加工成半固態或固態的油脂，顏色及味道酷似奶油。**「植物奶油」的成本低、易於處理、久放也不易變壞**，所以大部分的蛋糕、麵包、餅乾、食品都廣泛使用。「植物奶油」對身體的禍害比真正的奶油（牛油）還要嚴重，其製造過程中所大量產生的反式脂肪，會增加血液低密度膽固醇LDL，損害心臟及血管，導致心血管疾病、脂肪肝、中風等，這些飲食陷阱也是導致各種疾病漸趨年輕化的原因。

好油也會變成壞油

天然植物油是屬於「不飽和脂肪」對身體有益，能降低總膽固醇與低密度膽固醇LDL。當天然植物油經過「氫化」過程，就會變成「飽和脂肪」及「反式脂肪」，對身體有害。

植物油一般不耐高溫，高溫烹調會使油脂劣化，進而損害身體健康，所以烹調料理時，應根據烹調方法的變化，選擇不同燃點的食用油，例如煎、炸、炒，可用燃點較高的油（如葡萄籽油、椰子油、棉籽油等），涼拌則可使用燃點較低的油（如南瓜籽油、芝麻油、橄欖油、石榴籽油等）。**做到「少用油、用對油、用好油」，同時避免煎、炸、炒、烤、燒等高溫烹調，是維護健康最重要的一個用油要訣。**

世衛組織建議，「反式脂肪」及「飽和脂脂」的攝取量，分別應少於人體每日所需能量的一%和一〇%，以每日攝取二千卡能量計算，有關攝取量應少於二・二克和二〇克。消委會化驗顯示，市面上過半數零食的「飽和脂肪」含量屬於「偏高」，包括花生果仁類和多種餅乾。有些芝士夾心餅及忌廉威化餅的「飽和脂肪」可高至每一百克含有十八克「飽和脂肪」，只要食用一包重量約一二〇～二五〇克的餅乾，所攝取的「飽和脂肪」已是每日攝取限量的一〇六％～二三五％。「反式脂肪」含量最高的食品是蝦片及薯片，每一百克含一．四克「反式脂肪」，以六十五克一包計算，已達每日攝取限量的四十一％。

解讀人體必須脂肪酸

人體是無法製造「必須脂肪酸」Omega 3 及 Omega 6，必須從飲食攝取，以增加高密度膽固醇 HDL、降低低密度膽固醇 LDL。若人體缺乏 Omega 3 及 Omega 6 會導致動脈硬化、心血管疾病、生長遲緩、皮膚乾燥、皮膚病、荷爾蒙紊亂、免疫力下降、視力問題、手腳冰冷、便祕等。

堅果及天然植物油含有 Omega 3 及 Omega 6，但由於 Omega 3 不耐高溫、易被破壞，容易導致身體欠缺，因此必

營養素	描述	攝取量參考值	食物來源
反式脂肪	・液體狀態的植物油經過「氫化」過程轉化為固體時，會形成反式脂肪。 ・攝取過量會增加心血管疾病的風險。	・不應超過人體每天所需能量的 1 %（少於 2 克）	・植物奶油 ・人造黃油 ・起酥油 ・氫化植物油
飽和脂肪	・為脂肪的一種。 ・室温下呈固體狀態。 ・攝取過量會增加心血管疾病的風險。	・不應超過人體每天所需能量的 10 %（少於 20 克）	・豬油 ・動物脂肪 ・奶油／黃油 ・椰子油 ・棕櫚油 ・氫化植物油

須額外補充Omega 3，很多食物都含有豐富的Omega 3（如亞麻籽油、石榴籽油、鯊魚油、海豹油、魚油），當中以亞麻籽油的營養最全面（含有Omega 3、Omega 6、Omega 9），而石榴籽油更額外含有Omega 7。**食用植物性油脂易被身體消化吸收，同時可避免海洋污染及重金屬中毒問題。**

優質食用油的來源

生果仁（如南瓜子、葵瓜子、芝麻、杏仁、松子、巴西果仁等）、無污染的深海魚、未經氫化的有機植物油（如大豆油、花生油、玉米油、杏仁油、芝麻油、橄欖油、南瓜籽油、亞麻籽油、葵花籽油、紅花籽油、椰子油、石榴籽油等）都是優質脂肪酸的來源。

芥花油吃不得

在動物油的恐慌下，植物油近年廣

輕鬆懂　含有優質油脂的食物

1 生果仁

如南瓜子、葵瓜子、芝麻、杏仁、松子、巴西果仁等。

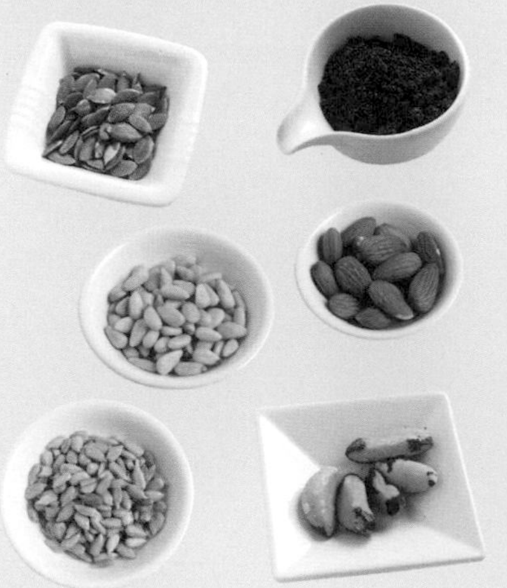

2 無污染的深海魚、未經氫化的有機植物油

如大豆油、花生油、玉米油、杏仁油、芝麻油、橄欖油、南瓜籽油、亞麻籽油、葵花籽油、紅花籽油、椰子油、石榴籽油等。

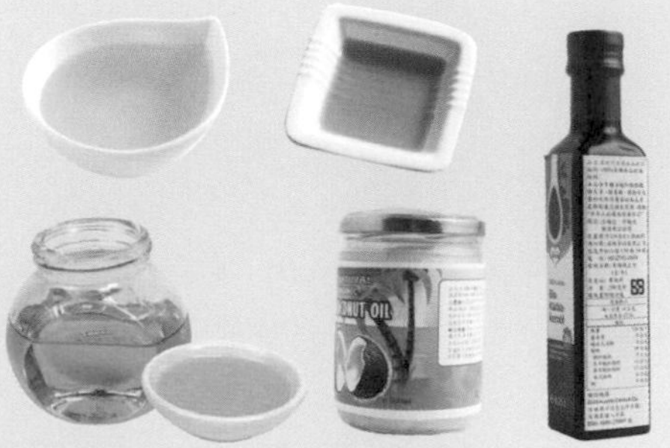

受歡迎。近幾年市面上突然出現一種 Canola Oil「芥花油」，翻查字典根本沒有 Canola 一字，根據研究資料查詢顯示，原來它是 Canada 和 Oil 的組合。「芥花油」產於加拿大，可是它並非**來自於天然植物所萃取的，而是在加拿大將 Rapeseed 植物進行基因改造所得的一種油脂。**Mustard Plant「芥花」（種籽所提煉出來的油叫 Mustard Oil「芥花籽油」，是可食用的油脂），家族裡有一個分支叫 Rapeseed，Rapeseed 是一種帶強烈異味的有毒植物，是不可被人類或動物食用的工業用油脂，於十九世紀時被應用於工業用途（如蒸氣機潤滑油、製作驅蟲劑、肥皂、染料等）。可是由於 Rapeseed 種植成本低廉，生產商覬覦龐大的食用油市場及可觀的利潤，於是將 Rapeseed 的基因改變，加工提煉後把異味去除，並取巧的將此油命名爲 Canola Oil「芥花油」，使人驟看以爲是天然植物油。

有別於其他植物油，Canola Oil「芥花油」**需要反覆精煉才能把極難聞的異味去除，過程中可能產生很多對身體有害的物質，因此其存在的致病風險是不容忽視的。**傳說爲了掩飾眞相，有關利益單位花費了巨額金錢給美國相關部門，使民衆以爲 Canola Oil「芥花油」是安全食用油。

現時 Canola Oil「芥花油」已悄悄地混進食用油市場，普遍存在於各種食品、零食及素肉內，但事實上，Canola Oil「芥花油」是違反天然的基因改造油，對健康有潛在風險，還可能會造成不孕或癌症。Canola Oil「芥花油」的前身 Rapeseed 是雲薹屬植物的一種，根據古代醫家李時珍在《本草綱目》的心得，「雲薹子」性滑，婦人常吃可避孕；另外，其毒可能久不能解，多吃可能會引致甲狀腺腫大、腫瘤或癌症。對於這些具有爭議性的新興食品，大家應謹慎食用。

花生油的真相

變壞了的花生、玉米、薑會產生強致癌物質「黃麴霉素」，工人在壓榨花生或玉米時，並不會逐粒挑選，因此在選擇食用油時應三思，尤其是腫瘤或癌症患者，不建議食用花生油、花生醬、玉米油及其製品，比較理想食用油可選擇較耐高溫的葡萄籽油。

選好油8大健康指標

食用油是屬於食物，其基本的條件應具有會變壞的特質，若是食用油不怕光與熱，長期常溫儲存又不會變壞，開封之後不需要放入冰箱既不變色又不變味，就連蟑螂或老鼠都不吃的話，大家應該想想這樣的食用油，到底是不是理想的食用油？當您質疑自己對食用油的品質時，不妨參考以下優良食用油，應具備那些安全健康的條件：

輕鬆懂 選好油 8 大健康指標

1. 原料是提取自有機植物。
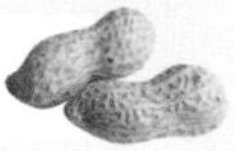
2. 油結構是順式脂肪。
3. 含有一種或以上必須脂肪酸（Omega 3、6、9）
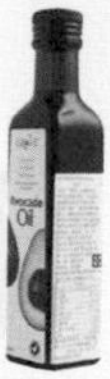
4. 標示 100%冷壓、初榨、未經提煉。
5. 不經氫化。
6. 不添加任何化學物質或防腐劑。
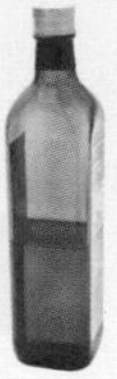
7. 用深色玻璃瓶盛裝。
8. 750cc 以下的小容量。
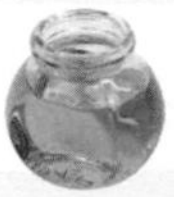

吃對好油的方法

高溫烹調容易造成油脂變質，所以建議烹調食物最好是以汆燙、水煮、蒸、燉、燜、涼拌為主，例如：用熱水把蔬菜汆燙至七～八成熟後，裝入盤後再加入一～二茶匙的優質食用油（如亞麻籽油、南瓜籽油、芝麻油、初榨橄欖油等），或者也可混合一～二種好油拌勻，而吃生菜沙拉時，應避免使用含牛奶成分或味素的沙拉醬，最好是自己動手製作天然醬汁，例如可將一～二茶匙的好油混合少許有機蘋果醋、黑醋、檸檬汁、百香果汁等材料做變化，增加食材的風味及營養素。

營養油脂的補充法

若未能按照上述方式攝取有益的油脂，建議額外補充以確保身體機能運作正常。

(1)亞健康成年人士：每天需補充六千毫克的有機亞麻籽油膠囊裝，若每粒含量一千毫克計算，每天服用六粒，可分二～三次服用。（註：亞健康是指沒有明顯疾

輕鬆懂 適合烹調的食用油

料理法	適用的食用油
涼拌	亞麻籽油、南瓜籽油、芝麻油、橄欖油
煎炒	葡萄籽油、芝麻油、大豆油
油炸	葡萄籽油、椰子油、棉籽油

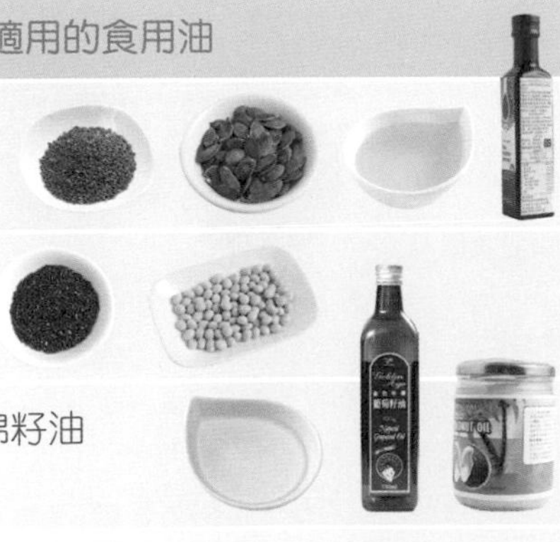

病，卻經常自覺身體不適，如失眠、頭痛、容易疲倦、感冒、生口瘡等症狀。）

(2)有病徵或嚴重病患者：若每天攝取大量不良油脂，就要相對增加補充優良油脂的分量，因爲只有優良油脂才能去除體內的不良油脂，如同洗潔精（石油副產品）能去除碗碟的油膩一樣。補充優良油脂的份量因人因病而異，須請教合格醫師或營養師。

原來「洗潔劑」會致病

行醫的時間愈長久，就愈清楚知道食物、環境與疾病的直接關係，有鑑於此，我自己在飲食及生活細節上都會格外小心。

我家雖然是住在市區，但對很多人來說，我的生活帶點原始，較少出

亞麻籽油的攝取法

亞麻子含有完整脂肪酸 Omega3、6、9，普遍及便宜，為補充優良油脂的理想來源。

亞麻子有三種食用方法

1 將1～2茶匙的全顆粒亞麻子，加入蔬果攪打成蔬果汁飲用。

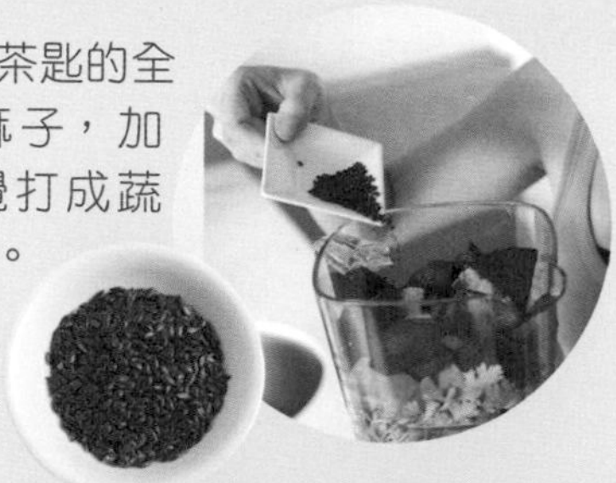

2 將1～2茶匙的「亞麻子粉」與食物或湯水混合食用（但亞麻子粉必須在開瓶取出後須即時食用，並馬上栓緊，放回冰箱的「冷藏」內保存，避免氧化。

3 補充「亞麻籽油膠囊裝」，建議的量為每天3～6粒（約3000～6000毫克），視乎個人需要而定（由於亞麻子破殼後容易氧化，因此「亞麻籽油膠囊裝」的顏色一般都是深褐色或黑色，並以黑色或深色優質食用膠瓶盛裝，避免油脂被燈光照射變質）。

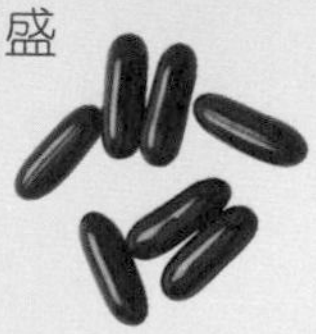

外用膳，在家幾乎都是素食、烹調不是汆燙，就是水煮或蒸、家中沒有微波爐、洗碗不用石化洗潔精、洗地不會添加漂白水、淋浴用品不含起泡劑、洗衣服不用化學洗衣粉及柔軟劑、夏天不開冷氣，只開風扇等。**古人說「習慣改變命運」**，好的健康習慣可以守護自己及家人**的終生幸福，何樂而不為。**

有毒家居的清潔劑

清潔劑是毒素含量最高的家庭用品，政府規定必須在產品貼上警告標籤，如「危險」、「有毒」、「小心使用」等語句，提醒消費者清潔劑的潛在危險，**然而產品上的警告只針對使用不當所造成的「即時傷害」，完全沒有提及到化學劑毒素對人體健康所帶來的「長期毒害」**。使用化學清潔劑時，毒素會透過皮膚或呼吸道進入人體。在美國，每年就有超過一百萬兒童在家中發生意外中毒，情況嚴重甚至還會危害到生命安全，而中毒主因就是家用清潔劑。美國及加拿大民眾曾經請願，請求政府立例管制漂白劑的使用，因漂白劑與乳癌、不育、孩童的學習障礙等有密切的關係。

美國國家癌症協會長達十五年的研究報告指出，長期使用有毒的化學清潔劑或洗衣粉，使家庭主婦比職業婦女增加罹患癌症的機會高五十四%，除了上述的風險，初期還會造成頭痛、疲勞、刺眼、流鼻涕、皮膚紅腫等反應，後期會傷及肝臟及毒害神經系統，衝擊免疫系統，帶來可怕的後果，如眼炎、哮喘、慢性皮膚病、癌症、畸胎等。

清潔劑的成分大部分都是石油提煉物，所以又稱爲「石化清潔劑」，含有氯化物、助溶劑、螢光增白劑、抑黴劑、人工香料等有害或致癌物質。根據科學實驗指出，在顯微鏡下，使用**一般洗潔精清洗過的碗碟仍黏附著很多的洗潔精**（如烷基苯磺酸鈉、界面活性劑等），**若要完全清除這些化學殘留物，必須在熱水下用力刷洗約八分鐘**。由此可知，大家每天都不知不覺吃進很多化學清潔劑，而經常出外用膳的人，「中毒」情況應該會更高。幾年前，美國有一則新聞，發現母乳中含有石化清潔劑，因此呼籲產後婦女不要給嬰兒餵哺母乳。

現在洗衣服非常方便，只要把衣物放入洗衣糟，倒入洗衣粉及衣物柔軟劑，按下啓動鈕不用花幾分鐘就可以完成洗衣程序了，**但是市售的清潔劑大都含有化學有毒物質，洗衣後會殘留在衣物上，再透過皮膚被人體吸收，損害健康**，還有現在到處都有洗衣店，收費便宜，服務一流，所以有很多上班族喜歡把髒衣服交給洗衣店濕洗或乾洗，而爲了加強清潔力，洗衣店會使用份量較多及含有較多螢光增白劑的洗衣粉，最終殘留在衣物上的化學毒物就更多，對健康的傷害就更大了。

現在的都市愈來愈繁華，市區的大樓愈蓋愈高，居住的建築物是吋土吋金，大部分的住家沒有頂樓或陽台，加上馬路上車水馬龍，塵土飛揚，所以有很多人習慣在客廳或房間內晾衣物，而有些人白天要上班，有的人怕外面灰塵多，於是會將門窗關上，**若是洗衣時使用的是化學清潔劑，又在密室內晾乾衣服，等於自製「毒氣室」**，因爲市面一般出售的洗衣粉、柔軟精等消毒劑，大部分含有陰離子表面活性劑、聚磷酸鹽軟水劑、漂白劑、增艷劑、抑黴劑，甚至化學香精等成分，**這些有毒物質在晾衣時會被揮發出來，長期在這種環境下生活，很容易會患上各種敏感症**（如皮膚敏感、咳嗽、氣管炎、哮喘等），**還會提早肺功能老化，甚至有可能增加癌症或白血病的風險**。

優質的天然清潔劑

化學清潔劑害處多，應避免使用，當這些有毒清潔劑經過排水溝流入江海中，同樣會危害海洋生物的健康及性命，而人類吃進這些有毒海產後，會導致各種的疾病，因此建議大家要使用無毒的天然清潔劑，既可達到清潔目的，又不會污染水源，更不毒害海洋生物。海洋及水源象徵著生機，深遠地影響著人類健康，所以使用無毒的天然清潔劑，可維護個人健康，也是維護大自然環境的最佳行動力。

要去除家居的各種污垢，可使用天然清潔劑（如小蘇打粉、肥皂水、熱水、白醋、檸檬汁、牙膏等），**對人體無害，且具有殺菌及抑制細菌生長的作用。**喜歡快捷方便者，可到有機商店選購各種環保清潔劑。有些業者打著環保之名，卻以偏差資訊誤導消費者，例如宣稱「無磷環保」洗衣粉，雖然無磷卻含有螢光劑；也有標榜「天然環保及植物成分」洗碗精，卻添加了人工香料、界面活性劑或防腐劑，因此建議選購清潔劑時，必須先檢查清楚成分表。

純天然＆無毒—優質的清潔劑

純天然清潔劑

如小蘇打粉、肥皂水、熱水、白醋、檸檬汁等。

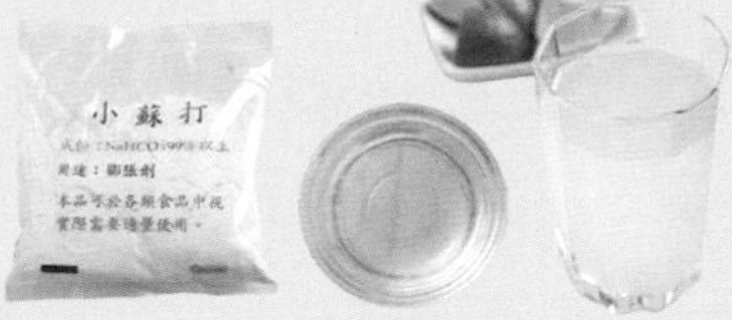

無毒清潔劑（使用天然成分製作）

蔬果清潔劑、洗衣精、沐浴乳、牙膏、洗髮精、香皂。

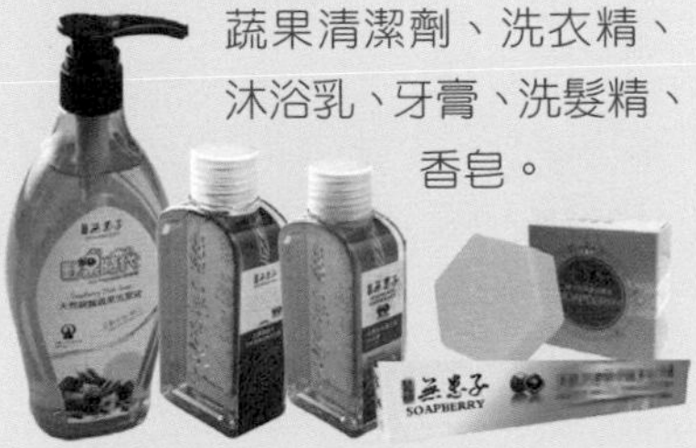

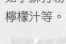

臭氧機消毒除臭

要清除空氣中的細菌或病毒，香薰精油是不錯的選擇，如茶樹（Tea Tree）、尤加利（Eucalyptus）、薄荷（Peppermint）等均具有顯著的殺菌、抗病毒及抗炎作用。若想除臭（如鞋櫃臭味、菸臭味等），可使用「臭氧機」。現在抽菸的人不少，很多房客在離開酒店房間後，房間內的窗廉或梳化絨布會殘留菸味難以散去，**只要關上門窗，開啟「臭氧機」約三十分鐘**（人不要留在室內），**就能輕易把菸臭味消除**。想去除蔬果上的殘留農藥，可把蔬果完全泡浸在清水中，放入臭氧機的膠管後蓋上蓋（臭氧濃度才夠高），開啓「臭氧機」約十五～三十分鐘，就能去除大部分的農藥。

衣物對身體的影響

在衣服及鞋襪的選料上，大家必須特別注意，最好選擇天然物料製造的成品，如棉、麻、絲等，避免穿著人造纖維、膠質或金屬物料，因爲多項醫學研究指出這類衣料所含的化學物質帶有正離子，會吸引細菌及病毒依附，當人體免疫力低下時，容易侵入人體進行攻擊產生疾病。

女性在選擇貼身衣物（如胸罩、內衣、內褲、絲襪等）時，要注意選用天然物料，還有**胸罩不宜帶有金屬線，也不宜太緊，因為會阻隔上身與下身的能量交換**，還會妨礙營養及氧氣輸送至胸部，更會妨礙胸部代謝物或毒素的排出，容易造成乳房循環不良、乳腺增生、呼吸不暢、胸悶、腋下淋巴結腫大等，若再加上起居及飲食不當、經常使用腋下止汗劑，則可能會大幅增加罹患乳房腫瘤或癌症的機會。

胸罩常採用人造纖維物料製造，幼小的纖維可從皮膚毛孔進入乳房組織，造成阻塞及引起胸部健康問題，所以建議婦女選擇全棉物料及無金屬線的胸罩，同時要避免長時間佩戴。至於**緊箍著頭部的髮箍也不應使用**，束腰及矯正內衣最好也不要穿著，平日的衣著及腰帶等不要過緊，避免血液循環不良。

新衣物最好先清洗過才再開始穿著，可避免染料或殘留化學物黏附在衣物上，從皮膚毛孔進入身體及血液危害健康；至於新鞋最好放入塑膠袋內，將臭氧機的塑膠管放入進行消毒，避免傳染病，因大家無法肯定曾試穿這雙新鞋的人有沒有灰指甲、疣或香港腳，爲了安全起見，還是小心謹慎爲宜。

衛生棉、保險套的危機

有些婦女在接受婦科抹片檢驗時，被診斷爲CIN-I、CIN-II或CIN-III，即「子宮頸癌前期病變」輕度、中度或嚴重，指的是子宮頸細胞的發炎及糜爛程度，而絕對不是已患上子宮頸癌，因此不用過於緊張。根據醫學研究指出，由正常細胞發展至「第一期子宮頸癌」爲十年。子宮頸發炎及糜爛是很普遍的現象，很多婦女都有此症狀發生，人體本來就有自癒力，因此若有此現象發生的婦女，只要注意自已的起居及飲食習慣，還有注意房事前後衛生，避免濫交及房事過度，避免服用避孕藥，配合醫師進行積極治療，包括中藥調理或食療，治療一段時間就可恢復正常（注意：此症狀的患者一定要戒海鮮、肉、蛋、奶、糖、糯米、芋頭、竹筍、芥花油、汽水、煎炸、辛辣食物、菸及酒）。

長期使用人造纖維的衛生棉或護墊，可能會增加罹患子宮頸癌的機會，因爲這些產品的物料一般都經過漂白，而衛生棉又緊貼陰部，**這些化學毒物會循著陰道向上傳至子宮頸，造成子宮頸細胞病變，建議婦女穿著全棉質的內褲，使用有機及全棉的衛生棉或護墊，在不必要情況下，不要使用護墊**，並經常保持陰部乾爽及清潔。另外，塑膠製造的保險套如非必要應避免使用，因經常吸收這些塑膠化學物質，對不見天日的陰道及子宮頸是無益的，何必爲了一時的歡愉而可能要承受苦果，怎麼算也實在划不來。

「電磁波」是隱形的殺手

高科技生活給大家帶來方便與享受，例如按一下搖控器就有涼風送爽，一上網就可與國外親友進行視訊對話，然而在舒適便利的生活背後，大家到底要付出多少健康代價呢？讓我們來探討一下文明生活所帶來的危機。

手機是否會影響健康這個話題一直存著爭議，有專家說常用手機容易引起癌症，也有人說常用手機能提高免疫力（白血球數量增多），到底誰對誰錯？眞正的答案著實令人摸不透，但手機是否對身體有影響，大家不妨來做個簡單的手機電磁波影響力測試，然後仔細再思考一下手機與健康的關係。

一項研究報告指出，經常使用手機會造成白血球數量增加，說明了電磁波會影響人體的免疫系統。要注意的是，當身體有炎症或生病時，白血球數量同樣會增加，即是說**手機電磁波可能會令身體產生錯誤訊息，以為有炎症或疾病出現**，此時白血球會增加數量來消炎或抗

手機電磁波影響力測試

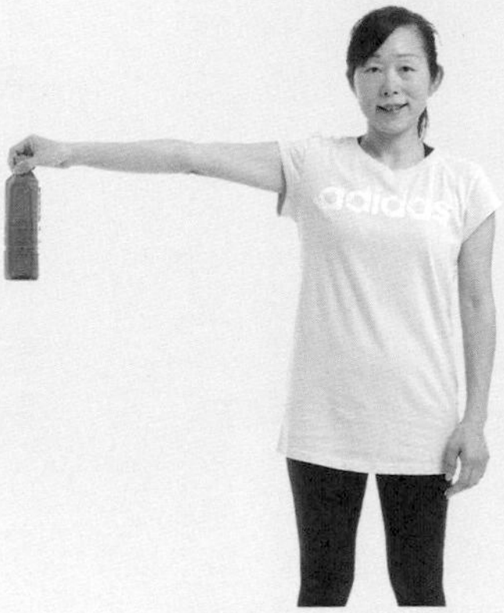

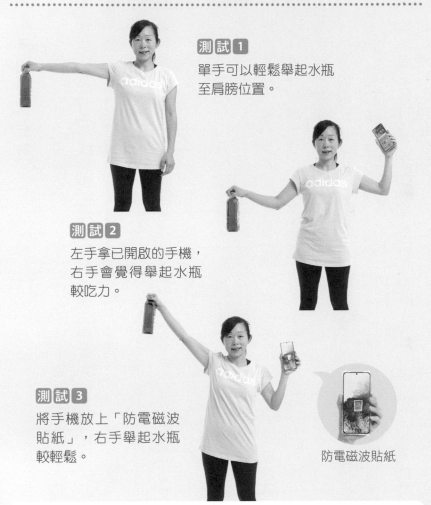

測試1

單手可以輕鬆舉起水瓶至肩膀位置。

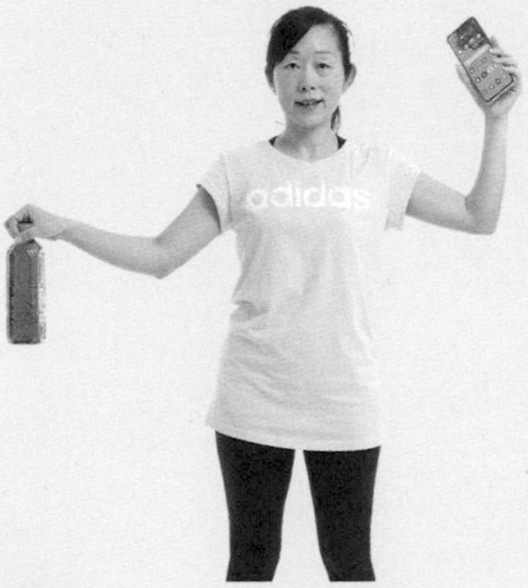

測試2

左手拿已開啟的手機，右手會覺得舉起水瓶較吃力。

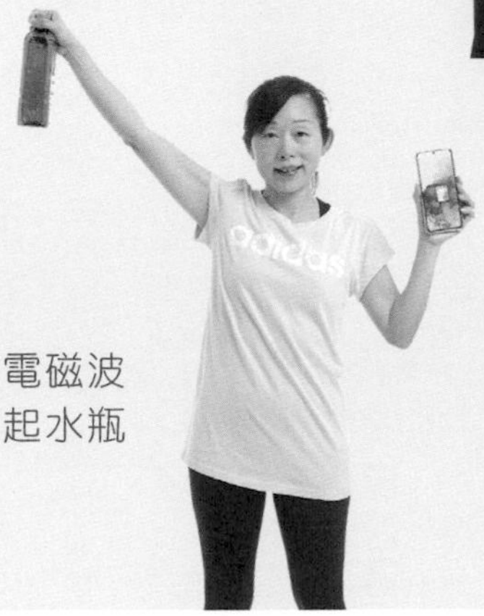

測試3

將手機放上「防電磁波貼紙」，右手舉起水瓶較輕鬆。

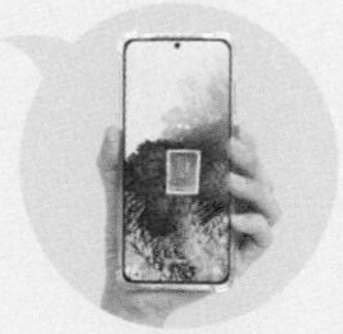

防電磁波貼紙

實驗結果分析：

你是否發現手機的電磁波會影響水瓶不能輕鬆被提起至肩膀位置？而只要放上防電磁波的貼紙，手又能被舉高了呢？其實很多科學家已做過各種電磁波實驗，證明手機所發出的電磁波可能會干擾人體的免疫系統，造成免疫系統紊亂及低下，而這個神奇的電磁波實驗，雖然不能證明手機對健康有危害，卻能證明手機會對人體造成影響。

※提醒：選擇防電磁波貼紙最好有專利證號及檢驗標示較佳。

病，然而白血球不能經常無緣無故的增多，白血球過多症不就是血癌了嗎？在現實的生活經驗中，很多接受過放射性治療的鼻咽癌患者，不約而同訴說使用手機後會出現頭痛。

透視手機的潛在危機

使用手機談話是否會引起癌症？這個答案的確很難定案，但不論如何，**請不要把手機當作潮流飾物掛在胸前、腰部或放在褲子口袋中，並嚴禁放置在枕頭附近當成鬧鐘使用，切忌讓小孩子聽手機或用手機玩電子遊戲**，尤其是十二歲以下的小孩，因小孩對電磁波特別敏感，若經常給小孩聽手機或打電動遊戲機，長期暴露在電磁波的環境下，可能會發生血癌或淋巴癌（根據專業醫學報告指出，電磁波可能會使人免疫力下降，且會造成兒童罹患血癌的機率是一般人的十六倍）。經常在公共場所看到父母爲了讓小孩安靜下來，隨手把手機交給小孩去玩手機內置的遊戲，這種省事的教育方法嚴重影響小孩的身心健康，因此，建議爲人父母者不應忽視電磁波對小孩身體的影響，應該好好爲小孩的健康把關！

手機充電器千萬不要長期插著電源，不管是否正在充電，同樣會釋出大量電磁波，比手機更嚴重，最好遠離現場；因此電池充電完畢後應立即拔掉插頭，爲方便起見，可選用有獨立開關制的萬能插頭或多頭插座。除了手機，所有電器產品都會發出電磁波，有報告指出**大部分的現代化家庭，其室內電磁波含量**（俗稱輻射）**比核電廠的安全標準高出二倍以上**，這跟我們長期把電器產品接上電源有關聯，讓很多的電器隨時都處在於備用狀態，因此電器會不停釋放有損健康的電磁波。

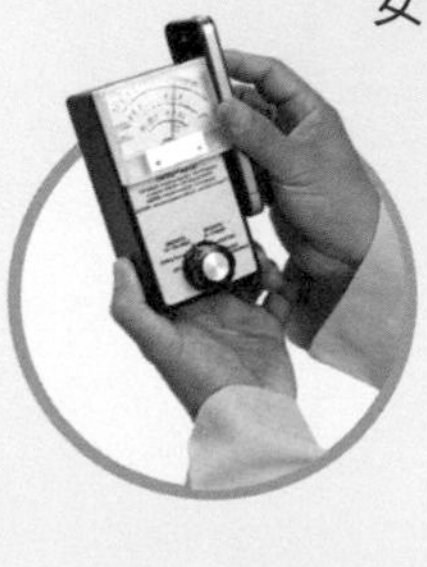

使用乾電池的手提電腦、電子遊戲機、兒童電動玩具，同樣也會釋出

強烈的電磁波，所以應該避免使用。手錶的電磁波較弱，但由於貼近脈搏位置，因此不建議長時間佩戴。**為了減低電磁波對身體的影響，不用的電器請先關掉電源再拔掉插頭，而使用電器產品時，應遠離身體最少一百八十公分。**

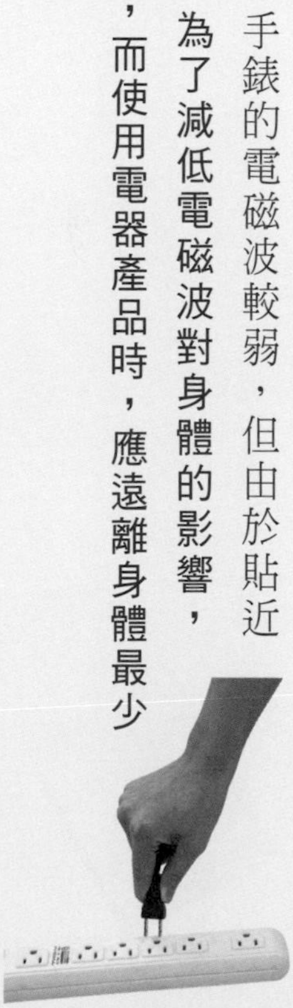

家居電器的陷阱

我們現在的生活與電腦息息相關，沒有電腦好像什麼事情都做不成，但這個「必須品」卻不知不覺的影響著人體的健康。長期坐著打電腦令人缺乏運動，不良坐姿令肌肉僵硬、骨

電磁波–可能會導致各種疾病

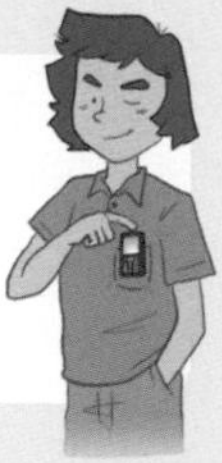

1 把手機當飾物掛在胸口的人，可能會出現心律不整、胸悶、胃痛、消化不良、甚至乳癌或肺癌等。

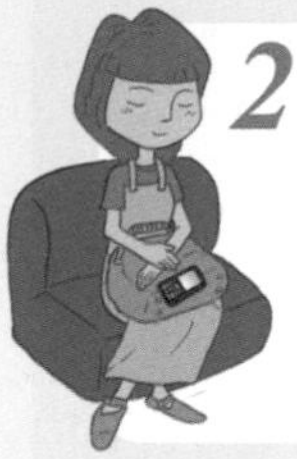

2 手機放在提袋內的婦女，因坐下時習慣把提袋放在腹部，可能會出現經期紊亂、經痛、甚至子宮或卵巢腫瘤等問題。

3 兒童抵抗電磁波的能力很低，病變位置多發生於淋巴及血液方面，如淋巴癌或血癌。曾有一幼童，腿上長了罕見的腫瘤，原來他長年騎小型電動跑車。當然我們不能確切地認定腫瘤與電磁波有一定關聯，但不怕一萬，最怕萬一，小心駛得萬年船，父母應為小孩的健康好好把關！

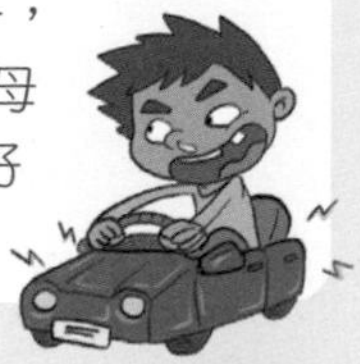

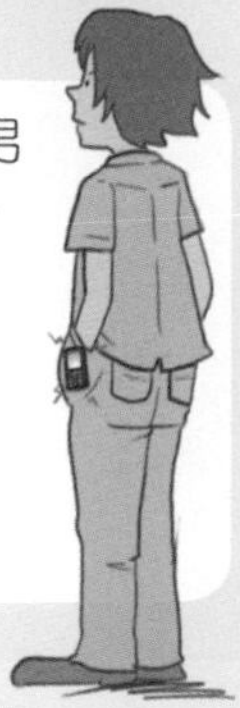

4 將手機放在褲袋中的男性，生女孩的機率較高，也有可能不育。

架變形、血流不暢，除此之外，電腦所發出的電磁波與手機不相上下，雖然液晶體螢幕比舊款厚屏螢幕所發出的電磁波量要少，但電腦主機的電磁波量仍是很高的。

有研究報告指出，連續使用電腦超過六小時壽命會縮短一天，難怪經常有青少年連日玩電腦遊戲猝死的新聞。**電磁波輻射對人體是一種負面的能量**，人們常常忽略這個不痛不癢也看不見的隱形殺手，因此在非必要時刻，建議還是少逛電腦商場、電器公司及手錶店等，因爲電磁波可能會無形損害人體的健康，從心浮氣躁、痠痛、失眠等症狀表現，甚至到最後有可能會造成嚴重的疾病。

我有一位病人，才九歲就已罹患了血癌，他從小就睡在電視旁邊長大。帶有馬達或壓縮機的家居電器會產生強烈電磁波（如冰箱、洗衣機、乾衣機、吸塵機、抽油煙機、除濕機、吹風機、電風扇、冷氣機等），其中冰箱的引擎是二十四小時開動的，是日以繼夜地釋放電磁波，對健康當然不利。

電磁波無處不在且穿牆過壁，縱使睡房沒有放置任何的電器，也不能掉以輕心，必須小心檢查牆壁的另一側有沒有長期開著的電器（如冰箱、電腦等），尤其是睡床的枕頭位置，還要檢查睡床下面有沒有電線繞過等問題。不說不知，**有很多人的頭痛成因就是因為長期頂著冰箱睡覺而來的，其實只要稍為改動一下家居布置，頭痛就有可能不藥而癒了**。

恐怖的微波爐、電磁爐

現在幾乎每一個家庭、每一間餐廳都設有微波爐，並爲了方便使用，長

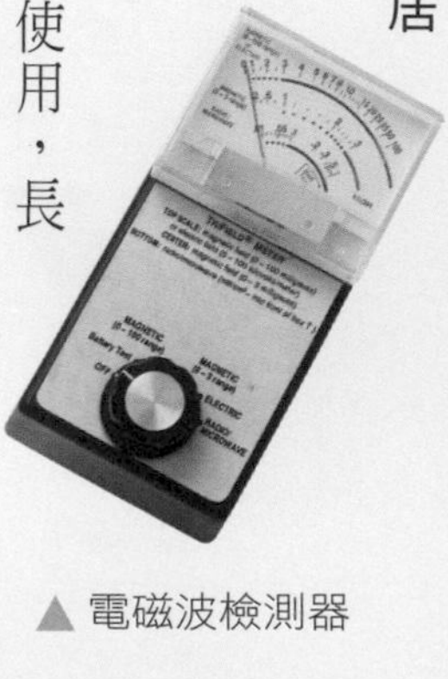

▲電磁波檢測器

期將插頭插在電源處，但是這樣的行爲眞的有危險，**因爲使用中的微波爐會釋出大量電磁波，而沒有使用中的微波爐同樣也會釋放出電磁波**，令人防不勝防。當食物經過微波爐加熱或處理時，不單食物的結構被改變，**食物還儲存了電磁波的能量**，長期食用這些食物對健康有害，甚至可能引起癌症。至於經常**近距離查看微波爐內食物情況的人，特別容易發生白內障或眼睛疾病；如果擺放微波爐的位置接近胸部，可能會出現胸肺部疾病或腫瘤**。現在流行的電磁爐，有專家說使用電磁爐等於打開微波爐的門，會產生高強度的電磁波。根據實驗得知，心臟裝有心律調整器的人，靠近使用中的電磁爐會出現異常狀態。

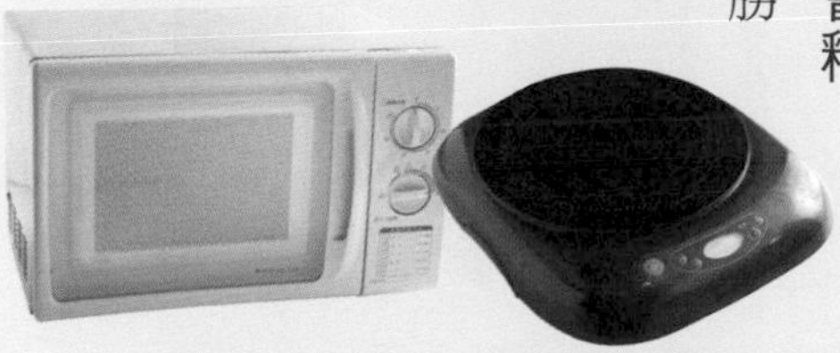

▲微波爐、電磁爐都會釋放電磁波。

少配戴金屬飾物

配戴合適的飾物可以增添氣質，讓人看上去更醒目出衆，不過最好還是避免佩戴，因爲項鍊、戒指、手鍊、耳環等金屬飾物會加強電磁波的吸收，同時會將電磁波反覆折射，製造更多的電磁波。不單如此，人體的新陳代謝由微電流所調節控制，包括心跳、呼吸、肌肉的伸縮等都是由微電流轉換而來，**佩戴金屬飾物會影響微電流的流動，同時會隔斷身體不**

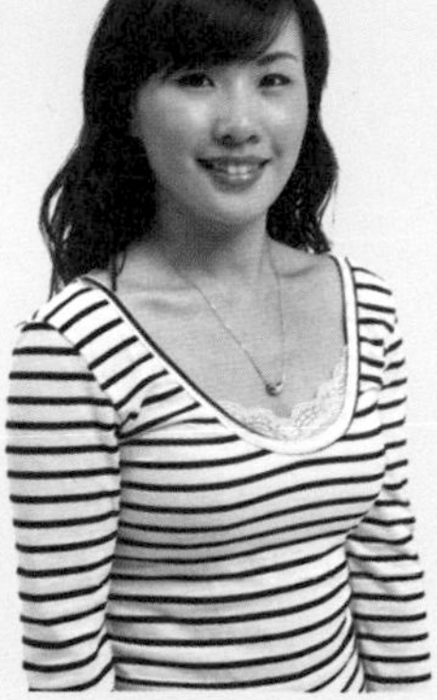

▲避免佩戴金屬飾物，會增加電磁波的吸收。

同部位的能量交換，例如項鍊會將頭部及身體的能量場隔斷。若你經常感到疲倦、頭脹、頭痛、睡眠差，不妨嘗試除下身上的金屬飾物。**佩戴眼鏡者，膠框比金屬框更能保護眼睛，發生白內障的機會亦較低。**

家居布置應避免放置金屬擺設（如金屬材質的桌椅、含有金屬成分的油漆或窗簾等），但銅器製品除外，因爲**銅器能將有害的電磁波化解**。以現代科學解釋，電磁波積聚的地方會使人感到不適或容易生病，不約而同的是風水師會教人擺放銅器飾物擋煞、消除災難以增強健康狀態。

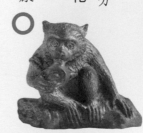

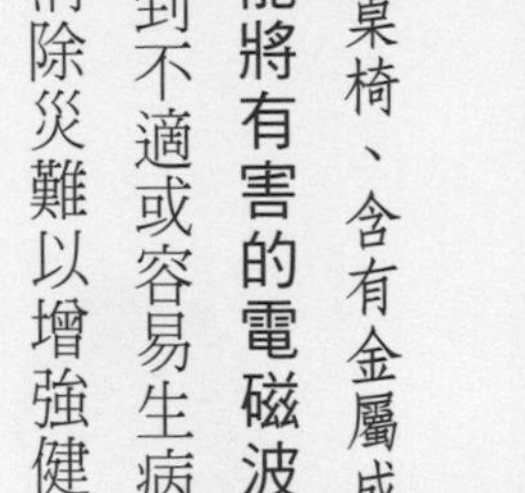
▲銅器能將有害的電磁波化解。

水晶不一定帶來好運

水晶的色澤及切割漂亮，有一種特殊的吸引力，加上風水師認爲水晶可以化解煞氣、調整氣場及增加運勢，所以很多家庭的家居佈置都喜歡使用水晶燈、擺放水晶飾物或水晶山，可是**水晶的每一個切割面都會將電磁波反覆折射**（與鏡子原理相同），大幅增加室內環境電磁波的數量，無形中對身體造成更大的傷害。

我曾有一位富貴病人，她經常服用營養品，穿的和用的都是對身體有好處的東西，但仍然自覺身體不適，經細問之下得知，她的家裡擺放了十二座紫晶山，後來經我提醒後把紫晶山全部移走，不適症狀迅速消除，所以說：「**疾病的成因很多，不一定是生理性的，也可以是由環境因素及無知所造成的。**」

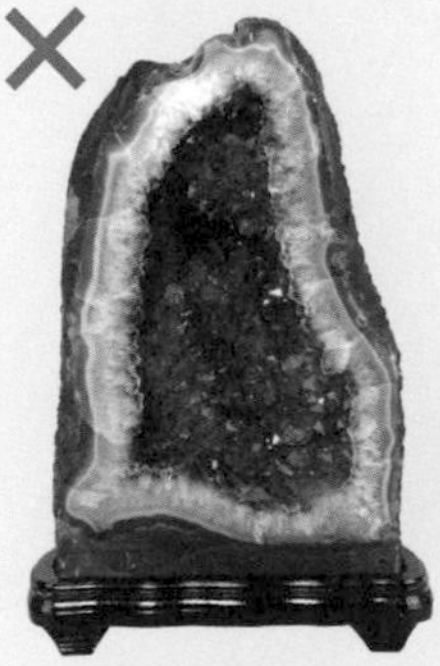
▲水晶會折射電磁波，增加環境內的電磁波數量。

PART 4

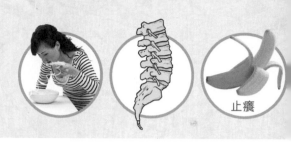

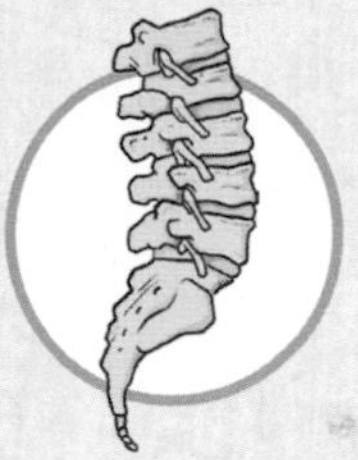

名中醫教您——症狀與疾病的調養法

- ☑ 感冒
- ☑ 頭暈、頭痛
- ☑ 咳嗽
- ☑ 失眠
- ☑ 鼻過敏・鼻竇炎・睡眠窒息
- ☑ 便祕
- ☑ 排尿障礙
- ☑ 尿道炎・陰道炎
- ☑ 皮膚濕疹
- ☑ 憂鬱症
- ☑ 糖尿病
- ☑ 中風
- ☑ 心臟病（心肌梗塞）
- ☑ 高血壓
- ☑ 癌症

感冒

春天是萬物生長萌芽的季節，在中國農耕社會裡，更是一年中最重要的季節；對文人雅士而言，春天是賦詞作詩、遊園賞花的佳節；可是對於體質虛弱的人來說，春天時身體特別難受。春天氣溫乍暖還寒，大霧兼濕氣重，住在山上或近海的家庭，牆壁及地板整天都在出水，衣服不容易晾乾。春天萬物生長蓬勃，細菌及病毒也在此時迅速繁殖傳播，加上環境污染，春天可以說是疫症橫行、百病叢生的季節。

正氣內存·邪不可干

春天會有特別多患者因感冒來求診，在這個氣候變化多端的季節，如何預防被人傳染成爲熱門的話題。怎樣才能預防感冒，我始終秉承一句老話：「正氣內存，邪不可干」，意思是只要身體保持健康平衡，自然會有足夠的抗病力，即使有病菌入侵身體，身體也不會受到干擾及傷害。

很多病人見我不戴口罩，問我：「你不怕被傳染嗎？」其實細菌及病毒無處不在，街上有、家裡也有，根本防不勝防，但也不見得人人都會得病，你看醫院裡充滿各式各樣的病毒及細菌，偉大的醫護人員還不是日復一日地工作，絲毫無損，他們百病不侵，是因爲身體保持有一定的正氣，**臟腑功能平衡及協調，入侵身體的邪氣或病菌根本起不了作用**，所以就不會出現不適的症狀。

如何增強身體的正氣？

造成體質虛弱及正氣不足，並不是一朝一夕的事，主要原因爲起居及飲食不當，如果不想變成藥罐子，整天病懨懨的提不起勁，就要下定決心改掉不良的起居及飲食習慣，尤其是熬夜、進食煎炸或辛辣食物，既傷肝又使人火氣大且睡不安寧，再加上休息欠佳，那麼免疫力自然低下，病菌一來就無招架之力了。

早睡早起．避免過勞

長期過度疲勞會使人過度地耗散自己的陽氣，逐漸使身體的肝膽出現問題，繼而影響其他臟腑功能。當人長期熬夜或夜睡，會對身體造成極大傷害，因睡眠品質不佳，就會折損壽命。從西醫的角度，**晚上十一點～凌晨一點是人體褪黑激素**（又稱壽命激素）

21:00–23:00	三焦經	九點應睡覺，讓身體調整新陳代謝及免疫系統。
23:00-01:00	膽經	應已熟睡，有利膽之排毒及修復，骨髓造血。
01:00–03:00	肝經	必須熟睡，有利肝之排毒及修復。
03:00–05:00	肺經	必須熟睡，有利肺之排毒及修復。
05:00–07:00	大腸經	大腸蠕動最旺盛的階段，醒來喝溫開水，排除宿便。
07:00–09:00	胃經	胃酸分泌最旺盛的階段，要吃早餐。
09:00–11:00	脾經	排毒及修復的時間，不可吃冷飲凍食，適宜飲水。
11:00–13:00	心經	忌劇烈運動，午餐後小睡半小時，有益心臟及健康。
13:00–15:00	小腸經	小腸吸收功能最強階段，所以午餐應在一點前完成。
15:00–17:00	膀胱經	排毒及修復的時間，適宜飲水及排尿。
17:00–19:00	腎經	排毒及修復的時間，適宜休息。
19:00–21:00	心包經	心腦神經最活躍的階段，適宜散步，使身心舒暢。

分泌最旺盛的時刻，而這種激素只有在人深睡時及完全黑漆的環境下才會釋放出來，因此人應該在晚上九時開始睡覺，在十一點就能進入熟睡狀態，同時睡眠時忌開燈，小燈也應避免。研究指出，**當人處於安靜的狀態時，是免疫力最高的階段**，所以適當的睡眠、休息、靜坐養神、冥想等能增加身體的正氣，增強抗病力。

增加體內正氣的最好方法就是早起早睡。有人會以爲睡足八個小時就可以了，管他是什麼時候開始睡，這完全是錯誤的觀念，因爲人體與生俱來有一個生理時鐘，在不同的時段有不同的功能，因此日常的起居或飲食必須順著生理時鐘去進行，才能保持臟腑的平衡及健康。

保持充足均衡的營養

人體每天都需要很多營養素，如維生素、礦物質、酵素、優良油脂、蛋白質、碳水化合物等，因此**每天要進食不同種類的穀物、豆類、蔬菜、水果等食物，蔬果顏色要繽紛，最好包括種子、花、莖、根部**；可生吃的蔬菜就生吃（如小黃瓜、番茄、蘿蔓生菜、紅蘿蔔、苜蓿芽等），盡量攝取酵素，**同時每天要攝取充夠的優良油脂及海鹽，飲用六～八杯的優質水**。食物宜清淡，多菜少肉，避免損害健康的酸性食物（如麵包、糕餅、糖類、肉類、蛋類、奶類、甜食類、咖啡、奶茶、汽水等）。

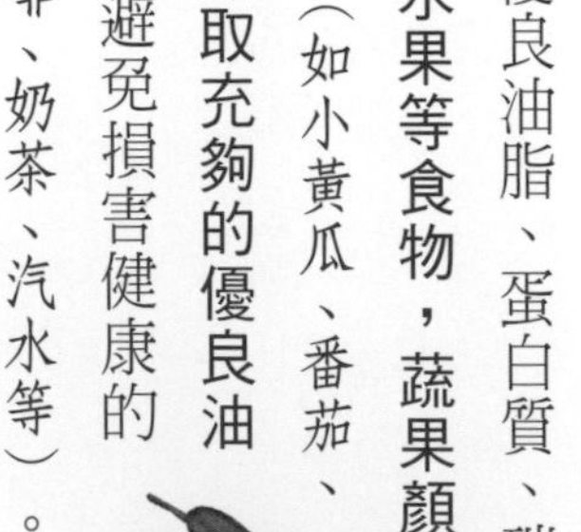

避免電磁波削弱免疫力

現代人濫用電器產品，經常沉迷於電子世界，忽略了電磁波對健康的危害，削弱正氣而不自知。很多研究已指出，電磁波會干擾人體的免疫功能，使人容易出現疲倦、焦慮不安、失眠、頭痛等症狀，甚至可能與癌症有關，因此大家必須避免使用電器產品，尤其是無線電話、手機、無線上網等，並避免在電腦及電器商場閒逛。烹調煮食時切忌使用微波爐或電磁爐。（詳見本書第126頁「電磁波是隱形殺手」。）

平日要多到郊外走走，呼吸新鮮空氣，吸收一下負離子及正能量，又可同時曬太陽及伸展一下身體。若能脫去鞋襪，**在沙灘的濕沙子上或郊外微濕的小草上赤腳步行，同時進行拍手功或甩手功**（詳見本書第84~91頁），**更加事半功倍**，此時身體徹底與大自然接觸，是正式的「頂天立地」。此時頭頂吸入太陽及宇宙能量，腳底同時排出穢氣或邪氣（又可理解為**正離子或負能量**），而雙手互相擊打及雙腳踏地則擊活人體十四經脈，增強人體陽氣，同時可適當震動脊椎及腦部，使人頭腦清晰，增加骨髓造血功能，提升整體氣機及臟腑功能。

穿著棉質或麻質衣物

現代流行穿著塑膠物料製成的衣物，這類材質較容易產生靜電，吸引細菌、病毒、塵埃等，影響人體微電流正常流動，且容易引起呼吸道疾病及皮膚病（如支氣管炎、感冒、氣喘、皮膚敏感），最好**改穿棉質、麻質或絲質等天然物料的衣物**。

戒菸忌酒、不吃煎炸辣的食物

抽菸及喝酒危害健康，是眾所周知的事，但對於煎、炸、辣的食物，很多人仍持有錯誤的觀念，以為

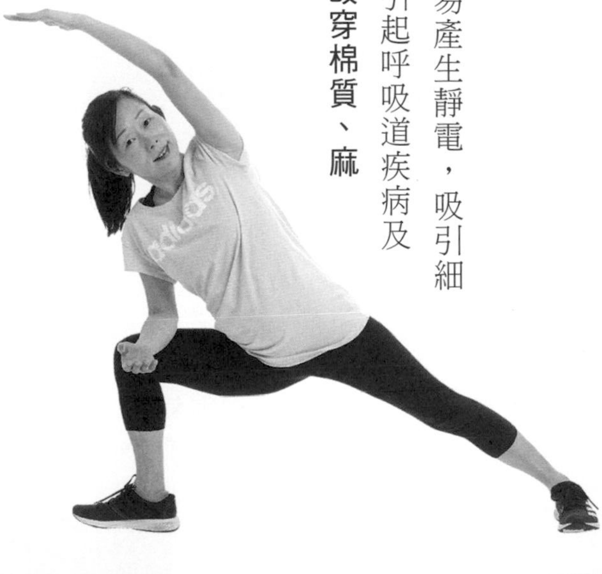

身體虛弱了就應該吃些熱氣或上火食物，將「熱氣」與「強壯」混為一談。**現代醫學已證實進食煎炸食物會使身體的自由基**（中醫稱之為熱毒）**大量增加**，若這些食物含有動物蛋白質或油脂就更加糟糕，對身體的傷害更大，進食此類油炸食物後，身體需要調動大量能量去消化及處理，損耗不必要的能量及正氣。

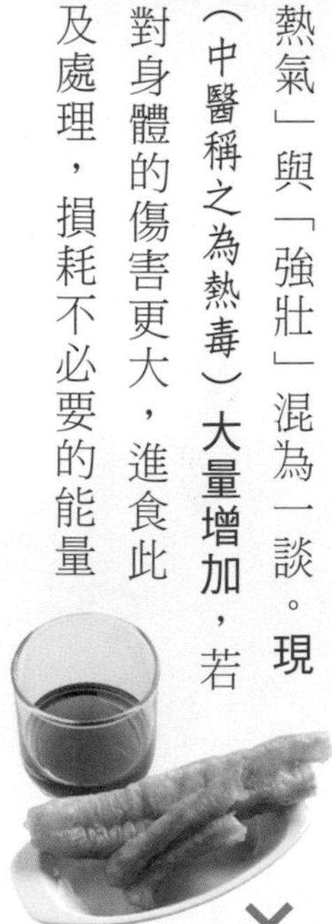

選對食物及水有效預防感冒

對於病毒引起的感冒，目前尚無特效藥可治，加上它有自癒的傾向，所以感冒的治療主要為對症治療，減輕症狀，縮短病程，應注重護理及對併發症的預防。生活方面應注意休息，多飲水，忌菸酒、保持鼻腔及口腔清潔等。

每天飲用優質水

每天補充足夠的水分能維護健康，但很多人因生活過於忙碌，連喝水的時間都騰不出來；還有部分的人每天不喝水，只喝有味道的飲品（如汽水、奶茶、咖啡、含糖茶飲、罐裝飲品等），可是這些飲料大都含有大量的化學糖精（一瓶二五〇西西飲料的含糖量可高達十三茶匙）及化學物質（如防腐劑、人工色素、增味劑、穩定劑等），損害健康之餘，更影響正常胃口，妨礙身體消化及吸收，**此類飲料進入身體後造成酸性體質，使骨骼內的鈣嚴重流失，同時影響其他礦物質的平衡，削弱抗病能力，消耗人體正氣。**每天補充六～八杯的優質水（詳見本書第72～73頁）能確保身體機能運作正常，提高人體正氣，才能有效預防感冒或其他疾病。

每天適量吃水果

大家都知道維生素C可以預防感冒，但很多人爲求便利快速，不吃水果，只服用營養補充劑（含有一種或多種維生素），這個觀念並不正確。**水果是富有生命能量的天然食物，為複合食物，營養豐富且分子團較細，容易被人體吸收，而合成的維生素補充劑由工廠大量製造，完全沒有生命能量**，只含指定化學成分，分子團又大，所以較難被人體吸收利用。水果除了維生素，還含有多種礦物質及植物生化素（如生物類黃酮、茄紅素、葉黃素及多酚等），可提供身體全面所需，所以每天最好要進食三種以上不同顏色及種類的水果，才能有效提升抗病能力。

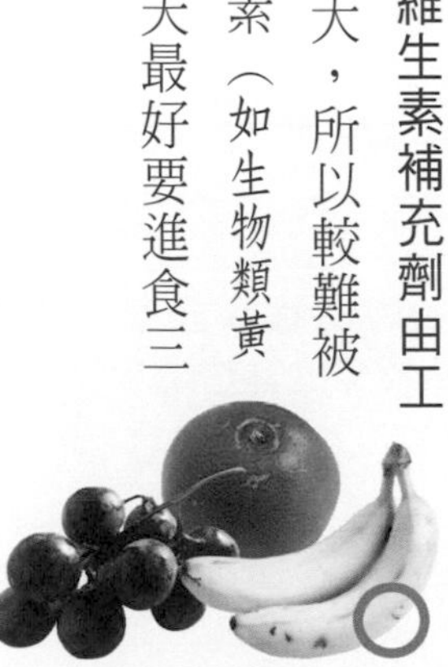

每天攝取適量酵素

酵素存在所有新鮮及未經加熱的蔬菜、水果、穀物及植物之中，現代醫學研究發現，所有生命（包括人類、動物及植物）都需要酵素作爲「必須催化劑」，幫助營養吸收，轉化爲身體所需的能量。人體既知的酵素約有一千多種，若完全缺乏酵素兩天，人體就會因無法正常運作而快將死亡，由於**酵素對生命極為重要，所以有人稱它為「救命酵素」**。

酵素是生命體的必須品，缺乏酵素，人體功能就會發生障礙，器官及生理系統就會受損。現代的飲食模式，進食過多的精製食品，若加上抽菸、飲酒、服用藥物或偏食，就會造成體內自由基過多，消耗過多的體內酵素，加上大部分

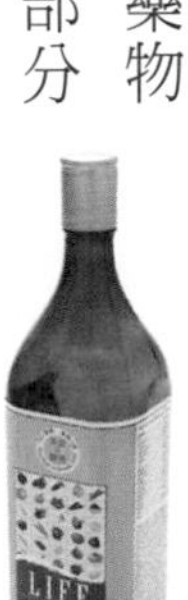

蔬果均以農藥栽種，而人們又喜歡熟食，使人無法從天然食物中攝取足夠的酵素，導致身體機能無法正常運作，造成各種不適症狀或疾病，爲了解決體內酵素不足的問題，近年市面上已出現了多種酵素產品供人們選擇，主要分爲新陳代謝酵素和消化酵素兩大類。

現在有些酵素產品所選用的材料含有溫熱性的植物或蔬果（如高麗蔘、荔枝、紅棗等），火氣大的人飲用後可能會出現火氣更大的現象，如暗瘡、喉嚨痛、煩躁不安、脾氣暴躁等，因此建議在購買前**先詳閱產品成分，這樣最安全**。

我親眼見過有人飲用某品牌的酵素液後，臉部及全身皮膚持續生瘡約一年，銷售員還誤導消費者說這是排毒現象，但排毒也不至於要排一年吧！檢查酵素成分時發現與食材的屬性有關，與排毒完全沒有關係。大家必須明白，酵素是非常溫和的產品，主要作用並不是在排毒方面，而是在促進新陳代謝或提高消化和吸收的功能。

輕鬆懂 酵素的好處

1 新陳代謝酵素
調整人體新陳代謝功能。

2 消化酵素
提升消化和吸收能力。

輕鬆懂 酵素選購五大原則

1 蔬果或穀物的種類愈多愈好，有機種植的為首選。

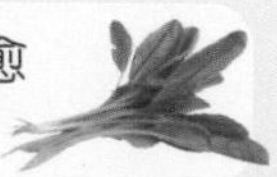

2 蔬果或穀物的品種要適合人體所需。

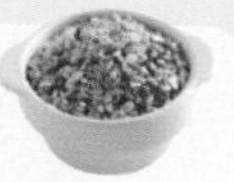

3 酵素的釀造期最少要超過五年。

4 釀造酵素時不添加任何化學成分或防腐劑。

5 液體狀的酵素最易被人體吸收利用。

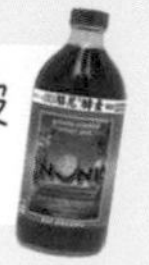

酵素能補充生命動力，增強體質及免疫力，酵素雖然味道帶少許甜味，但由於這些是複合及有助身體復原的好糖，因此糖尿病患者也可以飲用，更能有效調整血糖。**基本上酵素是人人適用的，尤其適合體弱多病、大病初癒者、孕婦、產婦、糖尿病或癌症病人等。**自閉症兒童在服用酵素一段時間後，會有明顯的好轉，但由於大部分自閉症患者對麥類和麩質過敏，因此在選購時，要仔細檢查成分表，確保釀造材料不要含有麥類和麩質。至於已在死亡邊緣的垂危病人或無法正常吞嚥進食的病人，**甚至已陷入昏迷的腎衰竭人士，可嘗試用酵素液混少許水，小心慢慢滴入病人口中，由舌下靜脈直接吸收。**

用溫鹽水清除鼻穢

感冒是上呼吸道感染，而大部分的感染源都是從鼻腔開始，所以清除鼻腔內的污穢可減低感染和反覆發炎。每天取一茶匙的「洗鼻鹽」，混合二〇〇西西溫水，身體往前彎曲頭部自然垂下，用單邊鼻孔吸入鹽水（此時鼻腔內的穢物會從另一邊鼻孔流

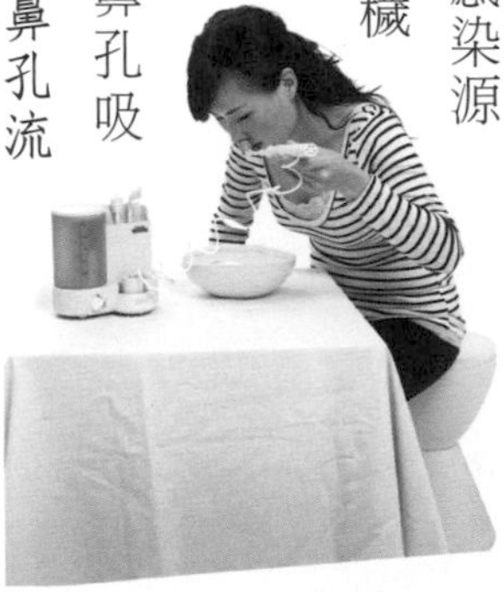

輕鬆懂 洗鼻鹽自行調配法

材料

細海鹽200克、
食用小蘇打粉100克。

作法

將兩種材料放入乾淨的容器中混合均勻，倒入密封罐中保存。

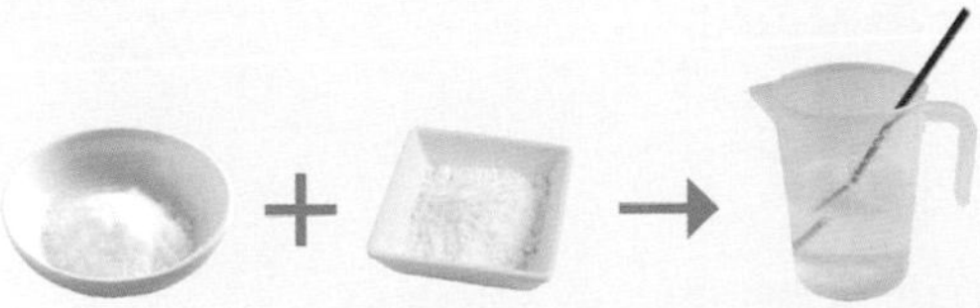

出），兩邊鼻孔交替進行，洗鼻後會感到鼻子特別乾淨清新。

洗鼻時必須注意吸呼要自然、洗鼻動作要緩慢而輕柔，洗鼻後不要大力擤鼻，避免將水擠進內耳而引起中耳炎。經常清洗鼻腔可有效預防感冒，改善鼻炎、鼻敏感等症狀，而喜歡便利的人可直接購買電動洗鼻機，輕巧易用，且市面上已有調配好的洗鼻鹽販售。

勤練拍手功、甩手功

這兩種功法簡單易學，且能暢通全身經絡，推動全身淋巴，強身防病，每天堅持鍛鍊，可獲得意想不到的健身效果。（詳見本書第84～91頁拍手功&甩手功。）

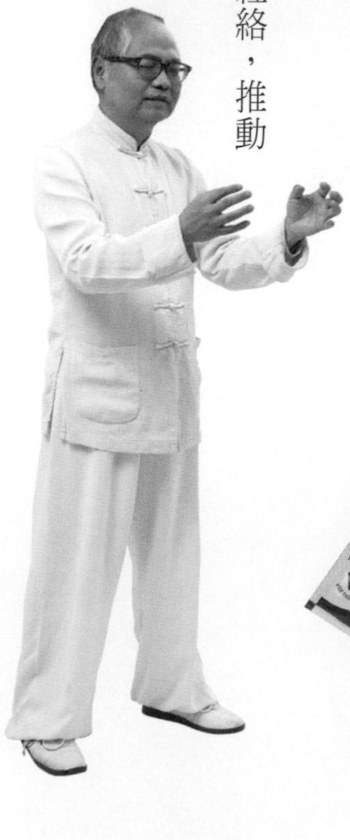

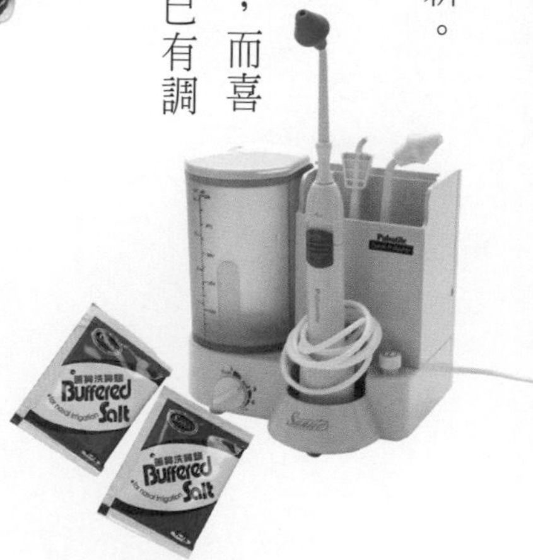

▲市售洗鼻鹽、洗鼻器。

消除「感冒」可以這樣做

在疾病出現之前，身體一般都會發出訊號，若能及早處理，自然可以大病化小，小病化無。感冒初期的一般症狀有鼻塞、流鼻水、打噴嚏、乾咳、喉嚨乾涸、疲倦等，嚴重時會兼有發燒、咳嗽、頭痛、食慾不振、怕風、怕冷、肩頸痛、全身骨痛等、感冒看似是等閒小病，事實上全球每日死於感冒的人士不計其數，因此一旦罹患感冒，應及時治療，不能任由病情發展。

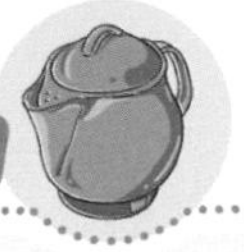

方劑　初發感冒

（1 人份量）

材料：

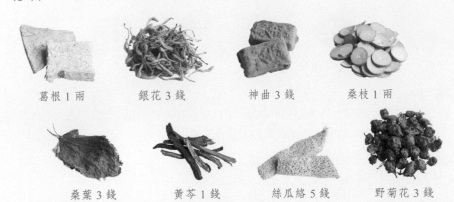

葛根 1 兩

銀花 3 錢

神曲 3 錢

桑枝 1 兩

桑葉 3 錢

黃芩 1 錢

絲瓜絡 5 錢

野菊花 3 錢

作法：

冷水約 1500CC（水量最少要蓋過藥材表面），放入湯鍋中，加入所有材料，用大火煮至沸騰後轉小火煮約 30 分鐘，煎剩至約 1 碗的水量。

◆服用方法：

空腹服用，效果更佳。

◆注意事項：

感冒中藥不宜煎煮太久。本湯方只適合初期感冒患者。

◆溫馨小叮嚀：

罹患感冒的人應避免再次受寒著涼，感染第二次的感冒（中醫稱之為「重感」，即重複發生感冒）。感冒時應避免洗澡或洗頭、吹風或涼冷氣，更切忌進行房事，以免傷寒入骨（中醫稱為「傷寒夾色」），使病情更加嚴重及難於治理。飲食宜清淡，吃熱粥最好，多喝水及酵素。最好能放下工作，給自己充分的休息及睡眠，就能提早康復。

容易患感冒的人士，普遍有肺熱上火、脾氣兩虛的現象，適宜經常飲用以下湯方做調理：

湯方　潤肺、健脾、安神

（3～4人份量）

材料：

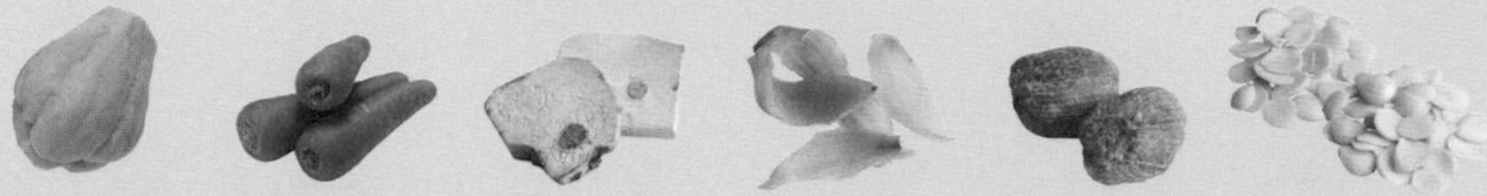

佛手瓜4個　紅蘿蔔半斤　茯神2兩　百合2兩　蜜棗2粒　南北杏各2錢

作法：

佛手瓜洗淨，切塊。冷水約3500CC，放入湯鍋中，煮至沸騰，加入所有的材料，再煮沸後，轉小火煮約2小時，煮至剩下約3～4碗的水量，加少許海鹽調味。

◆服用方法：餐前或餐後飲用均可。

◆注意事項：適合肺熱上火、心、脾兩虛人士。

◆溫馨小叮嚀：此湯水溫和、潤肺、健脾、安神，適合繁忙都市人經常飲用。

現代人飲食污染物多，因此肝肺容易積熱，降低免疫力，使感冒病毒有機可乘，建議易積熱人士，每星期飲用下列湯方一次（以下一種方劑及二種湯方可經常交替飲用），具有清肝熱及肺熱、增強免疫力的作用。

方劑　清肝熱、肺熱、調節免疫力

（1人份量）

材料：

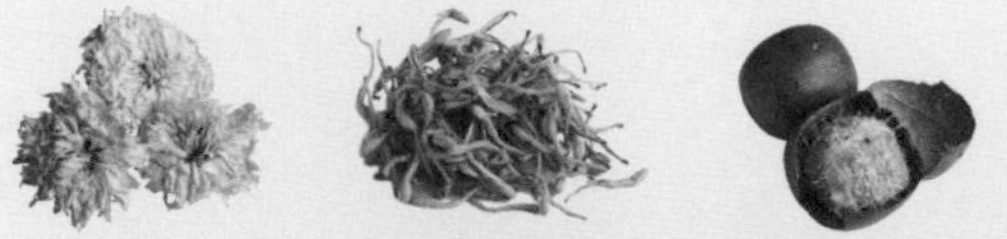

白菊花3錢　金銀花3錢　羅漢果1/4個

作法：

冷水約800CC，放入湯鍋中，加入所有的材料，大火煮至沸騰後，轉小火煮約30分鐘，煎剩至約1碗的水量。

◆服用方法：餐前或餐後飲用均可。

◆注意事項：適合有肝熱、肺熱人士，暗瘡患者尤其合適。

◆溫馨小叮嚀：若有感冒，必須先清除感冒，才能清除積熱。

湯方一　清肝熱、肺熱、調節免疫力（3～4人份量）

材料：

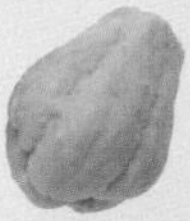
佛手瓜3個

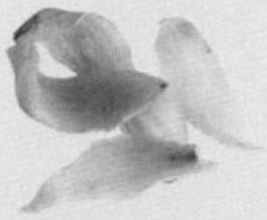
百合1兩

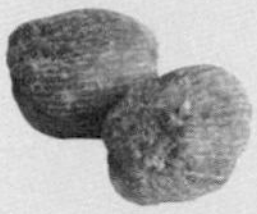
蜜棗2粒

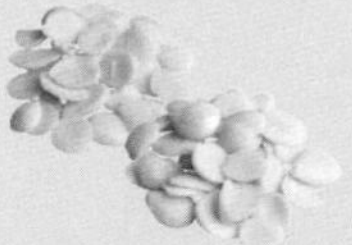
南北杏各2錢

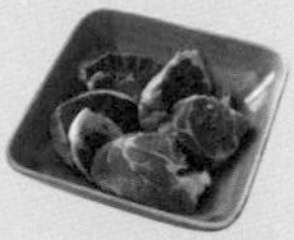
豬腿肉適量

作法：

佛手瓜洗淨，切塊。冷水約3500CC，放入湯鍋中，煮至沸騰，加入所有的材料，用大火煮至沸騰後，轉小火煮約2小時，煮剩至約3～4碗的水量。

◆服用方法：餐前或餐後飲用均可。
◆注意事項：適合有肝熱、肺熱人士，暗瘡患者尤其合適。
◆溫馨小叮嚀：若有感冒，須先清除感冒，才能清除積熱。

湯方二　清肝熱、肺熱、調節免疫力（3～4人份量）

材料：　　　　後下材料：

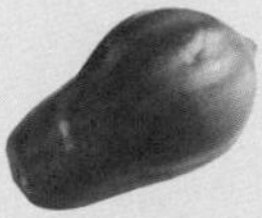
青木瓜1個

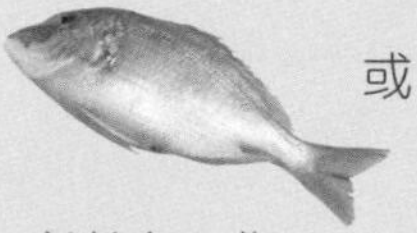
新鮮魚1條

或

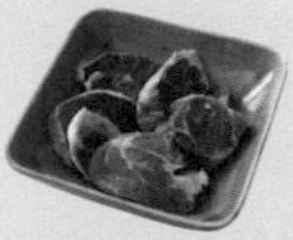
豬腿肉適量

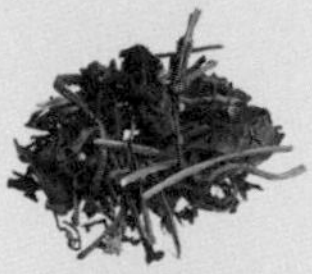
魚腥草1兩

作法：

青木瓜洗淨，去皮及籽，切塊。冷水約3500CC，放入湯鍋中，煮至沸騰，加入所有的材料（魚腥草除外），大火煮至沸騰後，轉小火煮約2小時，煮至剩下約3～4碗的水量，再加入魚腥草煮約5分鐘。

◆服用方法：餐前或餐後飲用均可。
◆注意事項：若有感冒，須先清除感冒，才能清除積熱。
◆溫馨小叮嚀：素食者可用粟米、栗子、香菇替代。

頭暈、頭痛

頭暈及頭痛個案分享

曾經有三位女士都是因爲頭暈來尋求醫治，她們的頭暈原因各有不同，卻同樣接受過多位中醫及西醫治療，皆說頭暈是由耳水不平衡引起，沒有辦法根治，令她們非常困擾。

真實個案分享1 進補過度所引起的頭暈

A女士年約五十歲，職業是位教師，因為游泳後引發中耳炎，耳朵流膿，兼有頭痛。看過耳鼻喉科醫生，服了數星期抗生素，中耳炎雖徹底痊癒，但出現頭暈後遺症。醫生說是耳水不平衡導致頭暈，吃抗生素無用，所以處方止暈藥給她，服藥時症狀減輕，藥效過後又開始頭暈，於是她轉向中醫求診。

某中醫師說是服用抗生素過度而導致身體虛弱，於是給她處方大補氣血的中藥，她也自覺已年居五十，需要進補，於是除了服用醫師開立的中藥外，還天天吃補湯強身，於是田七燉雞、花膠、乾螺肉、天麻、黨蔘、北蓍、紅棗等大補氣血的湯方輪流登場，持續吃了約兩個多月，頭暈不但沒有改善，反而愈來愈嚴重。

A女士說：「剛發病的初期只在走路時感覺頭暈，但現在連坐著也感覺暈眩，做事沒勁，已經一個月沒上班了。」A女士的臉面色暗紅，並不蒼白，容顏有點憔悴，脈搏是洪大有力，血壓正常，驗血報告無貧血跡象，因此我判斷她的頭暈是由於內熱過盛導致肝風內動所造成。

我告訴她：「暈眩是由於身體虛弱，但不代表可以大補氣血，妳的身體內熱過盛，要停止飲用補湯，先服三帖藥，驅除體內積熱再回來覆診。」老師三天後回來複診，告知已回校上班了。A女士不明白為何進補一個多月，身體卻變差了，反而服用了幾天的清熱降火藥就能好轉。其實A女士的身體就像個熱盛的火爐，過多的補藥儼如過多的碳，反令火窒息，造成身體機能無法正常運作，所以才會感到虛弱及暈眩，此時只需要清除多餘的碳（補藥及積熱），身體機能就能回復正常運作。

有很多人一聽到別人說自己身體虛弱，馬上就想到進補，而坊間的補品及保健產品琳瑯滿目，加上廣告的宣傳吹噓，患者在欠缺醫理下容易錯買錯服，反而會出現愈補愈糟糕的情況。更有人錯誤地以為愈貴的藥材或補品，補身功效愈強，豈料事與願違，身體愈補愈差。

補品的定義是「補身體所欠缺的物質」，當人大火氣時，海帶綠豆湯就是補品；當人大腸熱盛便祕時，火龍果、西瓜及香蕉等就是補品；都市人生活壓力大，經常熬夜，大多虛弱兼有內熱，是典型的「陰虛火旺」體質，此時「清補涼」就是最佳的補品了。

真實個案分享2 脊椎移位引起的頭暈

B女士年約五十歲，頭暈病史超過十年，因此辭掉工作在家休養。她說近十年來經常感到腰痛、頭暈，整天疲累不堪，晚上無法入睡，要服用鎮靜劑及安眠藥過活，服用安眠藥後也只能淺睡，整晚都在做夢，導致日間疲倦不堪。由於體弱，十年前已開始進補，經常服用腰痛名藥（杜仲、鹿尾羓）及大補氣血的鹿茸、高麗蔘、北蓍等，可是體質仍不見好轉，睡眠品質還變得更差了。

我觀察B女士的臉色青白而灰暗，顯然是氣血不足，可是卻查不出有貧血現象，這種情況表示血液流暢不順，身體含氧量不足，所以臉色青白。我再檢查她的骨骼，發覺她的盆骨側歪，左右肩膀高低不一，顯示部分脊椎有移位，而頸椎及腰椎的移位較嚴重。

我向B女士說：「單靠服藥不能根治妳的頭暈，因為脊椎移位才是真正的原因。」B女士問：「由於腰痛及頭痛，我已看過骨科醫生，也做過檢查，照過X光片及電腦掃描，報告說骨骼沒問題，但你卻說我的脊椎移位，為何查不出來？」經常有病人問我同樣的問題，事實並非科學檢測不準確，而是「正常標準」各有不同，骨的輕微錯位是常見現象，但一般標準檢測認為只要錯位沒有嚴重至壓迫神經就可接受，並視之為正常。

骨骼與肌肉是互相依附的，骨節錯位造成一邊肌肉較緊張，另一邊肌肉較鬆弛，前者的血液循環會較差，日子久了肌肉就會僵硬，進一步影響血液及淋巴的流動，中醫稱為「經絡受阻」。B女士接受我的建議，服用中藥調理，同時配合脊椎矯正，診治約一個多月後，身體已完全康復了。

真實個案分享3 愛吃炒菜引起的頭暈

C女士年約四十歲，她有頭暈及頭痛已超過十年，已看過中醫、西醫、自然療法醫生及心理醫生，但病情反覆不定，服藥時病徵減退，不服藥就舊病復發。透過望診，C女士的臉色並不蒼白，也沒有貧血跡象、血壓檢查正常，臉上皮膚稍為乾燥及欠光澤，頭髮亦較乾枯，脈象是肝脈弦緊有力，表示患者「陰虛肝熱」，而致病原因是「肝熱生風」、「肝風內動」。

我推斷C女士還有熱毒，平日見口乾、口苦、心情煩躁、睡不安寧等症狀，C女士認同卻甚感疑惑：「我飲食已極之小心，吃得非常清淡，不吃煎炸及冰凍食物，更不吃垃圾食品，為何身體仍有這麼多的熱毒？熱毒從何而來？」

我問她：「愛吃辣嗎？」她說：「以前很喜歡，現在偶爾才吃一點。」我再問：「是否喜歡用熱油加薑或蒜頭爆香炒菜？」她回答說：「菜不是這樣炒，那要怎樣炒？」我再問：「是否常吃麵包或餅乾？」C女士睜大眼睛看著我說：「不吃麵包、餅乾，還有甚麼可以吃？」這樣的問題，幾乎每天都有病人向我提出，這就是現代人的錯誤飲食觀。由於C女士決心擺脱頑疾，於是按照我的教導，徹底改變飲食習慣，經過一個多月的中藥調理後，也逐漸痊癒了。

探究頭暈、頭痛的病徵

很多人因長期頭痛或頭暈而影響日常生活，甚至要倚賴止痛藥過活。頭痛及頭暈不是疾病，只是病徵，發生原因錯綜複雜，要根治並不簡單。頭痛或頭暈可以出現在很多疾病（如感冒、血壓異常、鼻炎、中耳炎等），查不出原因的頭痛或頭暈，常被標籤化（如偏頭痛、三叉神經痛、耳水不平衡、米尼爾氏暈眩、精神緊張、心理作用等）。由於成因不明，所以無藥可根治，患者只能長期用藥物控制病情。

根據我的臨床經驗，頭痛或頭暈大概有四個原因：(1)血流不暢；(2)腦脊液流動不暢；(3)神經受壓迫；(4)經絡受阻。前三個原因可從現代科學找到論據支持，但經絡受阻則因科學仍未對經絡學說充分理解，所以仍需仰賴中醫經絡理論。

經絡不通則痛

中醫認爲經絡可以決生死，因爲經絡連接著五臟六腑，當身體某個器官開始衰敗時，經絡就會顯現出來，所以可從經絡的表現判斷身體那裡有病及其虛實情況，一旦知道那個器官的氣血虛了或阻塞了，身體就會指揮氣血往那兒去補去通，若知道那個器官的氣血是過多過盛了，身體就會減少氣血往那兒去送，減少器官的負荷。經絡肩負重任，因此中醫強調通經絡，經絡不通身體就會出現痛楚或不適，說明身體有病，因此經絡是「不可不通」的。

除了外傷的原因，中醫認爲頭痛是經絡不通的一個現象，並不簡單，同時將頭痛仔細分類：

輕鬆懂　各種可發生頭痛或頭暈的原因

1 感冒
2 貧血
3 中耳炎
4 肝風內動
5 氣血不足
6 腦部腫瘤
7 頭部血管阻塞
8 脊椎或頸椎錯位
9 失眠或睡眠不足
10 血壓過高或過低
11 膽固醇或血脂過高
12 眼病（如眼炎、青光眼）
13 顱臉骨錯位（如下頜骨）
14 鼻病（如鼻敏感、鼻竇炎、鼻咽癌）
15 頭部外傷（包括出生及孩提時創傷）

頭痛的原因

前額頭痛

屬於脾胃的病，始於心情不佳或過度思考，若加上濕氣，就會頭重如裹，頭部像包了濕毛巾一樣的重墜。

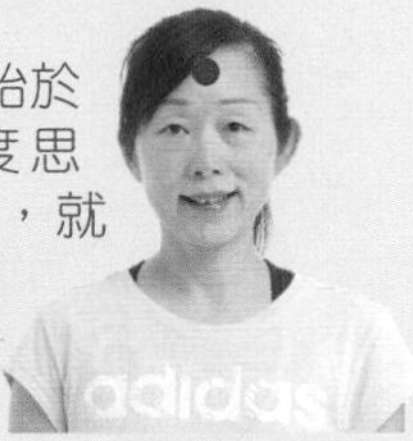

兩側頭痛

基本上屬於肝膽的問題。

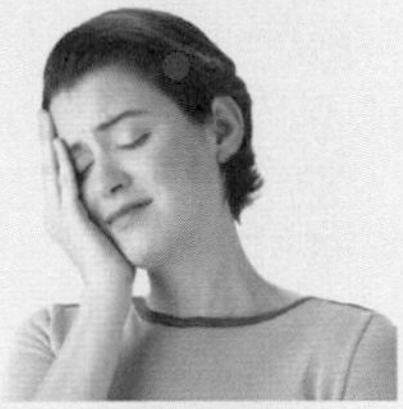

後腦勺頭痛

屬於膀胱經及陽氣不足的問題。

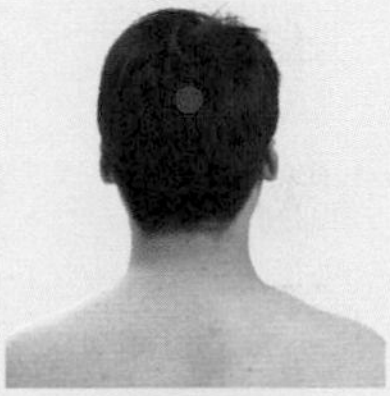

巔頂痛

與肝經有關。

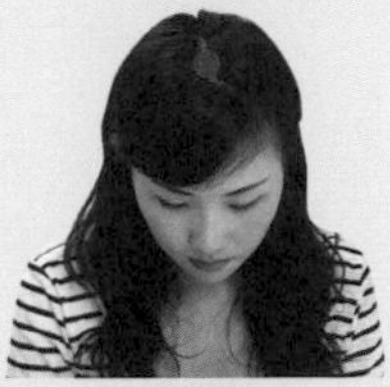

腦中空痛

肝血虛的表現，可能與年輕時縱慾過度有關，最難治。

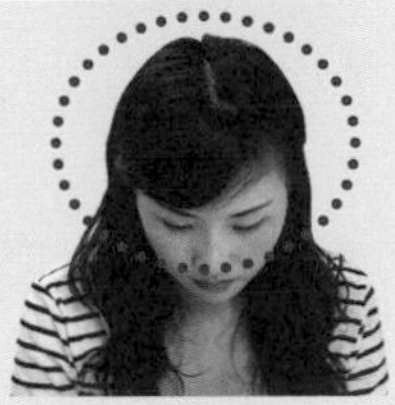

氣虛，血液運行不暢

很多頭暈或頭痛患者常自覺身體虛弱及氣血不足，但檢查卻沒有發現貧血，所以不明白頭暈或頭痛發生的真正原因。其實這不難理解，彪形大漢並不代表身體強壯及力氣大，同樣道理，有足夠的紅血球數量也不代表氣血充盈，還得視乎紅血球的質素（**如攜氧量、生命力、營養物質及毒素含量等**）。**血的運行是靠氣來推動**，欠缺運動、久坐、久睡、久病、大病初癒或老人容易氣虛，無力推動血液運行，導致經絡不通，造成各種痛症或疾病，中醫稱之為「氣滯血瘀」，只要適當調補氣血，就能解決頭暈或頭痛的問題。

諸風掉眩，皆屬於肝

《黃帝內經》說「諸風掉眩，皆屬於肝」，即各種頭暈目眩皆與肝有關，所以應從調理肝臟入手，然而現代醫學很難理解頭部疾患何以能與腹部的解毒器官肝臟扯上關係。中醫著重整體觀念，認爲頭部問題並不單獨與頭部有關，而是與身體各個器官互相牽連，中醫更以「生剋制化」來解說各器官之間互相制衡的關係。

肝屬木，木生火，火爲心，若木不足或過旺，會影響火的強弱，所以肝臟好壞，會直接影響心臟的血液循環及機能狀態。從生理學進一步理解，肝臟是一個消化器官，下腹腔腸臟的血液，需經肝臟過濾處理，再經過肝臟門靜脈回流入心臟，若肝臟出現問題，引致血流不暢，一定會影響血液回流入心，下腔靜脈的壓力自會增高，下腔壓力增加，會反射於頭上的壓力增加。從這角度上理解，我們會驚嘆古代醫家對人體的洞悉，所以中醫在處理頭痛或頭暈的患者，著重疏肝解鬱，同時患者要配合戒菸酒、煎炸辛辣食物，減輕肝臟負擔及鬱熱的情況。

引起頭暈的食物陷阱

很多人以爲戒掉煎炸及垃圾食物，身體便沒有任何熱毒了。請問衣服被污漬弄髒了，是否以後不添加污漬，衣服上的污漬就會消失呢？若要完全去除污漬，就得用一種或多種的方法徹底將污漬清除。同樣的原理，原本已吃進身體的毒素不會無緣無故消失，而是需要正確地處理才能消除或排出體外的，要雙管齊下才能收成效。

大家生活在污染環境之中，每天吸入體內的有毒物質多不勝數，若不注意生活細節，很容易就會生病。例如傳統方法將油加熱至冒煙才炒菜，以西方的飲食方法（如多肉少菜、喝牛奶、吃麵包、糕餅、起司、奶油等）代替中式的主食（粥、粉、麵、飯），也是造成健康問題的原因。

很多人認爲蒜頭和薑是屬於健康食物，很多報導更證實蒜頭可降膽固醇、降血脂、殺菌、防感冒；薑可祛風行血、幫助消化、刺激食慾。可是食物同時具有溫熱寒涼的偏性，這些食物是否適合食用，需視乎個人體質及病情。

蒜頭及薑均屬溫熱性食物，若身體已有積熱，便暫時不適宜食用。必須注意，蒜頭及薑的食療功能，在生吃時食療效果最高。很多人喜歡將食用油加熱到冒煙，高溫炒香蒜頭及薑，這樣的作法會把食材有益成分破壞掉，還會產生很多有毒的物質；再說，大部分的食用油都不耐高溫，**高溫會讓油變成反式脂肪，堵塞血管及增加自由基，一些生活的瑣事若不加以注意，隨時都會令人掉入致病的危機**。

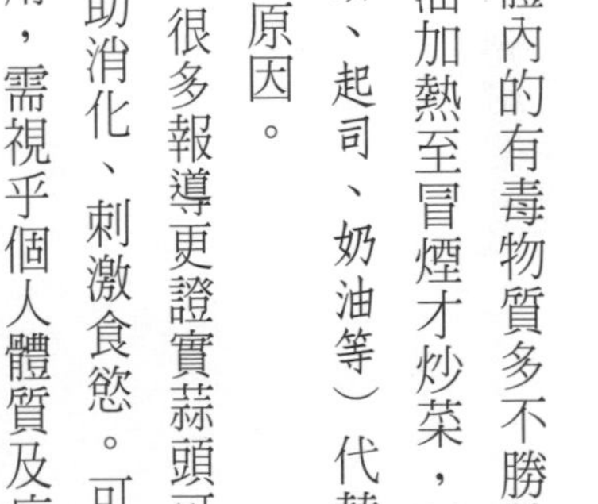

加工食品的健康危機

很多人把麵包、餅乾、蛋糕作爲主要食糧，這是現代人容易火氣大、生病或生腫瘤的其中一個原因。很多家庭主婦，白天丈夫上班、子女上學，獨自一人在家，就隨便吃，最方便的就是麵包及糕餅了，香酥的牛角麵包、美味的起司蛋糕、奶油脆餅，都是現代人的至愛。

糕餅或麵包裡的動植物蛋白及化學添加劑，經高溫烘烤後，產生多種有毒物質。有些食品製造商爲了增加食品的吸引力，加進大量的食物添加劑、人工色素、化學香料等；爲了增長保鮮期，就添加防腐劑；爲了減輕成本，**以植物奶油代替奶油，以化學蛋粉代替雞蛋；為了增加水果的鮮艷度，在水果上噴上化學保鮮劑；為了增加鬆軟度及口感，在麵粉內加入膨脹劑或溴化物。**只要您檢查一下食物成分表，就會驚覺麵包糕餅含有很多化學物質，身體長期「吸毒」怎能不得病呢？

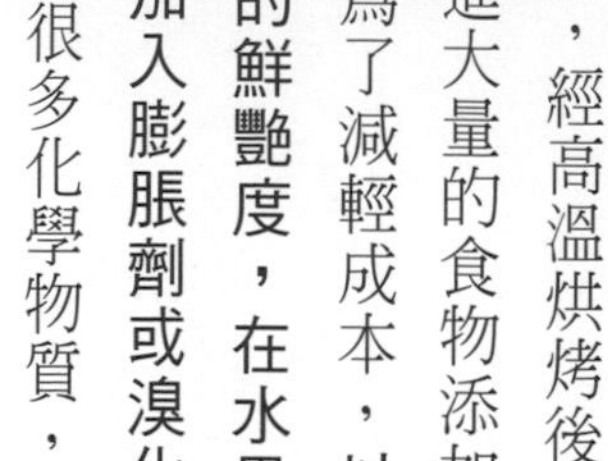

綜合治療解決頑疾

引起頭痛或頭暈的原因很多，可以由單一原因或多種原因引起，所以在診斷及治療上必須辨清病因，才能去除病根。

頭痛或頭暈其中一個原因爲肝風內動（由肝熱鬱結而成，有熱症表現，如脾氣暴躁、睡不安穩），另一個原因爲氣血不足（由正氣不足而成，有虛症表現，如倦怠、氣短聲小），這兩種原因可獨立存在，也可同時發生，就如氣虛血弱的女子，同時因肝有積熱而脾氣暴躁及睡不安寧，中醫稱此情況爲「虛實夾雜」，需巧妙地運用中藥，在補虛的同時清瀉肝熱。

頭痛或頭暈成因複雜，最宜選擇綜合治療，奉勸患者別胡亂抓藥服用，以免病情變得更複雜難治，建議請教有經驗的中醫師，服用中藥並調整飲食內容，也可能需要配合整脊、推拿、針灸、艾灸等治療。只要診斷正確，找出病根，配合適當治療，無論纏綿多久的頑疾亦有機會根治。

咳嗽

咳嗽是非常普遍的病徵，在乍暖還寒的天氣，咳嗽之聲隨處響起，尤其是在季節交替的流感高峰期，人人聞咳色變，因爲大多數人認爲咳嗽與感冒有關，怕被傳染，但臨床上引起咳嗽的原因很多，感冒只是其中一個，因此根治咳嗽必須對症下藥，否則只能暫時得以控制，甚至毫無效果，最終變成久咳，長年不癒。

咳嗽是身體自我保護的一種機制，當氣管有異物阻礙時，呼吸就會不暢順，此時大腦會命令氣管劇烈收縮，引起咳嗽把異物吐出，使呼吸恢復通暢，生命在乎於一呼一吸之間，所以咳嗽的眞正意義是救命。

止咳藥治標不治本

根據以上人體的生理反應，藥廠設計了止咳藥，將大腦麻醉，隔斷大腦與氣管的訊號，使身體喪失咳嗽的自然反應，可是這種止咳方法只是暫時性的，只要氣管仍有阻

輕鬆懂 引起咳嗽的原因

項目	原因	內容
1	上呼吸道感染	病毒性感染、細菌性感染
2	呼吸道不明原因發炎	長期睡眠不足、喜歡吃酥炸辛辣食物
3	敏感性咳嗽	先天體弱、長期過勞，營養不良
4	混合性咳嗽	1＋2、1＋3、2＋3、1＋2＋3種類的原因
5	其他原因	肺癌、肺癆、肺氣腫、支氣管擴張

塞或當藥力消失時，咳嗽又再出現，所以無法根治，由於病情沒有得到正確的處理，演變成慢性及頑固性的咳嗽，延長了治療時間，增加了患者不必要的痛苦。咳嗽是常見的病徵之一，但治療並不容易，只要判斷稍有差異，便難以根治。

咳嗽成因的五大類

上呼吸道受感染（俗稱感冒）

上呼吸道受感染，可分爲「病毒性」及「細菌性」感染兩種，病變位置在鼻黏膜、上部氣管黏膜等，會出現鼻塞、流鼻水、喉嚨痛或喉嚨癢。由於上呼吸道黏膜發炎時會產生很多分泌物，妨礙呼吸，所以大腦要引起咳嗽去清理阻塞氣管的異物，此類咳嗽病程一般較短，數天或十數天內即可痊癒。

呼吸道不明原因的炎症（中醫稱為：肺熱）

很多人的上呼吸道長期發炎，常有鼻炎、鼻塞、咳嗽、黃痰、喉嚨發炎等，但檢查又沒有任何細菌，中醫稱之爲「肺有實熱」，乃因長期睡眠不足、喜吃酥炸或辛辣食物，若加上吸菸或飲酒，肺熱更加嚴重，患者若不改變起居及飲食習慣，病情會反覆出現。

上呼吸道受感染—分為病毒性及細菌性

病毒性感染

必須依賴自體免疫力清除病毒，建議患者多休息、多喝水、飲食宜清淡，約數天至一星期可自行痊癒。

細菌性感染

病情較急且猛烈，患者多見喉嚨劇痛、發高燒、有黃或綠色痰、咳嗽較嚴重，以抗生素治療可加速康復（應適時予以治療，避免發展成肺炎）。

敏感性咳嗽（中醫稱為：氣虛腎虛）

此類型的咳嗽，病徵不會太嚴重，咳得不太猛烈，只會偶爾咳幾聲，說話及快步走、上樓梯或用力時便會咳嗽，但咳得不太辛苦，但病情較纏綿，甚至困擾終生。此類患者多見先天體弱或是長期過勞，飲食不加注意造成營養缺乏，體質日漸衰退，又或是色慾過度，導致腎虛及氣虛，必須服用中藥加強固腎及補氣，再搭配食療輔助，當體質改善後才能痊癒。

混合性咳嗽

臨床最常見的咳嗽是混合性的，不同的症狀需用不同的處理方法，單是感冒咳嗽就可分爲「實熱型」及「虛弱型」，而虛弱型的感冒咳嗽可兼有肺熱，很多人誤解以爲虛弱與實熱是相對的，不會並存，即虛弱的人不會有熱，這是完全錯誤的。請大家別把「熱」和「強壯」混淆，體質過熱並不等於強壯，若虛弱的人經常睡眠不足，又喜吃煎炸或辛辣食物就會積熱，造成虛熱夾雜的體質，所以不要認爲虛弱的人不會有熱，有熱的人不會虛弱，其實在臨床上大部分的患者都是虛熱夾雜型。若同時患有感冒，就是上述前三項的綜合症，由於咳嗽的成因複雜，所以常見久病不癒的情況。

輕鬆懂 咳嗽對症下藥有祕方

處理頑固的咳嗽並不容易，必須先分辨清楚咳嗽的類型，若有感冒就要先消除感冒，再清肺熱，最後才是固腎及補氣。最忌是熱邪夾雜時，胡亂進補，造成病情惡化，反而加劇咳嗽現象，並使之更纏綿難治。中醫注重食物的性能，與中藥的性能一樣，包括食物的性味（如寒、涼、平、溫、熱五型），在咳嗽時輔以適當的食療，有助病情迅速緩解。

其他引起咳嗽的疾病

肺癌

肺癌一般不易被察覺，患者甚至沒有咳嗽的症狀，卻可被診斷爲肺癌末期。若家屬中有人爲肺癌或其他癌症患者，最好定期檢查身體，日常要注意起居及飲食，避免吸菸及吃燒烤食物，家居清潔避免使用漂白水。

肺癆

肺癆是由結核菌引起，治療時間一般需要半年，甚至一年或以上才可痊癒。患者的咳嗽一般都很嚴重，甚至吐血，但也有人完全沒有咳嗽症狀。中醫認爲此病是虛癆，爲身體過度虛弱所感染的疾病。若經常感覺疲倦、欠缺食慾、長期咳嗽，出現「午後潮熱」，即中午後感覺身體像發燒，以臉部、手心、腳掌發熱最明顯，但體溫卻正常，中醫稱此爲「五心煩熱」，若有以上症狀應立即檢查是否罹患肺癆。患者若能以中西藥結合治療，就能加快康復，同時能固本培元（透過中藥或食療來調補五臟六腑的功能，鞏固身體的元氣）。

肺氣腫

肺氣腫非常難治，肺氣腫是慢性阻塞性肺病的一種，因肺氣泡長期遭受破壞所引致的慢性疾病，引發原因主要爲長期吸菸、空氣污染、遺傳，而大部分的患者曾經患有慢性氣管炎或哮喘，支氣管壁已有一定的增厚。受破壞的肺氣泡會失去彈性，擴張後不能正常收縮，影響換氣功能而出現氧氣不足，因此患者動不動就咳嗽，連走平路都會喘氣，嚴重時連說話、穿衣、洗臉，甚至靜息時也見氣促，影響日常生活，隨著病情的發展，還可導致更嚴重的肺心病。肺氣腫的患者必須戒菸及遠離污染的環境，適當以中藥扶正體質，搭配食療輔助，同時改變起居習慣，增強自體免疫力，才能有效紓緩病情。

支氣管擴張

支氣管擴張是由於支氣管內的絨毛受到破壞，不能將吸入肺內的污垢、細菌及自身產生的廢物排出體外，導致慢性發炎，大部分患者經常咳嗽並有大量痰涎，甚至咳血；小部分患者只有咳嗽或咳血而沒有痰。西醫一般處方抗生素、類固醇或化痰藥，減少患者咳嗽及痰量，緩和病情。而中醫認爲此病的成因主要爲身體虛弱，加上經常感冒及咳嗽、營養不良及過勞等，更因過度使用擴張氣管藥物使氣管失去正常彈性，使氣管內的分泌物無法正常排出，形成發炎及濃痰，是頗難處理的頑疾，但並非絕症，只要能堅持治療並配合食療，也有很多成功的例子。

輕鬆懂 咳嗽不能吃的食物

生冷食物	如生魚片、生菜沙拉、冰淇淋等。
寒涼食物	如西瓜、冬瓜、苦瓜、香蕉、梨子等。
燥熱食物	如薑、羊肉、荔枝、桂圓等。
刺激性食物	如辣椒、大蒜、胡椒、油炸食物等。
含糖的食物	巧克力、糖果、蛋糕、鳳梨酥等。

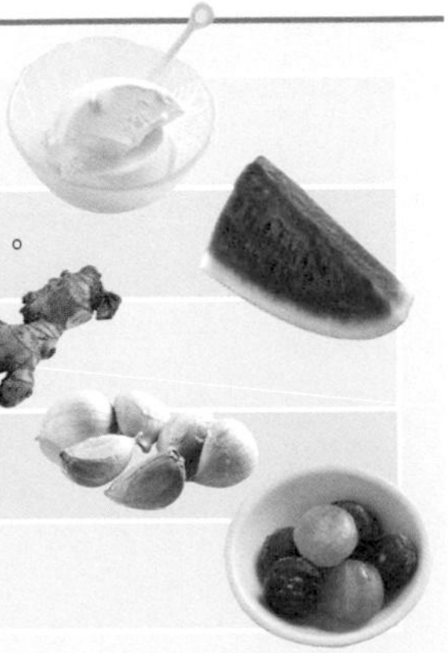

咳嗽Q&A

Q：曾聽長輩說，白天咳是熱咳，晚上咳是寒咳，我已咳了數星期，白天和晚上都咳，我到底是熱咳？還是寒咳？怎樣判斷？

A：「日咳即熱咳，夜咳即寒咳」的說法不能作準，因為現代的咳嗽多是混合型的，即虛實夾雜型。很多患者在半夜會咳得特別厲害，尤其是半夜三～五時，中醫認為這個時辰是肺經當值的時間，在重新分配全身的氣血。西醫則認為氣管發炎時，鼻和氣管會有大量分泌物，雖然白天時能將大部分的分泌物吐出，但仍有小部分沉積至肺底，當夜間睡覺時，已積聚在氣管內及肺底上的沉積物同時湧上，就會堵住氣管，造成呼吸困難，為了恢復正常呼吸，身體便會藉著咳嗽把分泌物吐出，因此患者在睡眠中會咳至輾轉反側，目的是要把痰涎吐出。

Q：很多人說咳嗽時不能喝冷飲，不能吃寒涼食物，不要吃水果，甚至連菜也不能吃，我已嚴格遵守，但咳了一個多月還在咳，還因沒吃蔬果而導致便祕，該怎麼辦？

A：冷飲凍食會損傷脾胃，任何人都應該避免，尤其是咳嗽時更應該禁止食用。咳嗽時不能吃蔬果的說法不盡不實，完全不吃蔬果，

咳嗽一分為熱咳&寒咳

熱咳	寒咳
病情短，口常乾涸，喜歡飲水止渴，咳聲重濁而頻密，痰涎濃稠，色黃或綠。	病程較長，咳聲輕而疏，痰稀而色白。

身體會缺乏纖維素及多種營養素而失去平衡，無法正常運作就無法抵抗疾病。其實很多蔬果都有潤肺、化痰、止咳的作用（如枇杷、柑橘、木瓜、梨子、杏仁、無花果等），加上不是所有蔬果都是寒涼的，而且咳嗽又有寒咳和熱咳之分，所以咳嗽時不能吃蔬菜或水果的理論是完全沒有根據及錯誤的。若不知道自己所患的是熱咳或寒咳，就吃些平和性的蔬果吧！（詳見本書第58頁吃對素食，體質不寒涼）

有人認爲柳橙、柑橘、柚子等食物會加劇咳嗽，其實這些水果有祛痰作用，進食後刺激氣管的分泌，把原有的痰涎稀釋，令頑痰更易咳出，避免炎症反覆發作。西醫治療咳嗽時經常用「橙粉」，就是這個道理。當家人咳嗽時，老人會用鹹柑橘、陳年佛手柑、舊陳皮等加熱水給患者飲用，中醫認爲柑橘類水果，有理氣健脾、燥濕化痰的作用。西醫則認爲柑橘類含有揮發油及檸檬烯等，可促進呼吸道黏膜分泌物增加，有效緩解支氣管炎，有止咳化痰及平喘的作用。

Q：聽說川貝燉雪梨潤肺止咳，海底椰亦有此功效，可否長期飲用預防咳嗽呢？

輕鬆懂 止咳化痰4個好方法

1 痰多時，宜用溫水浸泡水果（如柳橙、柑橘）後食用，有助痰涎吐出，消除咳嗽。

2 避免吃會增加氣管敏感的水果，如葡萄、哈密瓜、奇異果、香蕉。

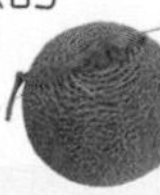

3 避免進食冷凍過的蔬菜或水果。

4 煮菜加幾片老薑，可降低蔬菜的寒性。

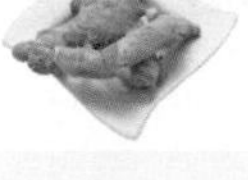

A：雪梨性寒，清熱潤肺，肺熱咳嗽（痰黃綠色）患者應多吃雪梨，而平日喜歡抽菸喝酒，常吃辛辣及刺激食物者，也可多吃雪梨來清熱解毒。但雪梨性寒，多吃易傷脾胃，容易胃氣脹滿、打嗝；而大便稀爛者不宜生吃雪梨，還有容易頭暈、噁心者更不宜生吃雪梨。

川貝和雪梨一起燉煮可減低雪梨的寒性，加少許南北杏、無花果或羅漢果，效果更佳。現代的飲食少不了每餐都會有煎、炸、炒食物，加上空氣污染日益嚴重，即使是體質虛弱的人也會有肺熱，適合飲用這個湯方。體質特別虛寒者須小心觀察食用後的反應，若無異常狀態就可適量飲用。

至於海底椰，坊間大多認為能潤肺止咳，清熱化痰，但我在臨床上卻發現海底椰在烹調過後不屬於寒性食物，反而具有溫補的作用，所以肺熱咳嗽者不宜飲用。海底椰具有強肺的功效，若無感冒或上火現象就可烹調食用。

Q：市面上的青草藥店出售的羅漢果、龍脷葉、石黃皮及枇杷葉，聽說具有止咳、化痰的功效，可否經常飲用？

A：羅漢果、龍脷葉、石黃皮及枇杷葉，均是清肺止咳之品，如屬肺熱咳嗽，將其中一種或二種或三種，混合一起，再加少許南北杏，可達到清熱、止咳、化痰的作用，若有外感在身，亦可運用此方。

Q：有人說白蘿蔔會損傷肺氣，平常不宜多吃，咳嗽時更不能吃，也有人說服用中藥後不能吃白蘿蔔，會把中藥化解掉，是否正確？

A：生的白蘿蔔性寒涼，熟的白蘿蔔性溫平，功效上可健胃消食，止咳化痰，利尿清熱。

咳嗽的類型很多，有寒咳、熱咳、乾咳、久咳等，當咳嗽時伴有黏稠的黃綠色痰時，屬於熱咳，適宜吃白蘿蔔，尤其是生的白蘿蔔或其汁，但生白蘿蔔汁味道辛辣，未必人人可以接受及適合；而外感風寒咳嗽、寒咳及乾咳就不太適宜吃生的白蘿蔔了。咳嗽時能否吃白蘿蔔須視乎屬於何種咳嗽，氣虛腎虛咳嗽患者不宜吃生的或煮熟的白蘿蔔，實熱型咳嗽患者可吃中藥「萊菔子」即蘿蔔的種子，具有化痰止咳的作用。

白蘿蔔能化氣消積滯，即是胸中積熱所引起的胸悶及氣滯，因此破氣之說由此而來，但並不表示吃蘿蔔後便會氣虛血弱。白蘿蔔會解中藥的言論並不正確，必須視乎所服的中藥屬何種性質，若吃補氣的人蔘、高麗蔘、何首烏等，再吃化氣的白蘿蔔便會有化解及相沖的結果，所以不宜同時進食。

平常進食白蘿蔔能化氣解積滯，促進身體機能運作順暢，幫助吸收，大家不用擔心吃白蘿蔔會有不良的作用。另外，脾胃虛寒者、腸胃潰瘍者、慢性胃炎者，均不宜進食過多白蘿蔔。

湯方　潤肺、健脾

（3～4人份量）

材料：

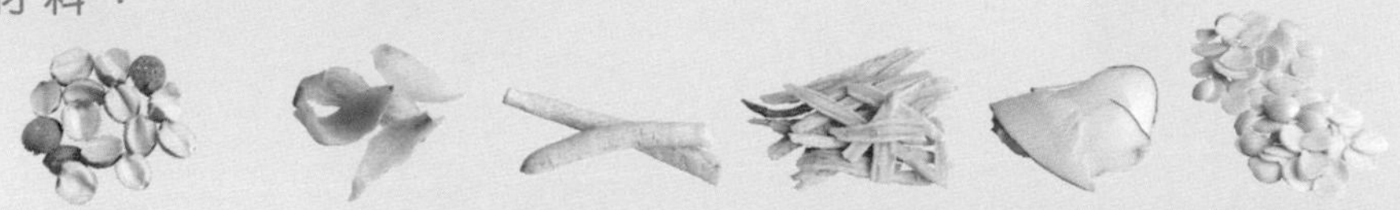

蓮子（或紅皮蓮子）2兩　百合2兩　南沙蔘1兩　北沙蔘1兩　海底椰2兩　南北杏各少許

作法：

冷水約3500CC，放入湯鍋中，加入所有的材料，用大火煮至沸騰，轉慢火煮約2小時，煮至剩下約3～4碗的水量。

◆**服用方法：**餐前或餐後均可飲用。

◆**溫馨小叮嚀：**無感冒或積熱，才可飲用此方。

※注意事項：蓮子不要用熱水浸泡，以免煮不爛。

湯方一 清肺熱、咳嗽

（3～4人份量）

材料：

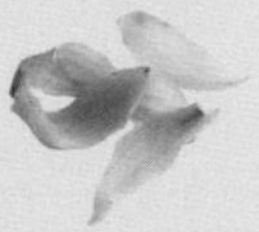

百合2兩

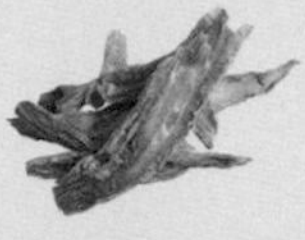

百部1兩

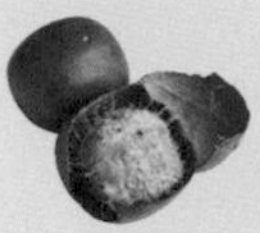

羅漢果半個

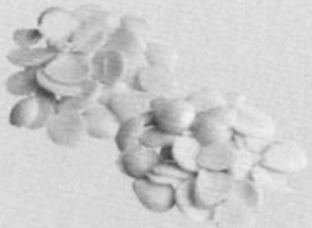

南北杏各2錢

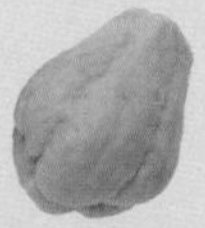

佛手瓜4個

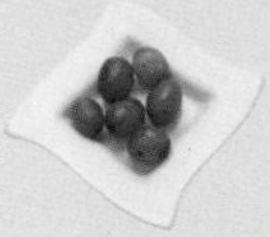

新鮮石黃皮(拍扁)20粒

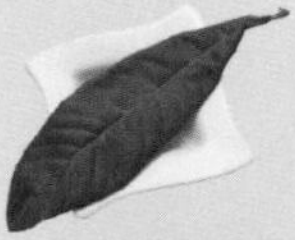

新鮮枇杷葉10片

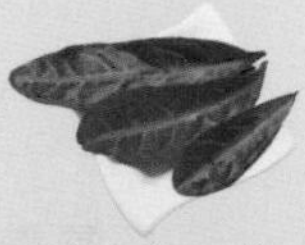

新鮮龍脷葉20片

作法：

佛手瓜洗淨，切塊。冷水約3500CC，放入湯鍋中煮沸，放入所有的材料，再煮至沸騰，轉慢火煮約2小時，煮至剩下約3～4碗的水量。

◆服用方法：餐前或餐後，均可飲用。

◆注意事項：不宜加胡蘿蔔。

◆溫馨小叮嚀：肺寒咳嗽不宜，有感冒者也可飲用。

湯方二 清肺熱、咳嗽

（3～4人份量）

材料：

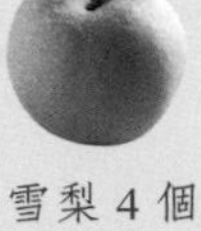

雪梨4個

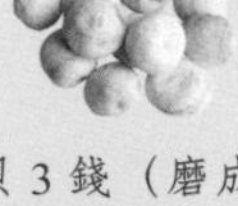

川貝3錢（磨成粉）

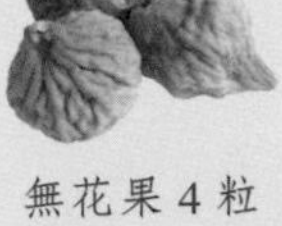

無花果4粒

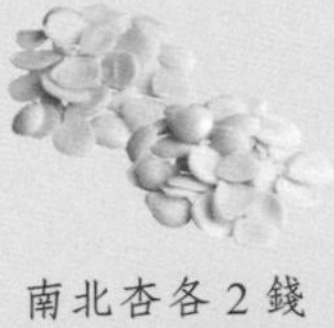

南北杏各2錢

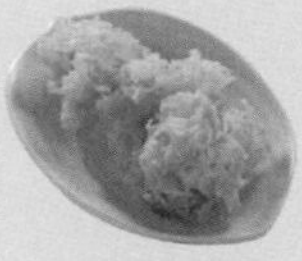

白木耳（雪耳）2朵

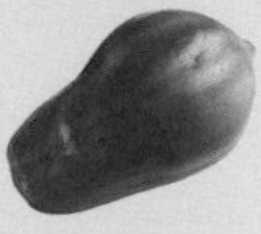

木瓜1個

作法：

青木瓜洗淨，去皮及籽，切塊；雪梨洗淨，切塊。冷水約3500CC，放入湯鍋中煮沸，加入所有的材料，再煮至沸騰，轉慢火煮約2小時，煮至剩下約3～4碗的水量。

◆服用方法：餐前或餐後均可飲用。

◆注意事項：烹調方法，燉或煲均可。

◆溫馨小叮嚀：肺寒咳嗽不宜，有感冒者也可飲用。

湯方一 調節免疫力（養陰、健脾、固腎） （3～4人份量）

材料：

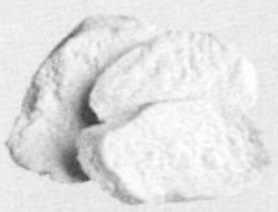
淮山2兩

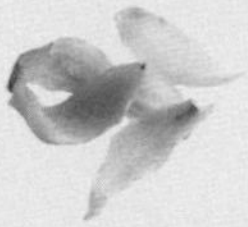
百合2兩

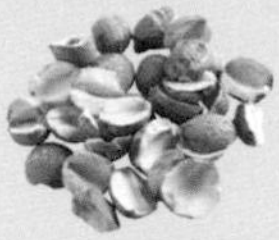
紅皮蓮子2兩

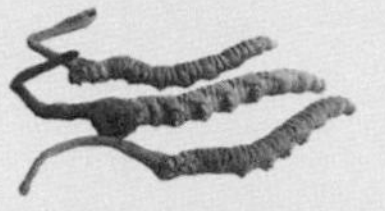
野生冬蟲夏草4錢

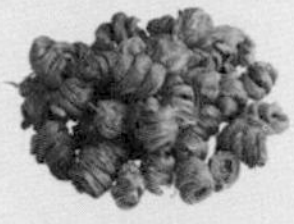
霍山石斛2錢

作法：

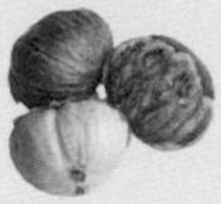
栗子20粒

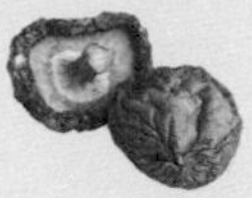
香菇數朵

全部材料洗淨，栗子去殼，香菇去硬蒂。將冷水3500CC放入湯鍋中，用大火煮至沸騰，放入全部材料，再煮至沸騰，轉慢火煮約2小時，煮至剩下約3～4碗的水量。

◆**服用方法**：餐前或餐後，均可飲用。

◆**注意事項**：有感冒或發熱者不宜。

◆**溫馨小叮嚀**：野生冬蟲草含有獨特的酶素，是調理體質的上等藥材，可是近年價格飆升，不妨以人工培植的蟲草花代替，溫而不燥，適合素食者。蟲草花不耐光照，開封後宜放冰箱冷藏保存，並於兩個月內食用完畢。

湯方二 調節免疫力（養陰、健脾、固腎） （3～4人份量）

材料：

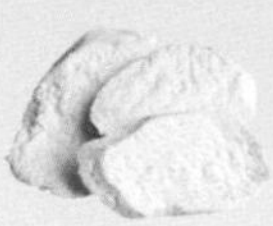
淮山2兩

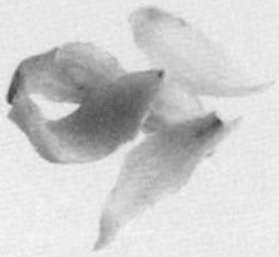
百合2兩

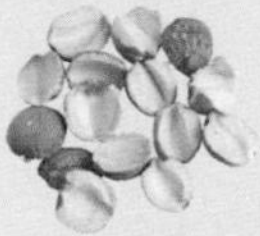
紅皮蓮子2兩

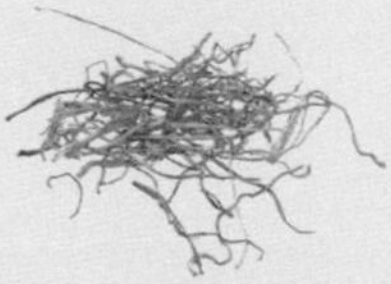
蟲草花4錢

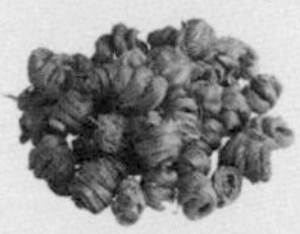
石斛1兩

作法：

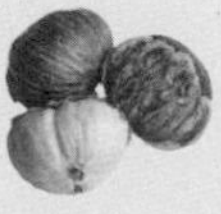
栗子20粒

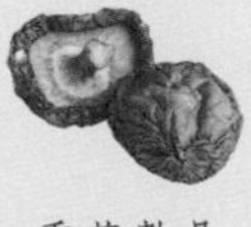
香菇數朵

將冷水3500CC放入湯鍋中，用大火煮至沸騰，放入全部的材料再煮沸，轉慢火煮約2小時，煮至剩下約3～4碗的水量。

◆**服用方法**：餐前或餐後，均可飲用。

◆**注意事項**：有感冒或發熱者不宜。

咳嗽—飲食宜＆忌

症型	病徵	適合的食物	不適合的食物
外感咳嗽	頭痛、身重 疲倦、畏寒怕風 痰清（風寒感冒） 痰濁（風熱感冒）	菜心、櫛瓜、菠菜、蔥白、香菜、薄荷、生薑、魚腥草、紫蘇葉、花椰菜、綠花椰菜、柳橙、木瓜、蘋果 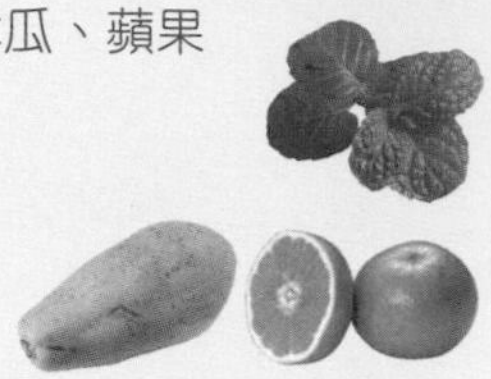	糯米、芋頭、冬瓜、茄子、芥菜、西瓜、楊桃、香蕉、柿子、芒果、香瓜、白蘿蔔、哈密瓜 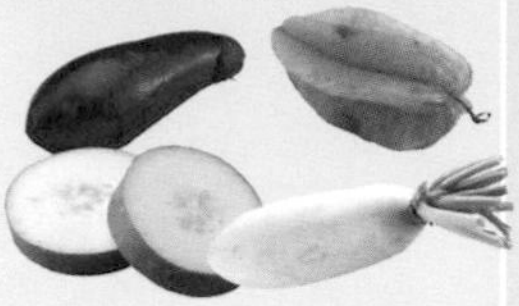
熱咳	咳聲重濁 口乾 喉涸乾痛 痰色黃綠 痰黏稠 痰混濁	白菜、莧菜、白蘿蔔、芥菜、豆漿、綠花椰、百合、綠豆、紅蘿蔔、冬瓜、苦瓜、羅漢果、絲瓜、西瓜、無花果、雪梨、甘蔗、蓮霧、山竹、楊桃、草莓、香蕉、柑橘 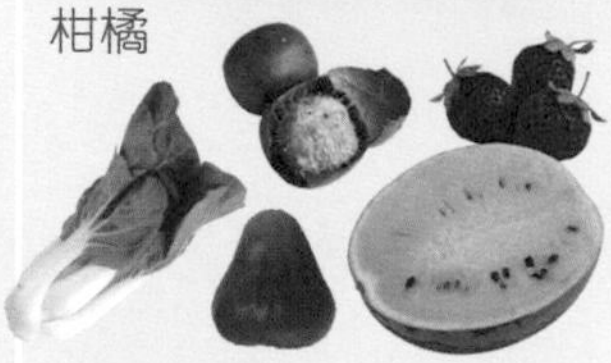	糯米、芋頭、薑、蒜、辣椒、咖哩、韭菜、榴槤、荔枝、龍眼、芒果、紅棗、櫻桃、桃子、哈密瓜、熟蓮藕 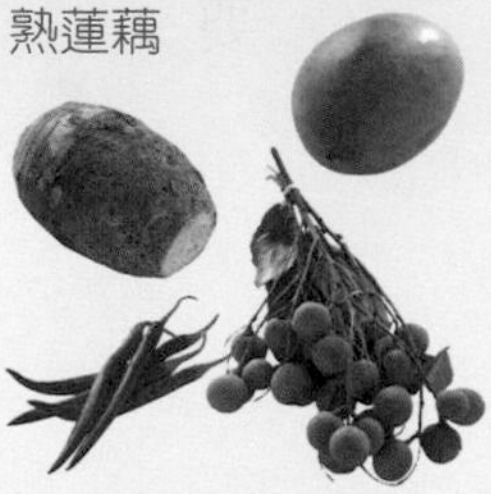
寒咳	咳聲輕短 口不乾 痰色白 痰稀薄 痰清或有白泡沫	菜心、櫛瓜、紅蘿蔔、蘆筍、茼蒿、佛手瓜、香菜、核桃、綠花椰菜、淮山、杏仁、熟蓮藕、生薑、木瓜、蘋果、枇杷、桃子、杏子、柳橙（浸熱） 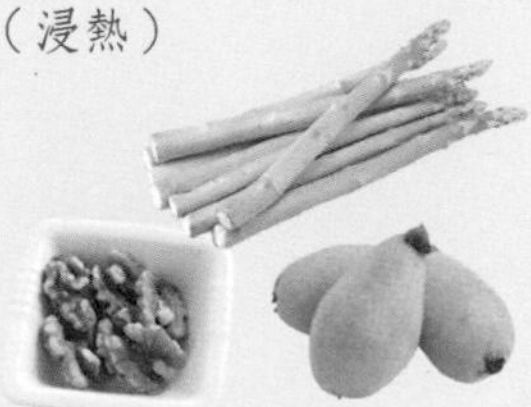	糯米、芋頭、白菜、苦瓜、芥菜 通菜、綠豆、豆芽菜、冬瓜、絲瓜、白蘿蔔、茄子、羅漢果、西瓜、山竹、楊桃、柿子、雪梨、甘蔗、枇杷、香蕉、草莓、香瓜、哈密瓜 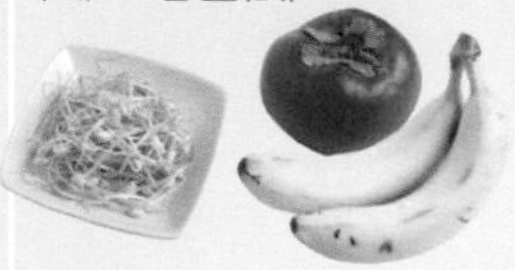

失眠

時代變遷，起居有異

失眠的分型是古代醫家的偉大貢獻，在臨床上要清楚區分並不容易，加上現代社會環境急劇轉變，現代人所承受的心理壓力、食物與生活模式的改變，使我們身體的情況更加複雜，用中醫的術語形容爲「虛實夾雜，寒熱並存」，所以現代處理失眠比古代來得困難。要處理失眠，除了找醫師配藥調理外，更應從起居及飲食習慣下手。

心理、生理互相影響

失眠不是疾病，只是病徵。失眠常由心理引起，例如與人吵架後情緒激動、明天有重要約會或要考試、女兒整夜不回家等，當情緒恢復正常或事情過去後，失眠情況就會消失。然而心理會影響生理，若長期因心理因素而導致失眠，身體的修復能力就會受到影響，再加上飲食不當，身體就會失去平衡，可導致生理上的疾病，最後造成惡性循環，體質愈來愈差。

中醫辨症論治

中醫對於失眠的研究十分詳盡，認爲主要是由情志所傷及飲食不當所引起，更將失眠按症狀分型，以不同方法處理，大致可分爲：心血不足型、陰虛火旺型、心肝火熾熱型。

1心血不足型：患者除失眠外，常會出現心跳、心慌，嚴重者更會出現手抖，更會無端心驚膽跳，對任何事情都失去信心，現代醫學稱爲「恐慌症」或「驚恐症」。

2陰虛火旺型：患者的症狀與「心血不足型」相似，經常覺得皮膚乾燥、口乾口苦，雖然已喝了很多水仍然覺得口乾舌燥，這類患者大多有甲狀腺亢進的問題，患者大都經常食用麵粉類食物。

3心肝火熾熱型：患者大多精神較爲緊張，或愛吃香酥上火的油炸及辛辣刺激食物，若加上抽菸、喝酒，熬夜等，就會令體內積熱過甚，身體就像一個長期燃燒的火爐。

改善失眠的最佳法則

一夜好眠可以讓人整天神清氣爽、精力充沛，若是一夜通宵不眠，那麼一整天會感到頭昏腦脹、精疲力竭。若每天晚上都不能入睡是很痛苦的事。很多不同疾病的病人都有失眠或睡不安寧的情況，只要能讓患者好好安睡，疾病就容易處理得多了。睡眠時，人的免疫系統開始工作，在身體各處進行修復工作，因此疾病能否迅速康復，有賴一夜好眠。

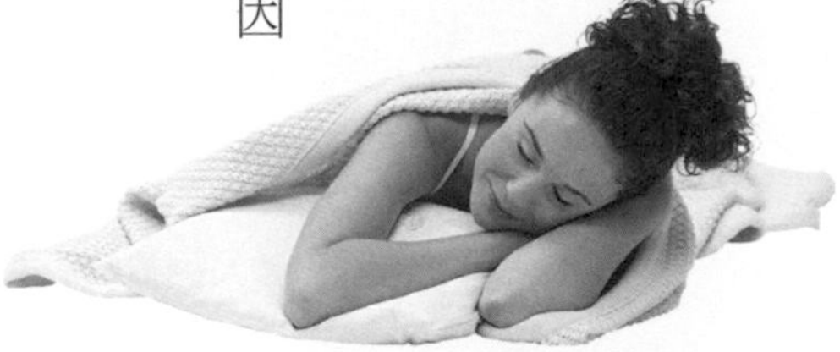

輕鬆懂　睡眠對健康的重要性

近代科學研究發現，人體的生長能力與修復能力是在子時（即晚上11～1時）最活躍。此時大腦松果體會釋出退黑激素（又稱壽命激素），而這種激素只有在人深睡時及完全黑漆的環境下才會釋放出來，因此人應該在晚上9時開始睡覺，在晚上11時就能進入深睡狀態，睡得好就能提升抗病力及調節好免疫力。

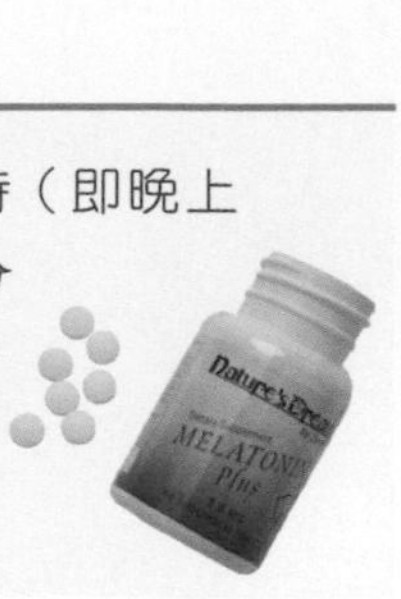

曾有一位四十多歲的男性患者來找我醫治，他罹患有很嚴重的失眠超過二十年，每夜的睡眠時間不超過三小時，他見過不少醫生，都給他處方安眠藥，但他怕會愈吃愈多，也怕最後控制不了走上自殺之路，所以不敢服用，他也尋找過中醫治療，但失眠情況並無改善。

這位患者給我的印象十分深刻，因他開口說話時，口腔即時傳出強烈的口臭，說話的速度又比常人急速，這些症狀顯示出他體內所積的熱毒很多及已很久了，所以令他時常處於緊張狀態，當然不能安睡，幸好他天性樂觀，又樂於助人，所以未發展成心理病。我向他解釋情況，說明當體內的積熱清除掉，失眠的情況便會有改善，但患者充滿疑惑地問：「我已看過了不少中醫，也吃過不少中藥，若如此簡單，爲甚麼我仍然失眠？」

現代的社會節奏緊張，因此很多患者都較急攻近利，總是希望有個醫師可以用一兩帖藥就能馬上把他的症狀消除．但是**人得病不是一兩天的事，是長年累月積出來的**，若他看了一個醫師，服了一兩天的藥，沒解決又馬上換醫師，對治療一點好處都沒有，因爲醫師的水平參差不齊，這位醫師說是寒症，處方補藥，下一位醫師說是熱症，處方寒藥，患者糊里糊塗把虛實寒熱的藥統統給吃下去，不僅治不好病，身體還會愈來愈麻煩及虛弱。還有現代的病人過於依賴藥物，**以為真的可以藥到病除，忽略在起居及飲食上配合，所以往往得不到理想的效果**。

健康是無法用錢向醫生買回來的，而是要身體力行，靠自己的努力及堅持，改變起居及飲食方式而爭取得來的。最出色的醫師就是自己，身體能否康復全靠自己，醫師及藥物只是輔助而已。

影響睡眠的 20 件事

白天	*1* 避免進食烘焙上火食物，如麵包、餅乾、蛋糕等。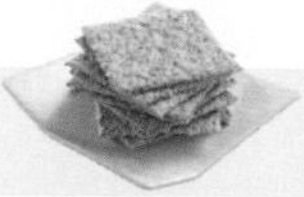
	2 避免進食煎炸上火食物。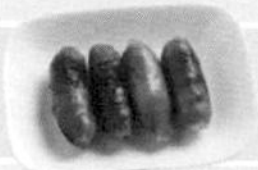
	3 避免進食辛辣刺激食物，如菸、酒、咖哩、辣椒等。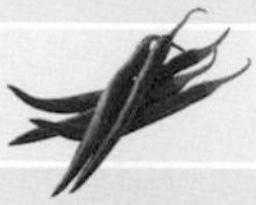
	4 不胡亂進補。
	5 避免進食含味精食物，如速食麵、濃縮湯品、罐頭。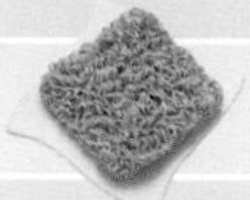
	6 避免使用人工調味劑，如雞粉、素蠔油、醬油膏。
	7 避免喝碳酸飲料或含咖啡因食物，如汽水、咖啡、巧克力。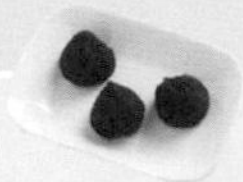
午後	*8* 不喝刺激性飲料，如酒、咖啡、濃茶、雞精、提神及能量飲品。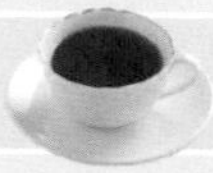
晚上	*9* 晚飯與睡眠最好相隔 3 ～ 5 個小時。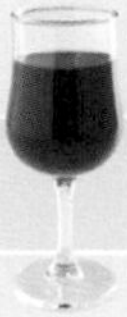
	10 不依賴喝酒入睡，遠離香菸及酒精。
	11 不要進行劇烈運動或激烈活動。
	12 不要進行公事或討論嚴肅問題。
	13 不要與人進行辯論或吵架。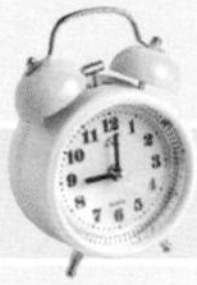
	14 晚上 9 時前睡覺，固定作息時間。
	15 不要上網或玩遊戲機，避免腦部過度活躍。
睡前	*16* 睡前 2 小時避免喝太多水，以免半夜起床小便。
	17 睡床附近不要放置電器，若有電器應切斷電源。
	18 不要把手機當作鬧鐘，避免電磁波影響睡眠品質。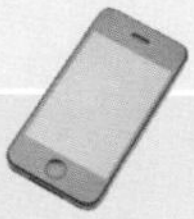
	19 睡眠環境宜保持漆黑，不要開燈睡覺。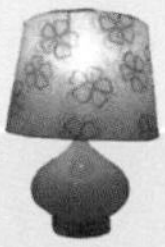
	20 躺在床上時，宜安靜放鬆，不要開口說話。

幫助睡眠的 10 件事

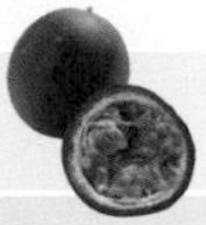
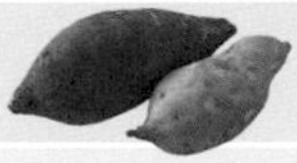
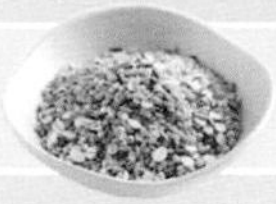
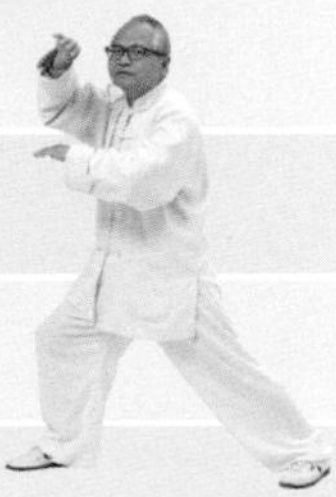

1 進食有助入眠的水果，如百香果、桑椹、莓果類。

2 進食有助入眠的蔬菜，如油麥菜、地瓜、南瓜。

3 進食有助入眠的五穀及種子類食物。

4 日間可進行靜態鍛鍊，如太極、瑜伽、緩慢游泳。

5 晚飯後外出輕鬆散步。

6 睡前可簡略思考明天工作的重點，然後放鬆入眠。

7 睡前用熱水加海鹽一茶匙泡腳 15 分鐘，可放鬆全身肌肉。

8 睡前可收聽安撫神經的輕音樂。

9 睡前與伴侶或子女擁抱，讓彼此充滿幸福感。

10 睡前祈禱或唸經，感恩平安的一天。

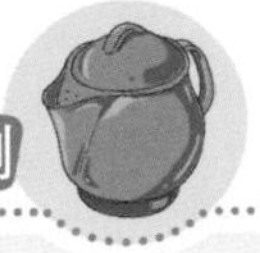

方劑 改善失眠（養陰、安神）

（1 人份量）

材料：

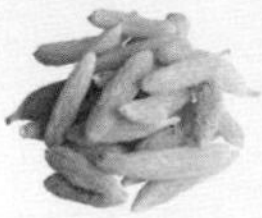
麥冬 5 錢

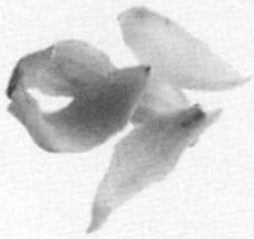
百合 1 兩

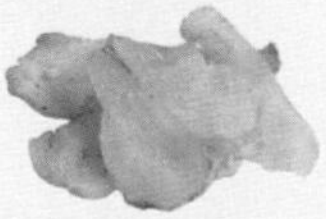
玉竹 1 兩

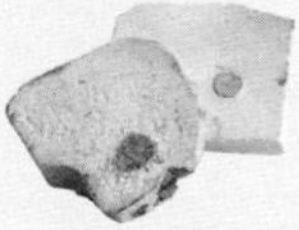
茯神 1 兩

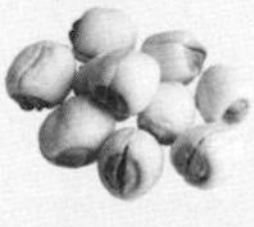
蓮子（或紅皮蓮子）5 錢

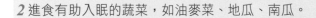

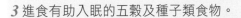

作法：

將冷水約 1500CC 放入湯鍋中，加入全部的材料（水量以剛蓋過藥面為準），用大火煮至沸騰後，轉小火煮約 45 分鐘，煮至剩下約 1 碗的水量。

◆**服用方法**：餐後 15 ～ 30 分鐘內溫熱飲用。

◆**注意事項**：午餐後服用最佳，因有較多時間吸收。

◆**溫馨小叮嚀**：此方劑具有養陰安神的作用，經常飲用有益身體健康。

鼻過敏．鼻竇炎．睡眠窒息

現代的科技及醫療技術發展神速，但人類的體質不見得愈來愈強壯，世界各地罹患鼻過敏的人多不勝數，尤其是生活在高污染的城市，然而這些「小病」卻難以根治。

現代西醫治療鼻過敏，一般會處方抗過敏藥，同時囑咐患者用噴鼻藥，但不用藥時，鼻過敏又馬上發作。要徹底改善，最重要還是調整體質，免疫力足夠時，鼻過敏就不會發作。若有感冒在身，必須先治療感冒，才可治療鼻過敏；至於有積熱者，須先清熱，才能調理身體（健脾、補氣、固腎），當體質強壯後，鼻過敏便能徹底消除。

鼻過敏會干擾心智的判斷力

找我診治的各種疾病患者中，有五成以上的患者同時有鼻病問題，可見環境污染對鼻子的影響，在此和大家分享一個特別的眞實個案：

真實個案分享

記得唸初中的小芳來診時，臉色灰暗無光、雙眼無神、昏昏欲睡。替她診脈後發現，心火、肺火、肝火都很旺盛。我跟她媽媽說：「這小孩很容易得感冒及喉嚨痛吧！晚上睡得不好，會經常做夢，清晨起床容易鼻塞或打噴嚏。」她媽媽點頭說：「這是我帶她來的原因。」

由於小芳經常感冒發燒及喉嚨痛，每個月都會請幾天病假，父母怕她的進度落後，於是給她參加補習班、記憶法、英語班、珠心算等，可是學業成績只是一般，小芳對自己感到很失望。我跟她媽媽說：「這是小孩常見的問題，只要嚴格戒口，配合中藥調理兩三個月，情況就能改善。」

我問她媽媽：「小孩是否自幼喝奶粉長大？是否常以牛奶及麵包做早餐？茶點是否三明治、餅乾或蛋糕？還經常喝雞湯補身，甚至喝雞精提神。」她媽媽睜大眼睛問我：「這些都很正常，難道都有錯？」

我向她解釋喝牛奶及經常吃麵包糕餅會妨礙消化功能，同時產生很多毒素，使身體積熱，加上雞湯及雞精都是壯火及滋補食物，等於火上加油，出現心、肺、肝熱盛的情況，造成睡不安寧，睡眠品質差會削弱免疫力，於是動不動就會生病。

由於小芳經常感冒發燒，長期服藥使體質變得虛弱，她媽媽又給她胡亂進補，使身體進一步惡化，造成鼻過敏、專注力及記憶力不足。幸好她平時很少吃薯片、薯條及煎炸食物，我要求她多吃蔬果及服用中藥，先幫她先清除體內積熱，改善睡眠品質，再幫她健脾固腎，解決鼻過敏及身體虛弱的問題。

小芳很乖，堅持戒口及服用中藥，不到兩個月，睡眠差、鼻過敏、鼻塞等症狀全部好轉，無需再來找我了。暑假時，她因感冒再來找我，我問她的考試成績如何，小芳低著頭，悄悄從桌下豎起了一隻手指，輕聲說：「這次考了第一名！」

查出病因，根治疾病

中醫說「肺開竅於鼻」，鼻塞不通，肺氣就會不足，氣不能下行供養其他臟腑，整體功能就會受阻，所以中醫治病時，很多時以「開鼻竅」爲調理身體的首要任務。**鼻過敏及鼻塞的原因，主要是脾腎兩虛，加上肺氣不足，容易產生過敏症狀，再加上經常吃燥熱食物導致臟腑積熱，造成鼻膜容易充血發炎或因感冒加重鼻患**，結果必須經常服用消炎藥，在惡性循環下身體變得更加虛弱。

中醫基本觀念中「腎是先天之本源，藏精，主髓」，「精」是精氣、精神；「髓」是骨髓，腦是髓的延續，所以中醫亦稱腦爲「延髓」。腎虛時，人會沒有精神、疲累、記憶力及專注力下降，若加上晚間睡得不好，疲累更甚，鼻塞又導致呼吸不暢造成缺氧，腦袋缺氧就會空白一片、記憶力差、精神難以集中，所以**治療鼻過敏，主要是從健脾、固腎、補氣入手**。當鼻過敏症狀消失時，說明了五臟六腑已得到平衡，並足夠強壯了，人就會神采飛揚，記憶力及集中力都會增強，自會神清氣爽及聰明了。

上述的個案說明有很多青少年的問題其實是由健康問題引起。當小孩的健康沒有得到適當治理，會影響學業成績，成績差自然會被同學看不起或排斥，若加上父母的不體諒，甚至出口責罵「眞是個沒用的小孩」等，小孩的自尊心就會受到重大傷害，若欠缺適當的心理輔導，就會產生憎恨心，個性更加反叛。

大家不妨深層思考，有很多父母同樣有健康問題，夜間睡不安寧，白天則拖著疲累的身軀，帶著空白的腦袋上班，還要應付繁重的工作，背負著家庭的生活重擔，下班回家後那裡還有精力及好心情教育子女。**當發現自己的身體有「身不由己」的感覺，甚至脾氣有「不受**

控制」的情況，請務必馬上放慢生活步伐，認眞面對及處理一下健康問題，畢竟擁有健康，才能擁有生命及其他一切！健康可以說是生命裡「最重要的事情」。

鼻竇炎宜先改善體質

大部分鼻過敏患者的體質較虛弱，平時容易罹患感冒，且上呼吸道（鼻膜、鼻竇或喉嚨）常被細菌或病毒感染，造成充血及發炎的現象，而當鼻竇充滿膿液時就會變成鼻竇炎（症狀包括流鼻血、頭痛、耳痛、眼睛四周痛、輕微發燒或咳嗽等），若在**飲食上不加節制，進食炸或辛辣食物，就會使病情惡化**，變成「急性鼻竇炎」，若沒有適時處理，鼻竇炎會演變成「慢性鼻竇炎」，在身體免疫力低下時反覆交替發作。

「急性鼻竇炎」發作時，會出現發燒、頭痛、流鼻涕及有痰涎（黏稠及黃綠色），甚至喉部腫脹及全身乏力，此時宜以抗生素治療，盡快消滅炎症，但過後不應繼續服用抗生素，避免降低自身免疫力，更無力處理慢性發炎情況，要根治「慢性鼻竇炎」應從改善體質入手。

輕鬆懂 改善體質5大基本法

1 早睡早起，作息定時。

2 勤加鍛鍊（如拍手功、游泳、太極）。

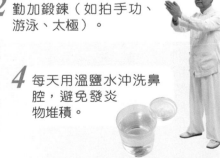

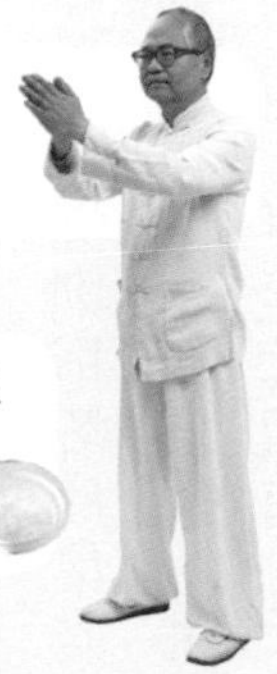

3 多菜少肉，避免煎炸燥熱食物。

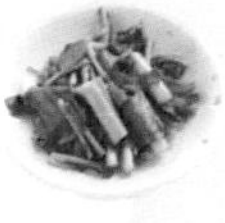

4 每天用溫鹽水沖洗鼻腔，避免發炎物堆積。

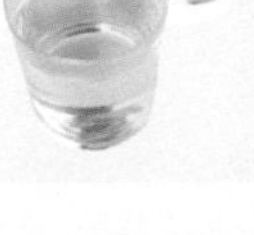

5 適當曬太陽。

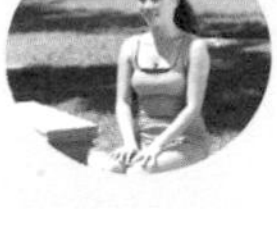

化解「睡眠窒息症」的危機

若鼻黏膜長期發炎腫脹，又沒得到適當治療，鼻腔會變得狹窄，造成呼吸困難，白天陽氣充盈時，患者不會覺得太難受，但夜晚轉入陰分，鼻子吸氣功能會變弱，患者唯有張開嘴巴呼吸睡覺。

由於睡眠沒有得到充分休息，患者在白天會顯得精神疲憊，晚間則會因倦極而睡，並發出非常嘈吵的鼻鼾聲，可是由於自己過度疲倦，根本無法察覺。當患者在睡眠中感覺呼吸不暢而缺氧時，身體的自我保護機制就會啓動，身軀下意識就會透過改變體位來改善呼吸，嘴巴還會張開幫助爭取更多的氧氣，但又會蒸發唾液，使人感覺口乾難受，如是者，身軀就在整個夜晚不停轉動，不能安睡，睡眠品質差，體質自然下降，造成惡性循環，病情變本加厲，鼻塞情況更加嚴重，鼻鼾聲會愈來愈大聲，睡眠品質變得更差。

睡眠窒息症患者，嚴重時每晚的窒息次數可高達二百～三百多次。我有一位病人，可能由於獨居的緣故，一直沒有發現患有睡眠窒息症，直至某天在駕車時睡著，撞車後昏迷仍不自知，直至在醫院醒來時，才發現自己的症狀不輕。

現代醫學處理睡眠窒息症，會給患者在睡眠時使用「氧氣機」，又或者是替患者進行手術，把鼻黏膜及喉嚨腫脹的瘜肉切除，手術無疑可將情況暫時改善，但患者要承受手術風險，且復發的機會很高。

病情輕微的睡眠窒息症患者，可找合格中醫師處方中藥，消炎散腫，同時改吃清淡食物，戒菸酒及夜生活，可收明顯效果。病情嚴重的患者，起居及飲食的配合就要更嚴格了，治療需要更積極，因爲生死就在「一息」之間。

改變飲食，解除鼻病

真實個案分享

記得這位剛滿兩歲的小男孩由父母帶來找我診治時，他媽媽滿腹牢騷，說：「這個兒子很難帶，兩三個月大時就開始鼻塞、咳嗽及發燒，鼻內經常塞滿黃黃綠綠的鼻涕，夜晚更因鼻塞不能正常睡覺，兒子的脾氣特別暴躁，已看過不少中醫及西醫，一致認為是頗為嚴重的鼻竇炎。我的弟弟是西醫，囑咐我不能長期給兒子服用抗生素，因此有位朋友介紹來找您醫治，為了照顧這個兒子，我和丈夫已經筋疲力盡了，希望你能把他治好！」

我問：「你的兒子是否吃奶粉長大的?是否經常吃麵包、餅乾、薯片或薯條等垃圾食物？」小孩媽媽回答：「已轉喝羊奶或豆奶，並已戒絕所有會引起炎症的奶類食物及雞蛋等，垃圾食物，如薯片、糖果、汽水等都沒有吃，但病情卻沒有進展。」

我仔細看這小孩，身軀瘦小卻有一個圓滿的頭顱，活像一個小沙彌，突然不知那裡來的靈感，就跟他媽媽說：「給他吃全素，看看效果如何！」這位新任媽媽驚訝及疑惑地問：「他這麼瘦小吃全素夠營養嗎？」我解釋道：「很多自小吃素的運動員，體力充沛，例如「水怪史畢茲」（MarkSpitz）就是絕佳例子，只要每天多進食不同類型的五色蔬菜、水果、五穀及豆類，營養是不會缺乏的，煮飯時加一把雜豆（各種豆類），蛋白質就足夠了。既然其他方法都不奏效，你不妨嘗試給他吃素，況且小孩年紀太小，不會喜歡喝苦藥，藥力不夠又不能消炎，藥力過猛又會傷身，因此還是由日常飲食調養入手吧！」

這位媽媽決定給孩子茹素，同時堅持給他服用中藥，不到兩個月，病情有明顯的改善，但期間也曾出現不適症狀，因為孩子的祖父母擔心他營養不足，所以探訪孫兒時會偷偷給他喝肉湯，之後鼻子很快又充滿黃綠色的鼻涕，屢試不爽。

這位小孩的病情並非一帆風順，沒多久他要上幼稚園了，他的媽媽已很清楚要如何照顧兒子，會給他自備茶點（如水果、玉米、果乾、果仁等），但小孩有自己的社交，會交換茶點，幾歲的小孩又怎能抗拒餅乾、糖果及巧克力的誘惑？加上學校慣性以糖果作為獎品，小孩獲獎後也不願放棄辛苦得來的戰利品，幸好小孩天性乖巧，加上他媽媽無比的愛心及諄諄善誘，小孩懂得自我節制，所以病情反覆情況較為輕微。

運用洗鼻機有效處理鼻病

空氣日益污染，鼻過敏患者舉目皆是，不想與衛生紙爲伴，洗鼻是一個很好的方法，只要在家中，將一茶匙的鹽粉（即海鹽及食用小蘇打粉混合物，比例為2：1），加入一杯溫水，彎腰，頭部低下呈九十度，用灌洗器慢慢灌入鼻腔，使鼻穢從另一邊鼻孔流出，每天一～二次，洗鼻後會感覺舒暢無比，睡眠品質也會較好。

坊間有洗鼻機出售，操作十分簡便，並配有鹽粉。要特別注意，在洗鼻中或洗鼻後，千萬不要猛力擤鼻，否則容易將水液從鼻腔迫入中耳內，有可能會造成中耳炎。只要鼻病患者每天堅持洗鼻，再配合適當的起居及飲食方法，勤加鍛鍊，鼻病是可以痊癒的。

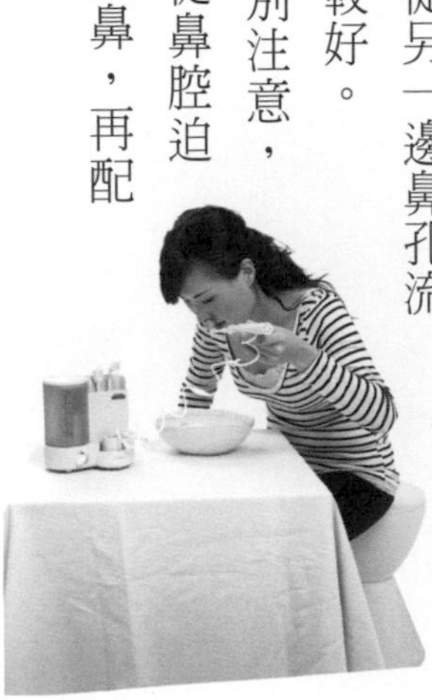

改善鼻病的重要次序

治療感冒

由於感冒與鼻過敏均有鼻塞、流鼻涕的症狀，可憑以下幾種特徵去判斷是否患有感冒：頭痛、身重、四肢乏力、怕風畏寒、食欲不振、骨痛或有嘔吐。若有感冒須先清除感冒。

清除身體的積熱

鼻病患者的體質多見氣虛及腎虛，伴有肺熱及肝熱，屬於虛實夾雜的體質，必須清除積熱後，才可進行補氣及補腎，戒煎、炸、辣及垃圾食物，忌熬夜，同時服用以下方劑清除積熱。

方劑 清除積熱

（1人份量）

材料：

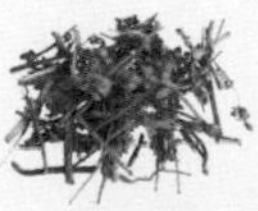
荊芥1錢

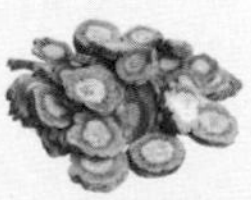
防風1錢

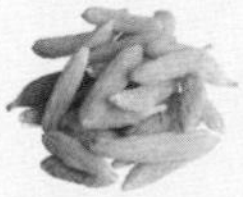
麥冬5錢

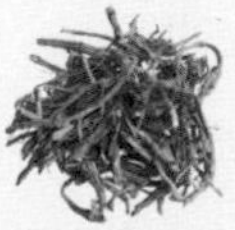
石斛5錢

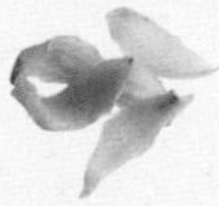
百合5錢

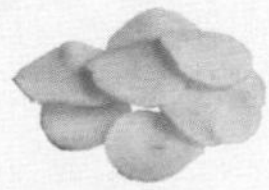
白芍5錢

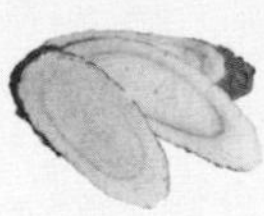
甘草2錢

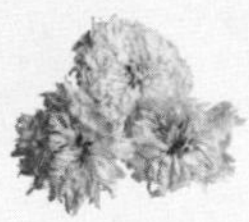
白菊花3錢

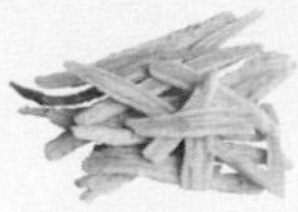
北沙蔘5錢

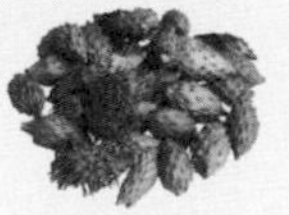
蒼耳子3錢

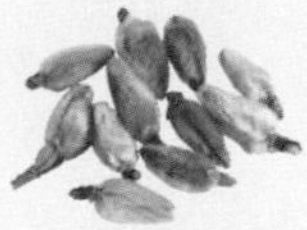
辛荑花3錢

作法：

將冷水1500CC放入湯鍋中，加入全部的材料（水量以剛蓋過藥面為準），用大火煮至沸騰，轉慢火煮約45分鐘，煎至剩下約1碗的水量。

◆服用方法：
宜餐後30分鐘內溫熱飲用最佳，因有較長時間吸收。

◆注意事項：
辛荑花的茸毛可能會刺激食道，建議煎煮前先用紗布袋包好。

◆溫馨小叮嚀：
如有感冒發熱，應先治理感冒。

健脾、固腎、補氣

若無感冒及積熱在身，可開始調補身體，但由於各人體質有別，所以處方內容不盡相同，最好請教經驗中醫師。以下提供一個較爲溫和的調補方劑給大家參考。

檢查鼻骨或頸椎是否偏歪

不見成效的鼻病患者，原因有可能是鼻骨或脊骨胸椎移位，應找專業的頭顱骨矯正師或脊椎矯正師檢查及矯正，才有可能去除病根。

方劑 健脾、固腎、補氣

（1人份量）

材料：

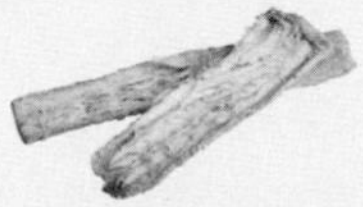
黨蔘2錢

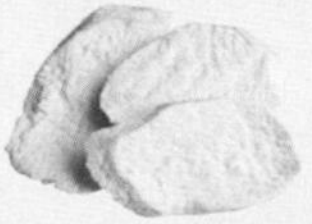
淮山5錢

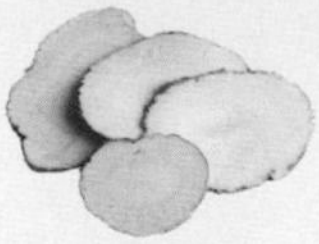
白芷3錢

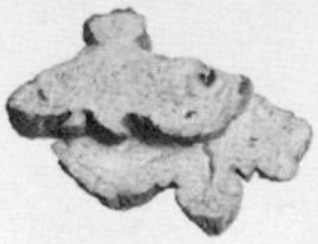
白朮5錢

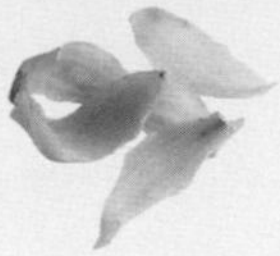
百合5錢

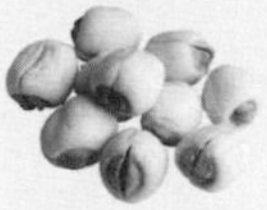
蓮子（或紅皮蓮子）5錢

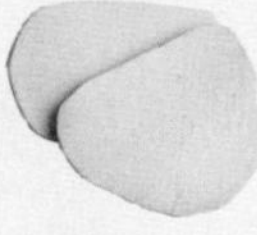
雲苓5錢

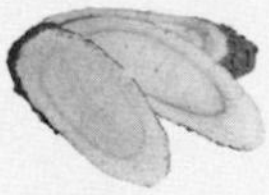
甘草2錢

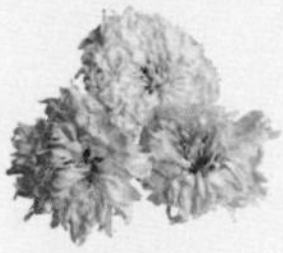
白菊花3錢

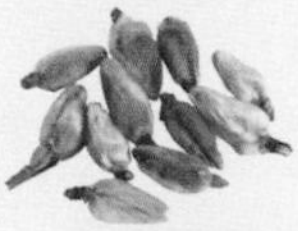
辛荑花3錢

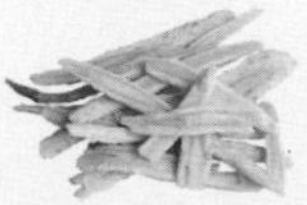
北沙蔘5錢

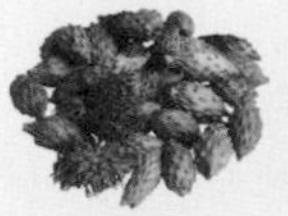
蒼耳子3錢

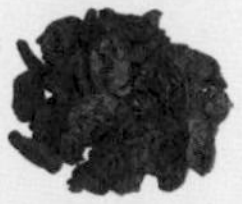
山萸肉3錢

作法：

將冷水約1500CC放入湯鍋中，加入全部的材料（水量以剛蓋過藥面為準），用大火煮至沸騰，轉慢火煮約45分鐘，煎至剩下約1碗的水量。

- 服用方法：宜餐後30分鐘內飲用，以午餐後最佳，因有較多時間吸收。
- 注意事項：辛荑花的茸毛可能會刺激食道，建議煎煮前先用紗布袋包好。
- 溫馨小叮嚀：若有感冒，須先治理感冒，才能健脾固腎。

便祕

便祕的成因與預防

有人認爲便祕只是大便乾燥一些，排便困難一點，不算什麼大病。其實研究早已指出，腸臟的重要性相等於第二個大腦，提供了全身三分之二的免疫細胞，甚至是製造維生素的工廠，因此便祕對人體的危害極大，可造成腸癌及引發子宮癌，若是便祕患者有特殊疾病或心肌梗塞，排便時需要閉氣用力爭出，可能會導致突然死亡，應加以注意。

便祕的臨床表現，一般是大便次數減少，經常兩三日甚至更久才大便一次，或者大便次數不減，但糞便乾燥堅硬，糞便排出困難。少數患者，時有便意，糞便不太乾硬，但排不乾淨或臨廁時要閉氣用力，無法自然順利排出。患者日久可見腹脹腹痛，頭暈頭脹，食慾減退，睡眠不安，引起痔瘡、脫肛或肛裂，經常痔瘡出血者可導致貧血。

大腸可分為四個部分，分別是：升結腸、橫結腸、降結腸、直腸，形成了一個四方形及幾個彎位。在一般情況下，每一段腸道全部積滿糞便，當人正常排便時，一般只能成功排出直腸部分的糞便，而有四分之三的糞便則是停留在其他腸道處。宿便若是不順利排出會產生大量的毒素，增加肝腎的負擔，若一天沒有三～

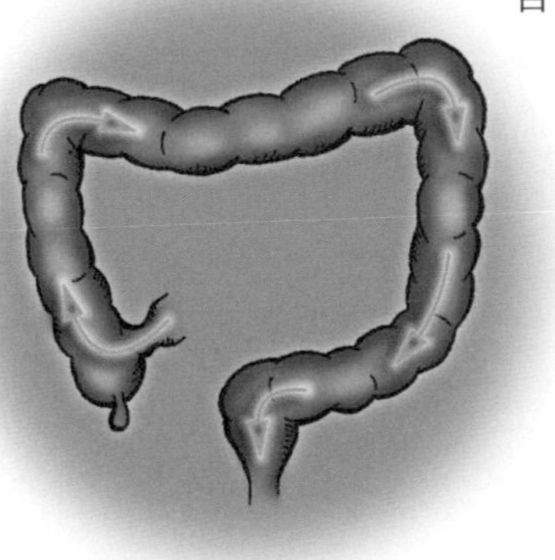

四次的正常排便，腸道內的宿便將是有增無減，像是密室製毒，毒素最終經血液流經身體各處，導致內分泌紊亂及各種疾病的發生。**正常排便的意思為每次自然及迅速地（約三～五分鐘）排出二～三條軟硬適中的糞便、沒有惡臭味或帶血、色澤呈淡黃或咖啡黃、粗度直徑約二～三公分。**

當人進食後，食物被小腸吸收後，殘渣會被擠到大腸內準備排出體外，因此在**進食後一～三小時**（視乎吃素或吃肉）**後應該會排便一次，若一天吃三餐就應該有三次排便才符合常理及衛生。**建議一天最少也要有二次大便排出，第一次在清晨，另一次在睡前，養成習慣自然會定時排出宿便。

醫學認爲引起便祕的成因很多，包括精神緊張、生活不規律、不良的飲食與排便習慣、使用瀉藥不當、慢性肺氣腫、胃下垂、慢性心衰竭、肥胖症、腫瘤、巨結腸、慢性結腸炎、腹水、腹膜炎、腦炎、甲狀腺功能低下、糖尿病、高鈣血症、硬皮病、鉛中毒、腸套疊、結石症、肛門括約肌痙攣等。

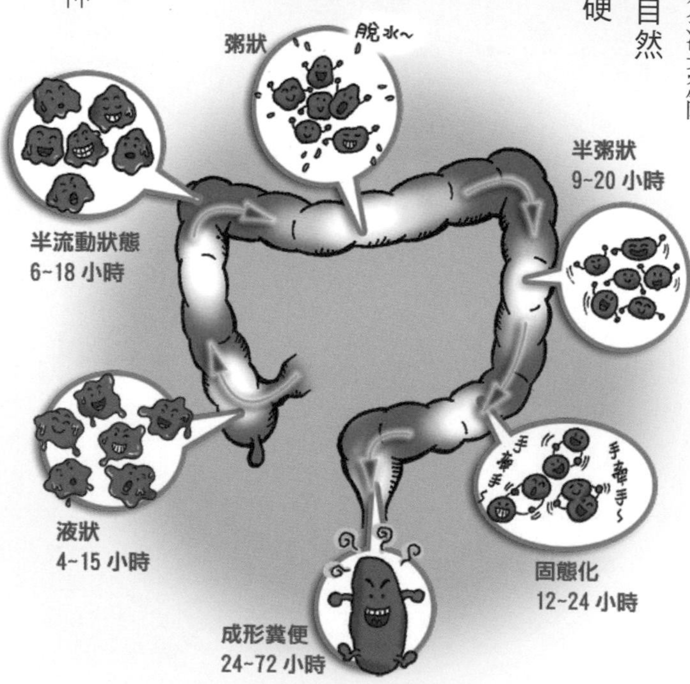

中醫治理便祕

中醫認爲大便祕結不通，多由大腸積熱、正氣不足、氣血虧虛所引起，使大腸的傳導功能失常。治理上必須分辨虛實，才能用藥對症根治。

中醫治理便祕屢建奇功，關鍵在於分清寒熱虛實，辨症施治，中醫還考慮到自主排便習慣的養成，使患者能逐步擺脫藥物，所以治理時著重臟腑虛實，治理原則爲「實則瀉之，虛則補之」，即當身體有積熱時就清熱，當身體虛弱時就補虛（氣或血）。常有積熱人士在清熱後就能自然排便；更有久病或老年人以中藥補氣潤腸後，便祕問題即能獲得解決。

患者平素的飲食調理相當重要，要**多吃富含纖維素的瓜果蔬菜及多飲水，少吃精製食品**。另外，適量的油脂攝取非常重要，常見患者爲了減肥而捨棄含油脂的食物，只吃高纖維食物，結果引發便祕，要知道**油脂是潤滑腸道的重要原料，欠缺油脂只會造成腸道累積大量宿便，影響新陳代謝及排便障礙**。

便祕的發病原因

實證的發病原因

主要由飲食不當、飲酒過多、吸菸、吃太多辛辣、煎炸類食物、經常熬夜，引起胃腸積熱，導致便祕；或因生病時過度使用燥熱或發汗的藥物，耗損體內過多津液，造成腸道乾澀無法排便。

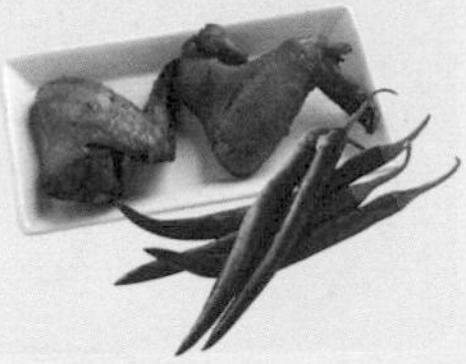

虛證的發病原因

主要由憂鬱過度、情緒沒有得到適當的抒發、久坐少動、長期臥床等，使氣機鬱滯導致大腸傳導失常；更有人因疲勞過度、病後或產後、年老體虛、陽氣及氣血不足，導致大腸傳送無力；也有因經常冷飲凍食、穿著低腰褲、長時間停留在冷氣房，使體內寒氣留於胃腸而引發便祕。

長期便祕的危機

由於便祕患者體內毒素太多，容易出現口臭、暗瘡、皮膚敏感或發癢、脾氣暴躁、睡不安寧、痔瘡、經期異常、卵巢瘤、子宮肌瘤、腸癌等。爲什麼會出現經期異常及子宮肌瘤呢？如果你的鄰居是一位垃圾收集狂，每天撿垃圾回家，環境臭氣沖天，滋養老鼠、蟑螂及細菌，最先受污染的一定是左鄰右舍，以此聯想人體的腸道被宿便堆滿時，**毒素就順理成章的蔓延至子宮及卵巢，所以女生就可能會出現經期異常或疼痛、子宮或卵巢腫瘤等症狀**，而男生大多是以工作優先，且經常處於緊張及壓力狀態下，容易養成憋大便的習慣，增加下腹腔膀胱及攝護腺的壓力，形成肛門肌肉功能失常，容易造成痔瘡及便祕問題。

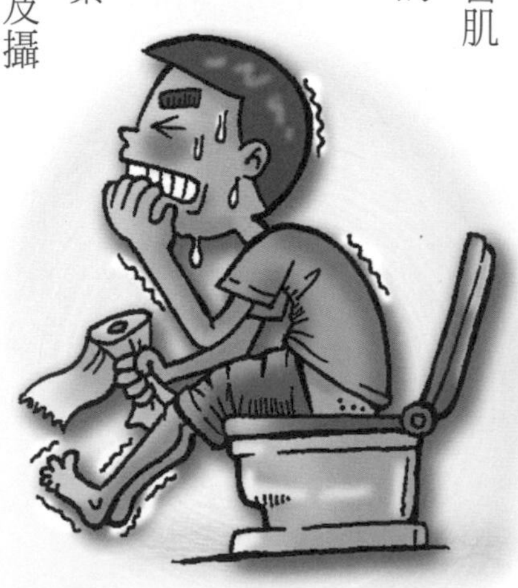

脊椎錯位可引致便祕

若是身體突然出現便祕，有可能與結構性阻塞有關聯，此問題較常發生在脊椎傷害、椎間盤突出等人士，若腰椎第二、三節移位，會壓迫著小腸及大腸的神經，使肌肉收縮減緩，增加小腸吸水量及妨礙大腸的蠕動造成便祕，因此有時在調整脊椎後，很快就能解決便祕情況。

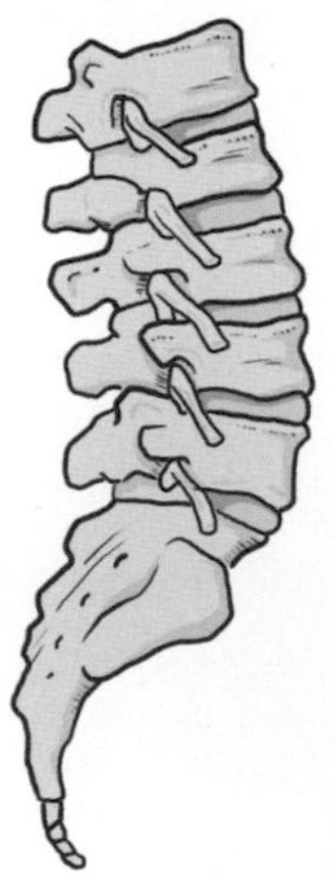

▲腰椎錯位會壓迫小腸及大腸的神經，妨礙腸道蠕動造成便祕。

真實個案分享

三十歲的陳小姐便祕已超過十年，病情非常嚴重，有時十～十五天才大解一次，有時甚至長達一個月，她接受過多種方式治療，也服用過多種藥物及瀉藥，但對於病情的改善程度不佳。她的臉頰及印堂位置皆有皮膚過敏的症狀，且精神容易緊張，還有行經腹痛、子宮腫瘤的問題，而每隔三天她都必須到洗腸中心接受洗腸，因為身體已無法自行排便。我們替陳小姐檢測虹膜（由於瞳孔與大腦相連，所以身體的健康狀態會被記錄在瞳孔內，透過分析瞳孔可以得知人體健康，其準確率超過八十五％），發現她的腸環很狹狹窄，應該囤積了很多的宿便，使腸道充滿毒素，並已失去大部分功能。

通經活絡改善便祕

便祕患者（尤其是氣虛型），建議每晚用熱水（身體能接受最熱而不灼傷的溫度）加一茶匙「海鹽」泡腳十五分鐘，可有效促進血液循環，並有提氣的作用。經絡阻塞嚴重的人需要多泡幾天才能讓全身自然出汗。

輕鬆懂 洗腸的害處

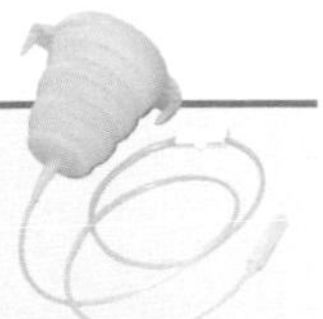

洗腸雖然可以暫時解決便祕的問題，但洗腸次數過多會造成依賴，而影響腸道機能，造成腸道硬化，使腸道失去彈性及正常的蠕動功能，日子久了會完全喪失腸道功能，包括主動排便功能、吸收營養及水分、製造維生素及益生菌，甚至生產免疫細胞等。很多人以為大腸只有排便功能，現代醫學已發現腸臟有非常重要的功能，大腸甚至被稱為「第二個大腦」，因此有便祕或腸道疾病的人應及早就醫，不能掉以輕心。

最初泡腳幾天，可能只覺得足部灼熱微紅，多泡幾天之後，小腿、大腿、下背部會相繼出汗；然後上背部、後頸、頭頂、前額，前胸、前腹均會出汗，說明全身經絡基本上已暢通，漸入佳境。腎氣嚴重不足的人，一雙腳雖然泡在大熱水中，可能會出現小腿熱，但是腳底板冰涼的奇怪現象，只要持續浸泡七天或更長時間，體質及便祕就能獲得改善。

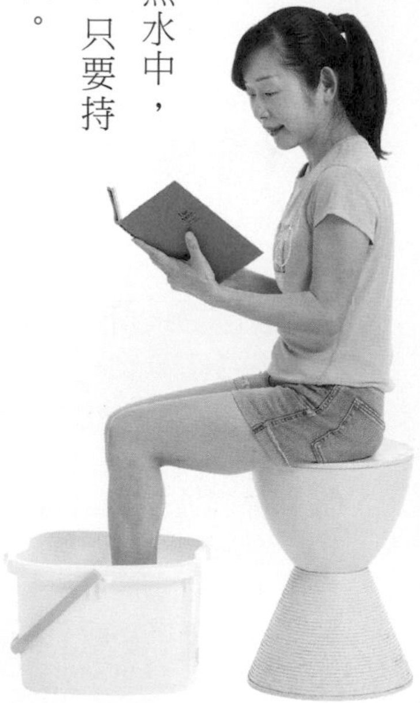

晨起喝水的重要性

每天清晨起床，第一時間先喝兩杯室溫水（不冷不熱，最好是過濾水）共四〇〇西西。請注意，是在「刷牙前，一口一口慢飲二杯室溫水」。當**人醒來時，腸道仍未開始活動，喝水時腦部會馬上發出訊號，通知腸道開始蠕動，此時會產生便意**，應即時上廁所解決，早晨第一桶「金」就此產生。要特別注意，正在接受化療的癌症患者，必須先漱口才開始飲水。

人體在睡眠狀態下，身體會微微發汗，而醒來若是沒有立即補充水分，細胞就會缺水，便會在體內尋找水源，而腸道內的宿便含有一點水分，雖然帶有毒素，但為了應急也得提一點出來應用，另外一旦腸道的水分被抽離後，宿便會變得更乾硬，含有毒素的水會進入血液及細胞，可能會引起一些慢性病。

脂肪酸助滑行

很多便祕患者已進食大量膳食纖維（蔬菜或穀類），仍然便祕，爲何？原來**腸道需要潤滑油來促進蠕動及幫助宿便向前滑行**，因此除了補充纖維素，還要補充足夠的油脂，可進食一些生果仁，如芝麻、核桃、南瓜子、葵花子、杏仁、巴西果仁等，煮食時可用葡萄籽油或椰子油，涼拌可用橄欖油，或者是每天可額外補充六粒亞麻籽油（膠囊裝，約六千毫克），確保攝取足夠油脂。

便祕患者應避免的 10 件事

第1招
不要抽菸、喝酒、依賴洗腸。

第2招
不熬夜，不濫用瀉藥、排毒藥物及胡亂進補（如野味、黨蔘、蜂皇漿、紅棗、龍眼肉）。

第3招
奶類及奶類製品、糖類。

第4招
熱性食物（如榴蓮、荔枝等）、寒涼食物（如蟹、香蕉等）會導致腎氣虧虛。

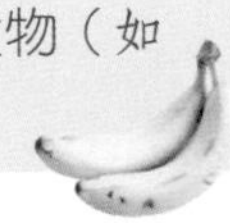

第5招
少水分食物（如麵包、蛋糕、餅乾）。

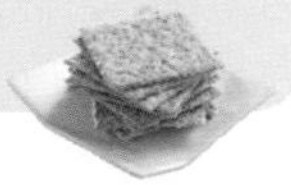

第6招
上火食物（如煎炸炒烤燒食物、微波爐食物）。

第7招
不要久坐久臥，疏於運動。

第8招
辛辣刺激食物（如蒜、韭菜、辣椒、薑、咖哩）。

第9招
低纖維食物（如肉類、海產、雞蛋等）。

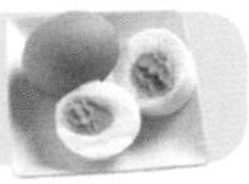

第10招
濕毒食物（如芒果、筍類、鮮菇類）。收斂性食物（如芭樂、蘋果、山藥、蓮子、糯米、花膠等）。

幫助排便的食物

解除便祕必須由飲食入手，瞭解各種食材的飲食禁忌就能輕易解決問題。患者應以素食爲主，因爲肉類較難消化且纖維素少，在腸道腐敗後會產生惡臭及毒素，使便祕情況進一步惡化。便祕患者宜**進食粗纖維的蔬菜及水果**（如菠菜、地瓜葉、蒟蒻、木瓜、柳丁、橘子等），增加糞便體積，刺激腸胃蠕動，並增加蔬菜及水果的數量，**生食比熟食佳，或以糙米及五穀作為主食，飲食中宜多吃潤腸通便的食物**（如白木耳、蜂蜜、香蕉、海帶、秋葵等）。

對抗便祕的 9 大妙招

第1招

喝優質好水：每天清晨未刷牙前，慢慢喝下 2 杯室溫水。每天喝好水 6 ～ 8 杯，不要等到口渴時才喝水。

第2招

補充脂肪酸：每天適量食用生果仁，如生的核桃、杏仁、南瓜子、巴西果仁等。每天服用 6 粒亞麻籽油（膠囊裝，約六千毫克）。

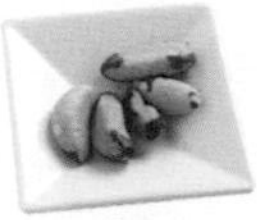

第3招

補充纖維素、益生菌：每天進食穀類、蔬菜、水果。每天服用含 6 種以上的益生菌補充劑。不建議喝養樂多或進食乳酪。

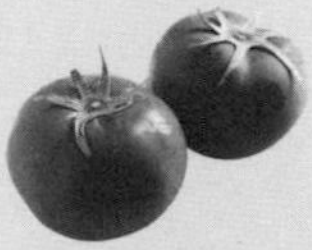

第4招

按摩腹部：每天如廁時順時針按摩腹部，幫助腸道蠕動。

第5招

敲打環跳穴：每天敲打臀部的環跳穴，有助刺激排便。

第6招

熱水泡腳：每天睡前用熱水加一湯匙海鹽泡腳 15 分鐘。

第7招

善待自己：每天給自己充裕時間上廁所。

第8招

控制飲食：戒菸酒、肉、蛋、奶、甜食、糕餅、上火及收斂性食物。

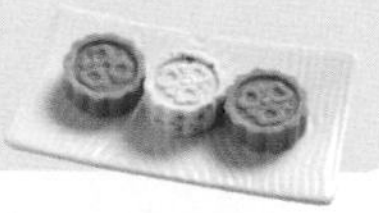

第9招

規律生活：適當鍛鍊、避免熬夜上火，早睡早起可以調節免疫力。

排尿障礙

人生要處理的大小事情很多，但何者最重要？我的太太聰明絕頂，偶爾會詢問我一些比ＩＱ題還要難以回答的問題，例如：「我在你心中是最重要嗎？」素有訓練的我就會立即回答：「現在上廁所最重要。」接著馬上逃之夭夭，以免墮入她的陷阱。這個排泄「大、小」事對人體是何其重要，「大事」一天不辦尚能忍受，但「小事」一天不辦可不得了。

頻頻上廁所的確令人感到煩厭，但小便不暢或點滴而下更令人擔憂，這些異常的小便情況，現代醫學稱爲「尿瀦留」，中醫稱之爲「癃閉」，指的是排尿困難，引起小腹脹痛，嚴重者甚至會小便閉塞不通。臨床上常見是小便次數太多，若是強忍又好像要撒出來，每天晚上最少也要上廁所五～六次，根本無法好好睡眠，導致日間精神疲憊不堪。有很多的人以爲只有老人家才會頻尿，事實上頻尿同樣發生在年輕人及小孩子身上。一些嚴重疾患（如肝癌、肝硬化後期、腎衰竭等）甚至無法排尿，在此我們只討論一般常見的排尿困難情況。

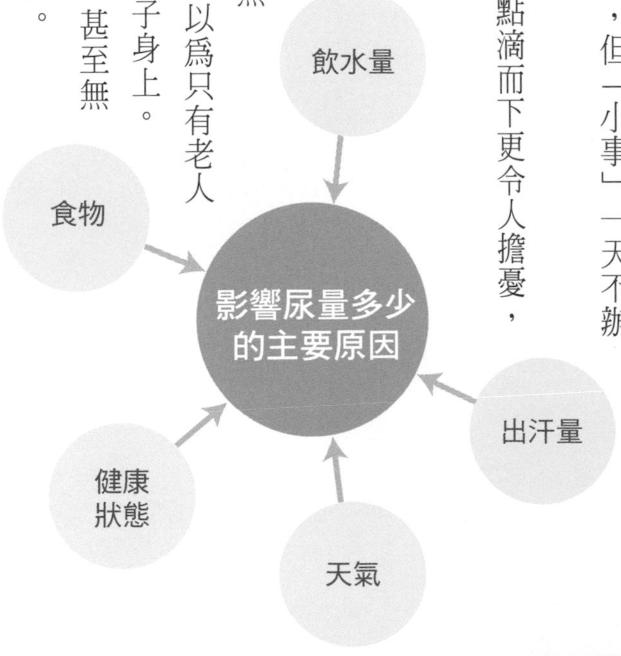

看小便檢查身體的健康

透過觀察小便就可以得知人體的健康狀況，但每天小便多少次才算正常？每次排出多少量才算恰當？這沒有一定的數字規範，因爲其中涉及很多內在及外在的因素。

夏天溫度上升，稍微勞動就會出汗，尿量會減少；相反，天氣炎熱，水喝多了，若沒有出汗的機會，尿量就會增多；雨天或空氣潮濕也會影響發汗情況，尿量會有變化，因此排尿的次數會因人體活動及外在環境改變而有所不同。

糖尿病患者經常感到口乾需要大量喝水，小便次數會比正常人頻密；高血壓患者所服用的降壓藥有利尿作用，小便次數也會增多；甲狀腺功能亢進患者常伴有尿頻；其他找不出病因的尿頻患者，不是夜尿頻繁，就是小便難忍，西醫會歸類爲膀胱敏感，認爲是膀胱神經過度緊張所致，甚至會歸咎爲心理因素。

中醫理論認爲排尿與腎臟有密切關係，《黃帝內經》說：「腎開竅於二便」，即是說中醫的腎臟系統影響大便及小便，換言之只要觀察這兩個排泄系統，便可得知腎臟功能的強弱。小便頻繁或夜尿過多表示腎氣不足，簡稱爲「腎虧」，應盡快以中醫調理。至於同樣頻尿的糖尿病、高血壓、甲狀腺亢進患者，更需要治理腎臟，這就是中醫所說的「異病同治」。小便頻繁除了腎氣虧虛爲主要因

人體排尿的正常機制

1 一般情況，白天排尿應不少於 2～3 次，不應多於 12 次，最普遍是 5～8 次。

2 身體正常的人，入睡後不會起床小便。若在睡前喝了太多湯水或太晚吃飯，則可能在入睡後有 1 次排尿。

3 若睡前沒有怎麼喝水，但半夜有超過 1 次的夜尿，則表示身體機能失衡，即中醫所說的「腎虧」。

素，還有其他造成的因素，又因男女生理結構差異而有所不同，所以必須獨立分開來解說。

男女有別，事出有因

引起排尿障礙的成因會因爲男女生理結構的差異，而各有不同的致病因素。女性的膀胱下方是子宮，子宮病變會刺激膀胱，影響排尿異常，而子宮增大會壓迫膀胱，減少膀胱的儲尿量，導致排尿的次數增多，而懷孕婦女也常有夜尿，所以建議排尿異常的婦女應進行子宮檢查，若發現有子宮肌瘤，也不用過於擔心，因大部分都是良性，透過服用中藥或改變起居及飲食習慣，一般都可以消除，千萬別過度緊張地把整個子宮切除，以免大傷元氣及造成不能逆轉的局面（如提早衰老、皮膚乾燥、需長期服用荷爾蒙藥、失去身體原本應有的平衡狀態）。

男性若有排尿異常時應先檢查攝護腺，接近五十歲的男士會因性激素分泌不平衡而導致攝護腺肥大，壓迫尿道使小便難於排清，餘尿刺激膀胱，所以經常感到有尿意。攝護腺肥大經常發生於二十～三十歲的青年，誘發原因主要是手淫或房事過度，頻繁的性刺激造成生殖器經常充血，使攝護腺增生肥厚，此時腎氣也因過度消耗而逐漸衰虛，引發頻尿發生。

真實個案分享

曾有一位十五歲的男孩來找我看病，他因小便失禁，只要稍有尿意便立即失禁。這位男孩的虛弱程度已達腰膝無力，要用拐杖輔助行走，身體狀態猶如八十歲的老人。原來男孩自小就有手淫習慣，年幼時不知道什麼是手淫，只覺觸摸私處時很舒服，便養成了手淫習慣，至青春期時更變本加厲，最終導致小便失禁。

另有一位十四歲的女孩，同樣有頻尿的問題，她自小就尿床，起初家長並不為意，直至來找我看病時，檢查身體才發現已罹患慢性腎炎且需要洗腎了，幸能及早發覺及治理，否則命危矣。

腎虛、中氣不足會影響排尿

腎虧會影響小便，血氣不足也會左右小便。中醫所謂的血氣不足，主要指肌肉彈性不足。當提到「不夠氣」大家就馬上聯想到呼吸不暢、肺部虛弱，而人所以能呼吸，主要是靠胸肌及橫膈膜的收縮，把肺部拉開，將新鮮空氣吸進肺內，憑著這些肌肉的活動，又將廢氣排出肺部。

若肌肉欠缺彈性，呼吸就會不暢，排尿系統的原理也相同，排尿時膀胱的迫尿肌收縮、括約肌放鬆，兩組肌肉在相互協調下完成排尿動作，因此只要迫尿肌彈力不足，便會出現不夠力排尿或排尿不清的情況；若括約

尿液情況	健康分析
正常尿液： 色淡黃而清澈、無雜質	·會受飲水量多寡及排汗情況而有所改變。 ·飲水量多或排汗量少，尿液的色澤較淡，相反則較濃。
尿液色澤深如紅茶	·若經常或持續發生，應馬上檢查肝臟。
尿液見紅	·表示帶血，應盡速檢查身體。 ·近年流行生機飲食，食用甜菜根或紅肉火龍果後，尿液會帶紅色，屬於正常現象。
尿液混濁帶沉澱物	·表示腎臟已甚虛弱，甚至可能已是慢性腎炎。
尿液有異味	·必須檢查引起原因是否由食物、藥物、維生素膠囊等導致，若有疑惑，應盡速檢查身體，找出原因，並加以治理。

肌鬆弛就會出現不能忍尿，甚至會出現遺尿的狀況。中醫治療頻尿症狀，除了會加強鞏固腎氣之外，還會加強補氣，才能事半功倍。小便的頻密程度能反映身體的健康狀況，小便的色澤及氣味起相同作用。

破解結石的危機

尿道感染除了是尿道發炎外，也有可能是因爲膀胱發炎、腎臟發炎、膀胱結石、腎結石等問題而出現同樣的症狀。若是結石，現代醫學的處理方法大多是利用超聲波將結石打碎，或利用微創手術將結石取出，假使患者沒有將體質調理好，沒多久又會形成新的結石，需要重複進行多次的治療。**容易出現結石的患者，其體質大多為酸性體質**，平日嗜吃肉類、甜食；愛喝酒或碳酸飲料，及比較少喝水的人。

我有一位患者已接受了六次超聲波碎石，他

方劑 中藥排結石

（1人份量）

材料：

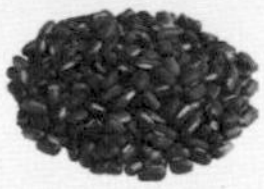
赤小豆1兩

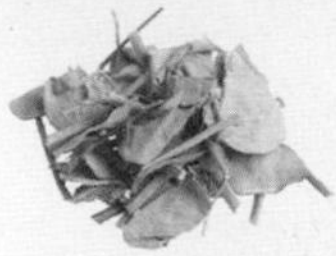
金錢草1兩

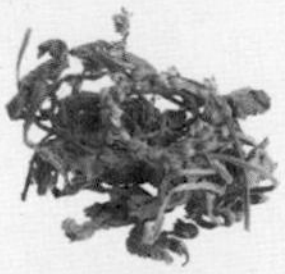
車前草1兩

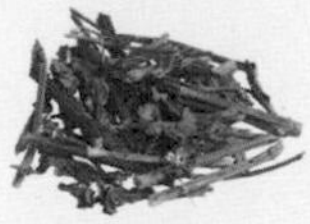
貓鬚草5錢

作法：

冷水約1500CC放入湯鍋中，加入全部材料（水量最少要蓋過藥面），用大火煮至沸騰，轉慢火煮約45分鐘，煎至剩下1碗的水量。

- 服用方法：餐後30分鐘內飲用，以午餐後最佳，因有較多時間吸收。
- 注意事項：膽結石患者宜多喝水，並以素食為主。連服5天，有機會將膽腎結石溶解或縮小。
- 溫馨小叮嚀：有感冒者不宜。

已持續多年每天飲用七杯奶茶或咖啡，從不喝水，口渴就喝汽水或加工飲料。由此可知，要避免生結石就一定要改變飲食習慣，應以素食為主，多吃蔬果及多喝水，不喝加工飲料，結石才不會發生。若結石不大，不妨嘗試中藥排結石方劑（連喝五天），同時以素食為主及多飲水，就有很高的機會可以把結石排出來。

攝護腺肥大的起因

男性的尿道被攝護腺組織包圍，若攝護腺肥大，會壓迫著尿道排尿不暢順。當男性進入中年後，性荷爾蒙分泌會有所改變，造成攝護腺肥大，若再加上嗜吃辛辣、飲酒或吸菸等行為，會提高攝護腺發炎的機會，所以中年男士會發現小便時力度不夠、尿柱較細或散射，嚴重時甚至出現小便不清或尿後反滴的現象（患者以為小便結束，拉上褲子拉鍊卻發現有小量尿液流出）。

再嚴重的患者，雖然能排尿，但每次只能排出很小量的尿液，而大部分的尿液仍留在膀胱內，膀胱受到尿液壓迫就想上廁所小便，於是又上廁所，同樣只能排出很小量的尿液，周而復始，造成惡性循環，導致上廁所的次數更頻密，一個晚上如廁十～二十次，嚴重影響睡眠品質，使健康狀況進一步下降。

攝護腺肥大會影響性功能

攝護腺肥大會造成排尿困難，也會造成男性不育。當男性生殖器受到刺激而充血後，由於輸精管被腫大的攝護腺壓迫，所以精液無法順利排出，使生殖器繼續保持充血狀態，導致血液無法回流，生殖器肌肉過長時間不能放鬆，便會引起脹痛，睡眠時若膀胱留有尿液，會刺激攝護腺充血，增加生殖器的壓迫感，使人無法安眠。

現代醫學治療攝護腺肥大就是手術切除，但會影響性功能，所以不被年輕患者採用。中醫認爲攝護腺肥大的主要原因是腎陰虧虛，加上下腹腔有濕熱積聚而成，**成因多見於色慾消耗過度，年輕時手淫過多，或經常有性興奮令生殖器充血卻沒有射精**，造成攝護腺經常充血以致肥大增生，甚至發炎，若再加上菸酒或嗜吃辛辣及刺激的食物，病情會更加嚴重。

改善攝護腺肥大的方法

治療攝護腺肥大，首要任務爲清心寡欲，戒菸酒及辛辣食物，避免進食肉類及

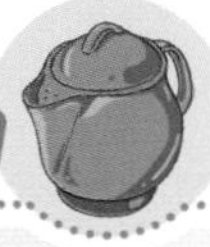

方劑 **調理攝護腺肥大**（知柏地黃） （1人份量）

材料：

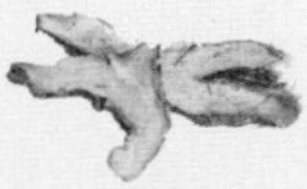
知母3錢

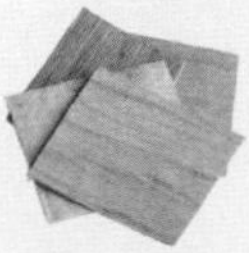
黃柏1錢

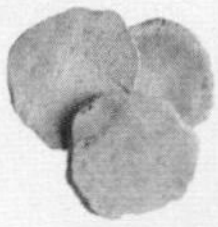
澤瀉3錢

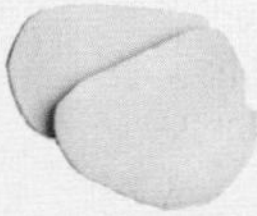
雲苓3錢

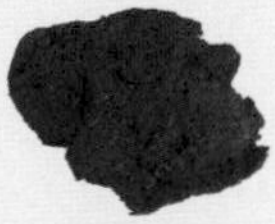
生地黃5錢

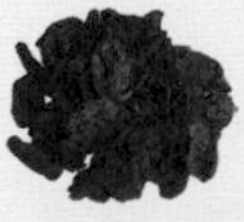
山萸肉3錢

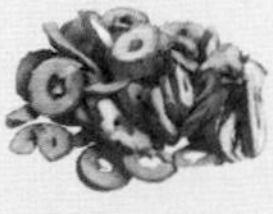
牡丹皮3錢

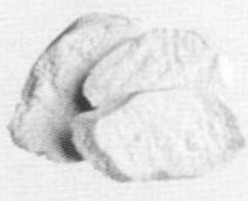
淮山5錢

作法：

冷水約1000CC放鍋內（水量以剛蓋過藥面為準），加入所有的材料，用大火煮至沸騰，轉慢火煮約45分鐘，煎至剩下1碗的水量。

- ◆服用方法：餐後30分鐘內溫服，以午餐後最佳，因有較多時間吸收。
- ◆注意事項：攝護腺肥大患者宜清心寡慾，飲食宜清淡，戒菸、酒、辛辣及高動物脂肪食物，宜少肉多菜，每天吃40粒小番茄。
- ◆溫馨小叮嚀：有感冒者不宜。

高脂肪食物，應以素食爲主，多吃蔬菜及五穀，尤其是十字科類蔬菜及豆類（如綠花椰菜、捲心菜、高麗菜、全麥食物、苜蓿芽、豆漿等）；要**避免進食雄激素食物**（如牛睪丸），雖可促進性能力，但代價可能是攝護腺癌。

以中醫角度，**應著重祛濕清熱、活血養陰及補腎為主**，平日可多進食一些補腎氣及利尿的食物（如冬瓜、赤小豆、玉米鬚、白木耳、枸杞、茯苓、鮮茅根等），還可進食一些可以抑制攝護腺增生的食物（如成熟的小番茄、綠花椰菜、生的南瓜子、紅皮肉質帶酸的石榴、藍莓等），可保護攝護腺並降低攝護腺癌的發生。中藥方面可嘗試服用著名方劑「知柏地黃湯」（又名「知柏地黃丸」或「知柏八味丸」）。

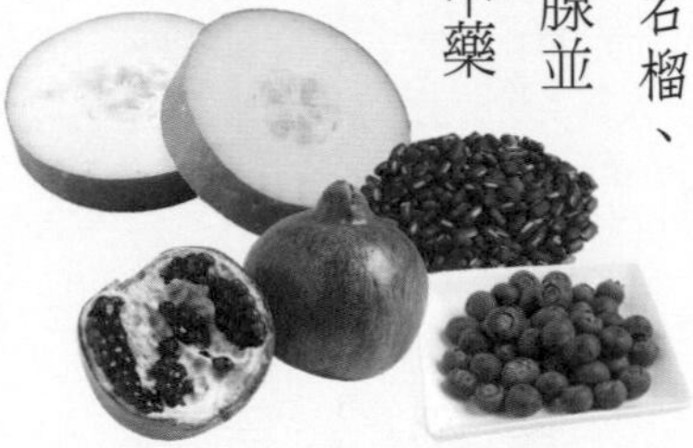

改善攝護腺肥大妙招

1 除了改變飲食之外，男士不應穿著過緊的內褲，避免造成局部血液循環不良。

2 平日要適當曬太陽，補充活性維生素 D。

3 每天可以補充一粒「硒」，能大幅降低罹患攝護腺癌的機會。

4 **可進行以下鍛鍊：**

◇ 腳趾用力往內收（作抓地狀），同時提肛（收緊肛門肌肉）維持 10 秒，全部放鬆，重複 30 次，每天進行 1 ～ 2 次。

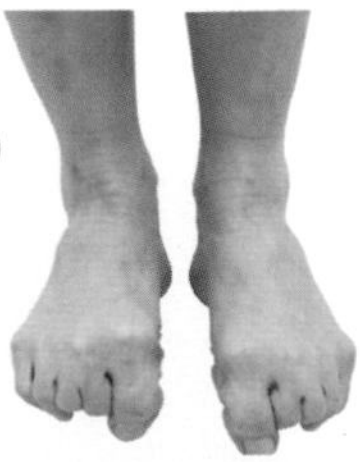

◇ 可多推揉腹股溝，若淋巴有阻塞會出現疼痛，甚至有硬塊，只要堅持每天推揉，症狀會逐漸減輕，有助改善攝護腺腫大問題。

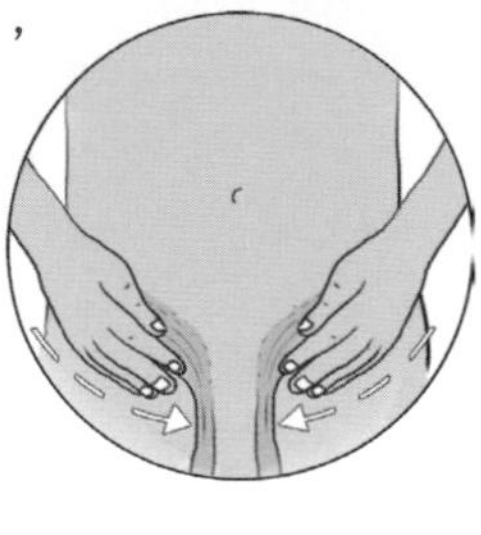

尿道炎．陰道炎

吃藥不是最佳解決方案

尿道炎是一種常見疾病，據統計，女性的發病率是男性的八倍。尿道炎患者會經常覺得尿急，但每次上廁所只有小量或甚至幾滴尿液，有排尿不清、排尿刺痛及灼熱感，小便顏色混濁或有惡臭，甚至有血尿，嚴重時更會出現發熱、腰痛、作嘔或嘔吐等現象，顯示腎臟可能已受到感染。

男性尿道炎的原因主要是攝護腺肥大或尿道有阻塞或感染。女性則由於尿道口與陰道口及肛門相近，所以容易受到陰道和肛門的細菌感染而發炎（如大腸桿菌），**當細菌由肛門跑至尿道口就會造成尿道炎；當細菌由尿道口跑至膀胱，就會造成膀胱炎；當細菌由尿道口跑至腎臟，就會造成腎炎**。

尿道炎患者由於陰部酸鹼度改變，抗菌力降低，所以容易同時發生陰道炎及有帶下，導致陰部搔癢或疼痛，甚至出現難聞的異味；也有部分陰道炎患者在性生活後一兩天發生尿道炎，那是由於行房時陰道分泌物增加，容易將陰道內的細菌帶往附近尿道，造成尿道炎，因此尿道炎及陰道炎經常同時發生或交替發生。

尿道炎在初期服用抗生素時能收理想療效，若**症狀反覆發作及經常出現，代表體質虛弱及抵抗力不足，此時依賴消炎藥物並不能把問題解決，而必須徹底改變體質才能根治**。

陰道炎發病的真相

陰道炎會發生在任何年齡，引起原因很多，包括不慎把異物塞入陰道、如廁時不慎把肛門的細菌帶入陰道、特殊感染（如黴菌、滴蟲、陰虱、疥瘡、蟯蟲等）、經期不注意衛生、不注意性器官或性生活的衛生、產後或流產後損傷引起化膿、洗滌用品細菌傳播、通過公共廁所、浴池或游泳間接傳染等。陰道炎一般不會傳染，但由黴菌、滴蟲所引起的陰道炎則會傳染，病原體可侵入男方的尿道，但男方一般不會有明顯症狀，所以常被忽視，當女方治癒陰道炎後，男方又會通過性交將病原體傳染給女方，導致反覆感染。因此女方在治療陰道炎期間，必須禁止性生活，一方面可避免病情惡化，另方面可以防止交叉感染，形成惡性循環。治療結束後，在下次月經乾淨後再做複查，如複查結果是陰性才能恢復性生活。

由於陰道是女子的性交器官，又緊靠尿道和肛門，若不注意個人衛生和性生活衛生，很容易受到細菌侵入而引起陰道炎，造成陰道紅腫、分泌物增

方劑　改善陰道炎或帶下

（1 人份量）

材料：

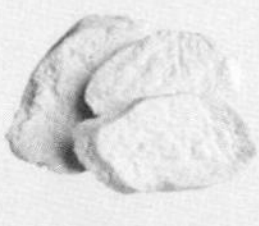

淮山 5 錢

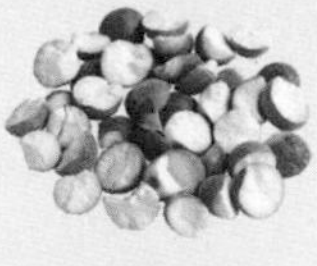

芡實 5 錢

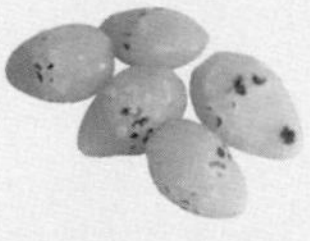

煨白果 5 粒

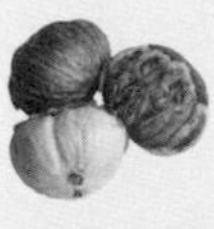

栗子 5 粒

作法：

冷水約 800CC，放入湯鍋中，用大火煮至沸騰，放入所有的材料，轉慢火煮約 45 分鐘，煎剩約 1 碗的水量。

◆服用方法：餐前或餐後，均可飲用。

◆注意事項：有感冒或發熱者不宜。

◆溫馨小叮嚀：煨白果的作法是將新鮮帶殼的白果放入乾鍋中，加蓋，以小火煨至有爆裂聲即可熄火，使用時要外殼去掉即成。

加（帶下顏色為灰白色、黃綠色不等，甚至帶有魚腥臭味）、陰部搔癢或有灼痛。

常有女病人因尿道炎併發陰道炎來找我治療，往往在訴說病情時感觸落淚，箇中的辛酸別人是難以體會的，這種「隱疾」非常折磨人，嚴重者可幾年不癒，令人無法專心工作或讀書，已婚者更影響夫婦感情。陰道炎使人搔癢無比，有時要搔抓半小時始能稍爲減退，晚間又因搔癢而無法安睡，入睡後又因搔癢而醒來，睡了等於沒睡，嚴重影響日常生活及社交，憂慮加上長期服用抗生素或消炎藥，導致體質愈來愈虛弱，使疾病更纏綿難癒。

標本兼治，方為上策

在現代醫學的對抗性治療觀念下，最有效的方法就是使用抗生素把細菌殲滅殆盡，可是抗生素同時把人體內的益菌也殺滅掉，因此用抗生素時，炎症能迅速受到控制，可是在停藥後不久又再復發，

外用浸洗方 改善尿道炎、陰道炎、帶下、陰部搔癢

材料：

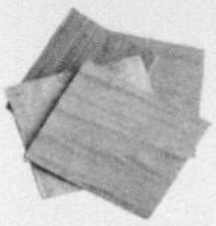
黃柏 5 錢

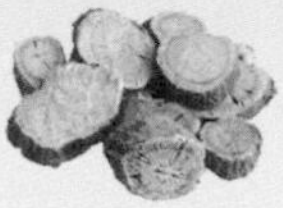
苦蔘 5 錢

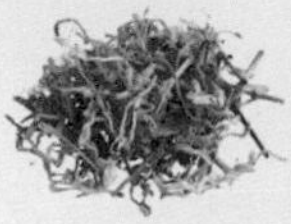
土銀花 5 錢

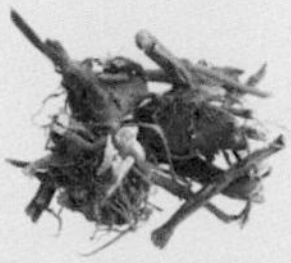
千里光 5 錢

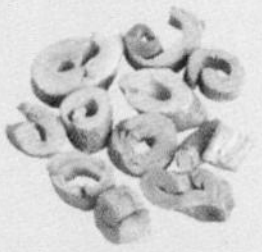
白蘚皮 5 錢

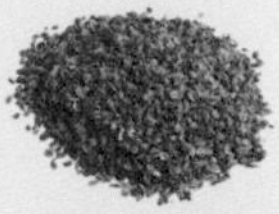
蛇床子 5 錢

作法：

冷水約 2500CC 放入湯鍋中，加入所有的材料，用大火煮至沸騰，轉慢火煮約 30 分鐘，煮至剩下約 3 碗的水量。

◆使用方法：藥液煮好後置暖和（勿稀釋），浸洗陰部約 15 分鐘，每天 1～2 次。

◆注意事項：此方忌食。

◆溫馨小叮嚀：若沒有「土銀花」，可用「金銀花」代替。

那是因爲體內已沒有益生菌去制衡惡菌，所以惡菌有機會迅速繁殖，**除非在使用抗生素期間即時大量補充益生菌，否則發炎情況更是一發不可收拾**，這就是爲何尿道炎或陰道炎纏綿不癒的原因。當炎症發生時應對症下藥治理，先清除炎症，待炎症消失後必須馬上改善體質，服用一些健脾固腎的中藥或湯水，提升抗病能力。

吃對食物縮短病程

有些食物能改善尿道炎或陰道炎（如小紅莓、藍莓、黑莓、桑椹、覆盆子、無花果、香椿、青木瓜、金針菜、紅蘿蔔、白花椰菜等），患者可適當食用具有清熱、解毒及利尿的食物（如冬瓜、菊花、薺菜、馬蘭頭、玉米鬚、薏仁等），若能同時補充益生菌更爲理想，但不建議飲用養樂多飲品。

發炎期間，飲食宜清淡，並以素食為主，烹調以生吃、水煮、蒸、氽燙、燜、燉為佳；多吃含水分高而有酸味的蔬果，因很多蔬果含有抑制惡菌的生物類黃酮、維生素C及胡蘿蔔素，有利於炎症消退及上皮細胞修復，同時能讓體液變爲弱鹼性，增強抗病能力及縮短病程。

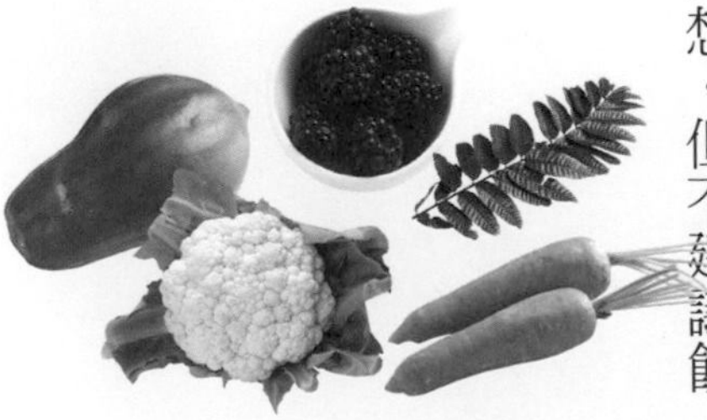

改善尿道炎或陰道炎—10 招飲食一點通

第1招

多喝水：增加排尿量使惡菌不易囤積在尿道或陰道。每天 6 ～ 8 杯鹼性水為宜（蒸餾水屬於酸水，加麥飯石後會變成鹼性水，飲用有益）。

第2招

多吃蔬菜或飲用蔬菜汁：蔬菜屬於鹼性食物，帶酸味的水果更有益（如檸檬、金桔、青蘋果、百香果或奇異果等），能減低炎症反應，提升抗病力。

第3招

戒一切糖類及過甜水果：含糖食物對皮膚病不利應徹底戒除（包括加工飲料或食品、調味用的糖、甜品、香蕉、哈密瓜、西瓜等）。

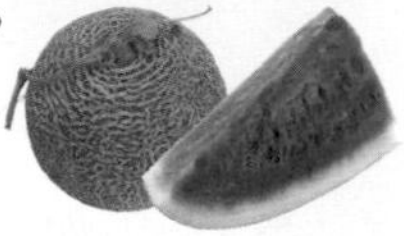

第4招

戒大補陽氣及熱性食物：發炎代表身體有若干程度的積熱現象，所以不宜進食此類食物（如高麗蔘、鹿茸、雞、榴槤、荔枝、龍眼、芒果、櫻桃、釋迦、紅棗等）。

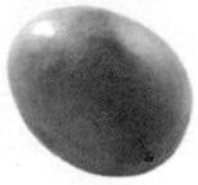

第5招

戒辛辣及刺激性食物：此類食物會使炎症加劇，必須禁止（如菸酒、辛辣、咖哩、胡椒、韭菜、生薑、煎炸食物、蒜頭）。

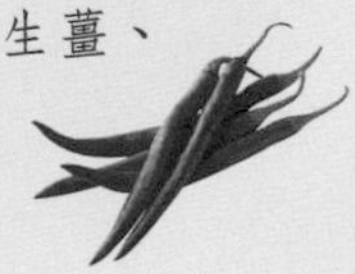

第6招

戒發物：在發炎期間，必須戒吃所有會引發炎症的食物（如香菜、燒鵝、牛肉、雞蛋、鹹蛋、蝦蟹、貝殼類、芋頭、竹筍、猴頭菇、花生、腰果、意大利麵等）。

第7招

戒黏性強食物：會造成炎症久不能散，甚至會使炎症加劇，當患有炎症、口腔或皮膚潰瘍、腫瘤或癌症等，一律要戒糯米及芋頭。

第8招

戒麵粉製品：現代的麵粉含有太多的化學添加物會削弱免疫力（如麵包、蛋糕、餅乾、饅頭、麵條、米粉、意大利麵等）。

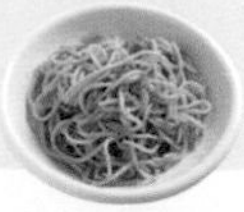

第9招

戒奶製品：會滋養細菌，應避免食用（如牛奶、起司、乳酪、奶油等）。坊間出售的乳酪一般都添加了防腐劑、色素及調味料對身體無益。

第10招

戒不良油脂：戒煎炸食物均含有不良的油脂，尤其是回鍋油，還有忌用芥花油（基因改造油）有潛在的致病風險。建議補充優良脂肪酸（沙棘油、亞麻籽油、芝麻油等）有助提升免疫力。

甩掉尿道炎或陰道炎—10 招生活一點通

第1招

早睡早起：身體的修復時間是在熟睡中進行，所以不要熬夜，以免降低身體的抗病力。

第2招

遠離輻射：輻射會削弱人體免疫力，應避免使用或遠離電器用品（如手機、電腦、微波爐、電視等）。

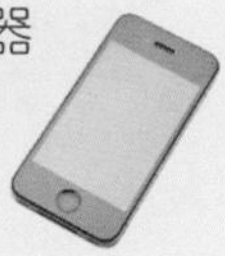

第3招

天然物料：衣物的材質以天然及透氣為宜（如棉、麻、絲等），尤其是內褲。衣服以寬鬆舒適為主，多穿棉褲、麻褲、裙裝等，避免穿緊身衣服（如褲襪、縮腹內褲）。

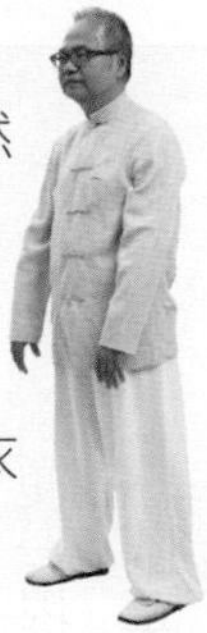

第4招

不要憋尿：憋尿會造成黏膜缺血，降低抗菌力，一有尿意應立即到廁所排尿。

第5招

個人清潔：排便後，要由前面往後面擦拭，避免將穢物帶往陰道造成感染。

第6招

個人護理：一般沐浴乳的酸鹼度為 pH 6 ～ 7，若用於陰部則鹼性太強，造成陰部無法維持在 pH 3.8 ～ 4.2，容易滋生惡菌。

第7招

生理期用品：衛生棉及護墊的材料最好是有機棉花，並注意每 1 ～ 2 小時更換一次。切勿使用內置式衛生棉條或長期使用護墊，避免細菌積聚。平日不要在內褲襯墊衛生紙，因紙類一般都經過加工漂白，含有致癌氯氣。

第8招

避免感染：避免使用陰部灌洗器，因容易將體外的細菌帶入陰道，甚至子宮及輸卵管，會造成盆腔炎，減低懷孕機會或容易形成子宮外孕。

第9招

房事衛生：應特別注意性器官的衛生與清潔，房事後應立即排尿，並喝 1 ～ 2 杯水；發炎期間必須停止性生活。

第10招

公共衛生：使用公共廁所時最好先用酒精棉片做消毒清潔處理，而容易反覆發炎者應避免去溫泉、公共浴室或游泳池。

皮膚濕疹

免疫力差＝細菌繁殖好時機

現代人的飲食模式逐漸西化，多肉少菜、大量麵包及起司、經常喝牛奶或加工飲料，又喜歡吃燒烤及煎炸食物，飲料不是汽水就是啤酒或紅酒，冬天還會吃火鍋配冰淇淋等等，怎料這樣的飲食習慣卻爲我們亞洲人帶來各種慢性病，所謂**一方水土養一方人，西方人的基因及體質和亞洲人是截然不同的**，因此若盲目跟從西方人的飲食方法，最終會害苦了自己，最明顯的就是患上皮膚濕疹了。在此順便一提，有些人以爲綠茶抗氧化有益，於是經常飲用瓶裝綠茶，可是這些加工綠茶飲料連一點茶葉的成分也沒有，而只是一些綠茶香精、色素及糖精的混合物，多喝對健康有害。

由於亞洲人大多缺乏消化牛奶的酵素，因此進食牛奶或奶製品後會出現各種不適症狀，濕疹就是其中一種症狀了。現在患濕疹的人有愈來愈多的趨勢，可發生在任何年齡，小至嬰兒或大至老人都被濕疹困擾。**濕疹是不容忽視，因為皮膚是身體最大的器官，是身體最外層的保護防線，一旦被攻破，病菌就有機會入侵體內，若加上自身免疫力低下或體內毒素過多，就會造成各種疾病**，後果非常嚴重。

濕疹患者的皮膚會很乾燥、紅腫、有灼熱感、呈碎屑狀，搔癢難當。嬰兒濕疹多見於前額、面頰、前臂、雙腿、頭皮及脖子，而兒童及成人濕疹，則好發於臉部、脖子，以及手肘、雙膝及足踝內側。嚴重者可以說得上是體無完膚，眼瞼、臉部、關節位置常被搔癢至破損紅腫，有時還會滲血及流膿，死皮一層一層的剝落，眉毛甚至會全部脫落，還會掉毛髮，臉部的微絲血管會暴露出來，顯示皮膚已變薄及失去正常防禦功能。

由於濕疹患者體無完膚，發病位置多見於臉部及四肢，外表紅腫有時會令人產生畏懼，同時由於死皮不停剝落，到處飛揚也會污染四周的環境，而濕疹患者經常會不由自主用手抓癢，所以也會令人產生怕被傳染的恐懼感，雖然濕疹不是大病，卻會嚴重妨礙工作及社交生活，而小孩子罹患皮膚疾病也會造成自卑及學習障礙。

天然止癢的好方法

方法1

將香蕉內皮白色部分，在皮膚患處上輕柔磨擦，能馬上止癢，若每天進行 2 ～ 3 次，能加速皮膚的康復，可收到意外的超級效用。

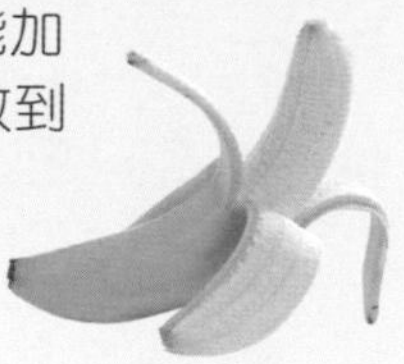

方法2

艾葉具有強大的消炎及殺菌的功效，若不方便進行艾灸，可用艾葉 4 兩加水 2000CC 煮約 30 分鐘後，待水溫適中（不要加冷水）時在皮膚病患處反覆潑洗，之後擦乾身體即可，連續執行幾天直至康復為止。

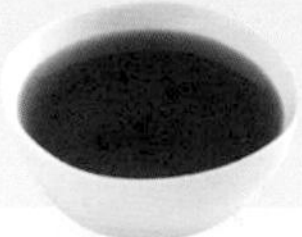

健康好油—改善濕疹

1 建議使用強效的天然補濕劑－鴯鶓油（EMU OIL）它能滲透入皮膚深層，並銷住皮膚表層水分，又不會引起敏感，價錢廉宜，為非常理想的皮膚補濕品，更被廣泛應用於運動肌肉創傷的修復。

2 若想加速痊癒，濕疹患者應每天服用沙棘油 6 ～ 9 粒，另外將沙棘油膠囊刺穿，將油直接塗抹在皮膚患處。沙棘油對改善皮膚病、主婦手、濕疹、等有非常顯著的效果。

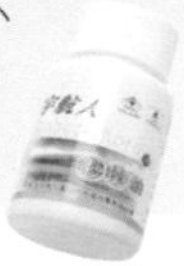

濕疹患者的身心非常痛苦，除了可能會被他人排斥之外，還要承受天氣或季節轉變所帶來的痛苦。春天潮濕，細菌容易滋生，被抓破的皮膚特別容易發炎，使病情惡化；夏天炎熱，稍爲活動就會出汗，汗液黏住皮膚，誘發皮膚搔癢加劇；冬天寒冷乾燥，乾燥的皮膚更缺水；患者在陽光普照或風力強的日子同樣難受，所以不敢出外活動，鍛鍊又怕出汗，因此不敢運動，整天就留在冷氣開放的房間，可是**人不活動及經常吹冷氣，體質又會變得較虛弱**，復原的機會就更加渺茫了。

在日常生活上，濕疹患者可謂步步爲營，當**穿上人造纖維製造的衣服後**，濕疹可即時發作或隔一段時間發作，至於**貼近肩頸位置的背包帶**（非天然材質）**可隨時成為致敏源**，使病情加重而不自知；若遇上外來刺激物（如化學護膚品、洗滌用品、塵蟎等）或**食物致敏源**（如酒、花生、起司、牛奶、猴頭菇、竹筍、芋頭、味精、小麥、芒果等），**隨時都會使病情加劇**。

由於患者怕勞動出汗及接觸化學清潔劑，一般不願意主動做家務及疏忽房子的整潔，但每天不停從皮膚掉下來的大量皮屑散佈於屋內的地板、牆壁、傢俱或物品上，助長細菌滋生，日子久了會長出綠色或黑色的黴菌，相當噁心，因此**濕疹患者要康復，必須加強個人及家居衛生，懶不得**。

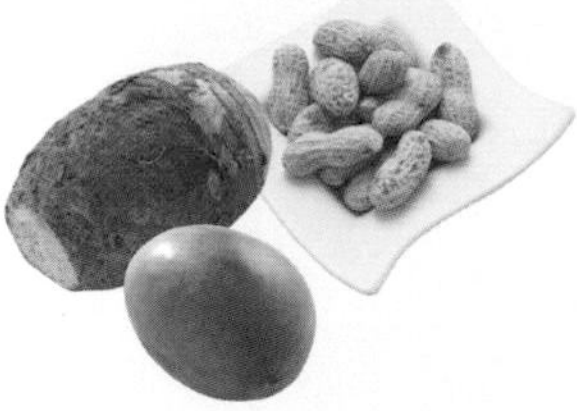

濕疹患者在外觀上已不太好看，皮膚紅腫脫皮，又要戒口，不能隨便飲食，不能外出曬太陽或活動出汗，不能隨便穿衣物，整天要躲在冷氣開放的房間內，雖然如此，還是一年沒

有幾天可以舒舒服服過日子，生活完全沒有趣味可言，年紀大的濕疹患者尚可忍受，對於一些青少年或壯年患者來說，就太難受了。當遇上一些外在刺激因素，如工作或考試壓力、失戀等，均有機會使病情惡化。

對症下藥，根除病源

中醫認為濕疹並不難根治，但成功與否，完全取決於患者的決心，是否能堅決戒除不良的起居及飲食習慣，並持之以恆堅持一段時間（視乎病情而定），一般都可以在三～四個月內康復（因為紅血球更生一次的時間為一百二十天，才能將血內的毒素徹底清除）。由於患者不夠耐性，往往在接近康復時又忘記戒口或飲酒，就會造成康復遙遙無期，令病情更加頑固難治。中醫認爲濕疹的發病原因較複雜，包括患者本身的不良起居及飲食習慣（如吸菸、飲酒、熬夜、嗜吃辛辣或煎炸食物等），導致體質虛弱及濕熱夾雜、體內毒素過多，加上外來因素（如日曬、乾燥、多汗、搔抓、壓力、化學品、濫用類固醇等）的相互作用下而發病。在治療上，必須**以清熱解毒袪濕為主**，絕對不能溫補或大補，只宜清補（如傳統的清補涼湯方），然後以中藥及食療加強及鞏固體質，盡快提升患者的自身免疫力，防止病情惡化或復發。

改善濕疹好妙招

濕疹患者的體質基本上都比較虛弱，但又有頗嚴重的濕困及積熱，屬於虛實夾雜的情況，此類體質既不能大補也不能過度清熱，否則適得其反，因此在中醫用藥上要非常謹慎。患者的起居及飲食一定要特別注意及配合，才能脫離濕疹的困擾。

改善濕疹—10 招飲食一點通

第1招

多喝水：每天喝 6 ～ 8 杯鹼性水，可減低皮膚乾燥。建議可在水中加入一些麥飯石或 10 粒砭石珠，就可變成有益健康的鹼性水。

第2招

戒一切糖類及過甜水果：糖是酸性食物會為皮膚上的病菌提供豐富養分，助長細菌大量繁殖，必須徹底戒除。

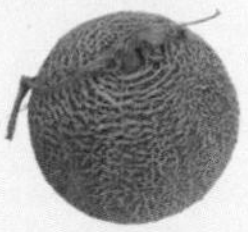

第3招

戒牛奶及奶製品：奶類食品（如牛奶、起司、雪糕、乳酪、巧克力、奶油等）是主要的致敏源，助長炎症及腫瘤發生，一定要避免食用。

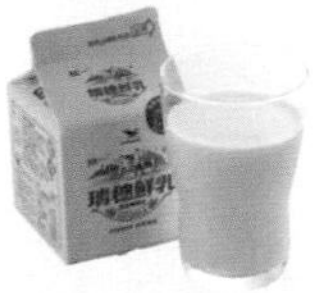

第4招

戒麵粉製品：現代的麵粉含有化學添加物，且含有砂糖和牛奶，對濕疹患者非常不利，所以應避免進食麵粉製品（如蛋糕、餅乾、意大利麵、麵條等）。

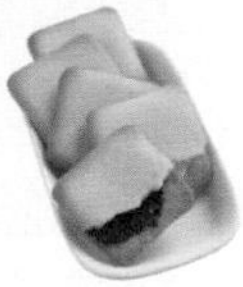

第5招

戒肉類：濕疹患者的體質已呈酸性，若再進食酸性食物（如肉類、糖類、奶類、蛋類等），等於是雪上加霜，妨礙清熱解毒，建議患者在治療期間，若能棄肉茹素能加倍康復。

第6招

戒大補陽氣食物及熱性食物：濕疹患者身體有明顯的積熱，暫時不宜進食此類食物（如高麗蔘、鹿茸、雞、榴槤、荔枝、龍眼、芒果、櫻桃、釋迦、紅棗等）。

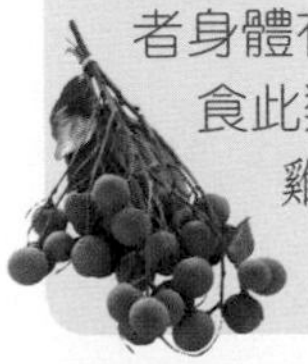

第7招

戒辛辣及刺激性食物：濕疹患者體質濕熱夾雜，所以一定要戒除菸、酒、辛辣、咖哩、胡椒、韭菜、生薑、蒜頭、蔥、煎炸或燒烤類的食物。

第8招

戒發物：此類食物會造成濕疹急劇惡化（如酒、起司、巧克力、香菜、牛肉、雞蛋、蝦蟹、貝殼類、芋頭、竹筍、猴頭菇、花生、腰果、味精等）。

第9招

戒強黏性食物：必須戒糯米及芋頭，因其強黏性會令炎症久不能散。當患有口腔或皮膚潰瘍、甲狀腺腫大、腫瘤或癌症，都一律要戒糯米及芋頭。

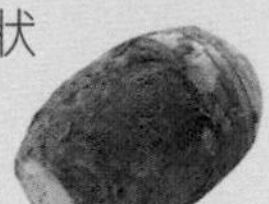

第10招

戒不良油脂：濕疹患者皮膚同時缺水及缺油，必須補充好水及優良脂肪酸（亞麻籽油、芝麻油等），每天最好食用適量的生果仁（如南瓜子、巴西果仁、核桃等）。芥花油為基因改造油，濕疹患者應避免使用。

甩掉濕疹—10 招生活一點通

第1招

早睡早起：身體的修復力是在熟睡中開始進行，所以千萬不要熬夜，最好是晚上 9 點睡覺，早起享受大自然新鮮的空氣。

第2招

心情開朗：由於濕疹患者不能安睡，所以常見脾氣暴躁、心情鬱悶，最好能每天靜坐一兩個小時或聽輕音樂放鬆情緒。

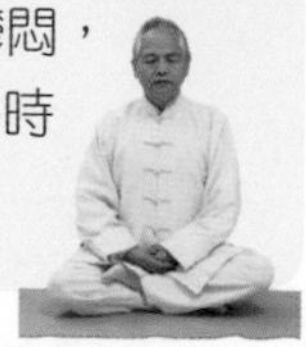

第3招

遠離輻射：輻射會削弱人體免疫力，應盡量避免使用手機、電腦及電器產品。

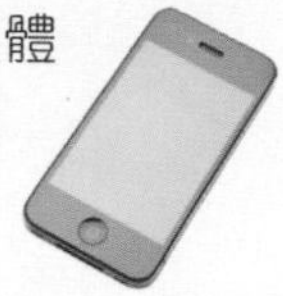

第4招

天然物料：選擇天然物料（如棉、麻、絲）及透氣、寬鬆、舒適為宜，至於皮革、紡織品、人造纖維、尼龍物料或含有化學染料的衣物、手袋、被子、鞋子等都會誘發濕疹應加以避免。

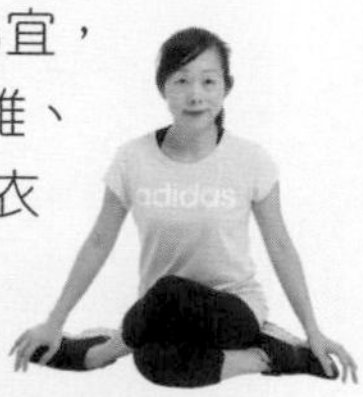

第5招

個人護理：避免使用任何含有化學成分或染料的物品（如美容護膚產品、清潔用品、頭髮定型用品、燙髮劑、指甲油、刮鬍膏、防曬用品、止汗劑、牙膏等）。

第6招

家居衛生：家居清潔或洗滌用品不可含有化學成分。要勤加清潔家居及床上用品，最好是用吸塵器將微小的皮屑吸走，洗地最好用熱水，也可加一把海鹽幫助殺菌。

第7招

公共衛生：濕疹患者應小心防範去溫泉、公共浴室或游泳池，避免受感染。游泳池的水含有很多氯化物，屬於化學漂白劑會刺激皮膚，隱藏著致癌的風險，患者應小心防範。

第8招

慎用藥物：濕疹患者的皮膚抵抗力較薄弱，在使用外塗藥物或敷貼藥物應請示醫師，還有避免使用類固醇軟膏，以免擴張皮膚毛細血管，導致皮膚變薄喪失抵抗力，延長治療時間。

第9招

植物：某些樹木的表皮及某些植物的花、葉、種子、漿汁等，如野葛（PoisonIvy）、橡樹（PoisonOak）、漆樹（Sumac），可誘發皮膚病，濕疹患者應避免接觸。

第10招

不養寵物：患有任何皮膚病的人士，都不應該養寵物，寵物的毛髮是最普遍的致敏原之一。

遠離皮膚病—6個良好的習慣

第1招

生活規律：夜睡對皮膚患者不利，最好在晚上9時前睡覺，讓免疫系統得到充分的儲備及調整，晚上應避免無謂的活動，如玩遊戲機、電腦上網、唱卡拉OK等，因為電磁波會削弱人體免疫力，加上夜生活的地方多充斥著二手菸等有毒物質，若加上飲酒，皮膚病發作的機會極高，更難處理。

第2招

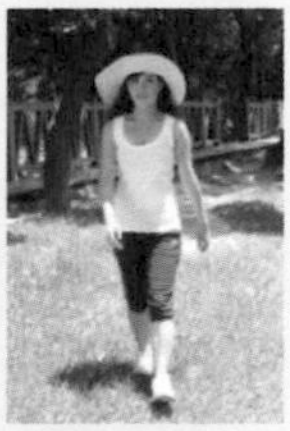

接觸大自然：皮膚患者怕出汗，於是老躲在冷氣房內，造成毛孔長期閉塞，使毒素不能排出體外，病情因而惡化，建議多開窗，以風扇代替冷氣，平日多到空氣清新的地方散步，吸收大自然能量及舒展心情，另外還要每天適當曬太陽。

第3招

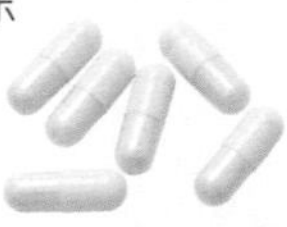

大小便要暢通：人體的排毒途徑是大小便及出汗，多喝水利尿，多吃蔬果排宿便。每天應有2～3次正常排便，將體內毒素排出有助復原，建議每天補充足夠的纖維素，除了進食蔬果外，可每天補充現成的纖維素營養品，於空腹時，將一湯匙的纖維素（含洋車前子、燕麥麩、發芽玄米煎粉）與飲料（如水、蔬菜汁、果汁、湯水等）混合後馬上飲用，每天1～2次。益生菌對皮膚病患者相當重要，建議每天補充足夠分量，最好是含有6種以上的益生菌補充劑。

第4招

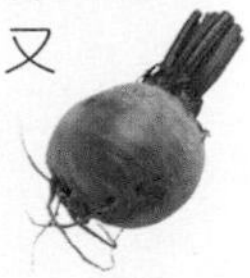

多吃蔬菜或飲用蔬菜汁：蔬菜屬於鹼性食物，帶酸味的水果更有益（如檸檬、金桔、青蘋果、百香果、較酸的柳橙或奇異果等），能減低炎症反應，提升抗病能力。蔬果加水攪拌後保留最重要的纖維素及植物生化素，對身體非常有益。甜菜根打汁或生吃最好，能清除體內積熱，又能補血養血，清肝護肝，最適合長期濕疹患者。

第5招

海水浴：濕疹患者最好連續2個月，在陽光普照下，每天去海邊把身體浸泡在海水中30分鐘，之後用清潔的水沖身，可治療多種皮膚病，就連牛皮癬也有機會大幅改善。如條件不許可，也可在家中的浴缸內，加一湯匙海鹽，混合溫水浸泡身體。

第6招

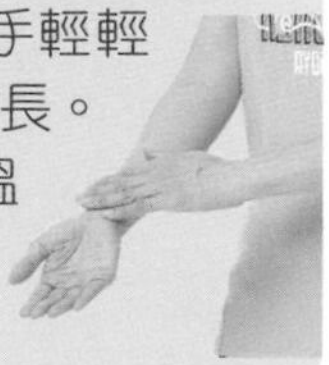

保護皮膚：濕疹患者為了加速復原或止癢，會胡亂大力拍打皮膚患處，很容易造成毛細血管破裂，使膚色變為瘀黑，病情也進一步惡化及更難康復。若要止癢，最便利的就是香蕉皮了，又或者可以用手輕輕在患處拍打，時間不宜過長。皮膚病患者沐浴時的水溫不宜過熱，否則會造成皮膚表面流失水分。

憂鬱症

一觸即發的心靈

曾經看過一則報導，指19世紀發生最多的是肺病、20世紀發生最多的是癌症、21世紀發生最多的將會是精神病。根據現代人忙碌的生活模式，加上無止境追求物慾的心態，無疑會造成很大的心理壓力與精神負擔，不過那只屬於一部分人的生活模式，而知足常樂、安於現狀的也大有人在，並不見得人人都會得精神病或心理病。

我見過不少患者，被診斷爲憂鬱症或精神病，需要長期服藥，但我個人認爲，有接近一半的患者根本沒有憂鬱症，部分只是外感傳裡（即曾經患上感冒，但沒有徹底痊癒，病毒潛藏在體內，造成疲倦及其他不適的症狀出現），長期不適消耗患者的能量，造成體力及精神進一步下降，體質更爲虛弱；晚上又睡得不安寧，於是日間疲憊，精神恍惚，做事有心無力，造成精神緊張，若得不到家人及朋友的諒解，患者會感到無助及難過，出現類似憂鬱症的症狀，但究其眞正病因，並非憂鬱症，因此服用憂鬱症藥物並不會有明顯的效果，相反患者一旦被標籤爲憂鬱症後，會使健康及精神狀態進一步惡化。

當一個人被標籤爲精神病的時候，比罹患其他重病更爲難受，患者會逐漸被家人及朋友離棄及被社會排斥，這可能由於大家看電視或電影太多，以爲精神病人會隨時發作及做出傷害別人的行爲，因此大家都會敬而遠之。

被診斷爲憂鬱症的患者，一般容易受外界影響或因小事而緊張起來，情緒波動較大，很容易陷入低落的情緒中，難於自我控制，缺乏對於生活的興趣和喜悅，伴有失眠、頭暈、頭痛、手抖、心慌等症狀。但到目前爲止，醫學界還未找出導致憂鬱症的明確原因，所以無法對症下藥，只能治標而不能治本，一大堆的藥物只能暫時控制病徵，而不能根治病情，患者只要一停藥，那些病徵又跑出來，眼見康復的日子遙遙無期，讓患者感覺自己活著毫無希望，於是心情更緊張及情緒更低落，所以**服藥的種類愈來愈多，劑量也愈來愈大，身體也因為服藥過量而變得愈來愈虛弱**，而心理上更確認自己爲憂鬱症患者，對一切失去信心，進一步封閉自己，使情況更惡化。

善用藥物及心理治療

我個人的臨床經驗證明，部分的憂鬱症是可以處理的，成功案例很多，成功率很高，有些被折磨得準備要自殺的憂鬱症患者，也可以在幾個月內康復，無需再服用抗憂鬱藥物，患者重新被人接納，因此**戒除藥物有著非常重要的意義**。

我發現憂鬱症患者一般都具有很強的責任感，自我要求較高，同時喜歡思考，亦因如此，事事掛心，容易緊張，承受的壓力也較大。老實說，這也是現代人的特質，可是人始終是血肉之軀，**長期的精神消耗會造成身體陰陽失調，而氣血不足會出現心慌手抖、失眠多夢；睡不安寧導致精神變得較渙散、體力疲乏；無神無氣自然脾胃不佳、形體消瘦；食不下嚥自然營養失衡、臟腑失調，出現神經系統上的問題**，這些都是由生理所引發的憂鬱症，與受心理或心靈創傷所引發的憂鬱症有所不同，前者著重於中藥調理，配合飲食及改變生活習慣即可改善，後者則需同時輔以心理治療。

真實個案分享

B小姐為澳洲大學留學生，會無緣無故在教室或考場內歇斯底里大叫，又會無故哭泣，平日見心慌手抖、流冷汗，並經常感覺同學在背後恥笑她笨，對學習及一切事物失去興趣，臉頰及身體均見水腫，臉上長滿小暗瘡，她被醫生診斷為嚴重的躁鬱症，B小姐的父母收到學校的勒令退學通知時，才得知女兒已發病半年，且屬於非常嚴重一類，醫生囑咐她絕對不能停藥。

B小姐在媽媽陪同下來到我面前，辨症論治後給她開了中藥處方，指導她正確的飲食及生活方法，以及深入了解她的心理問題，由於她的父母想培養她獨立，所以要她離開加拿大前往澳洲讀書，雖然她不

改善憂鬱的飲食 6 大方案

方案 1

忌吃上火及辛辣食物：憂鬱症患者多有失眠的情況，若再進食使人大火氣的食物（如雞湯、骨湯、燒烤及煎炸食物、辣椒、榴槤、韭菜等），會使情況更惡化。

方案 2

不宜大壯陽火的補品：因為患者本身已有積熱，若再吃大補陽火的食物（如野味、高麗蔘、鹿茸、蜂皇漿等），有如火上加油，更加難以入睡，情緒更見惡化。

方案 3

避免食用烘焙類食物：多吃此類食物（如麵包、蛋糕、餅乾、烘烤果仁等）容易上火。

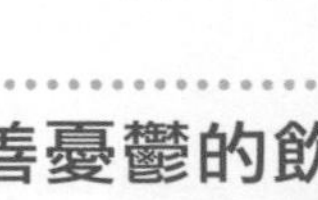

方案 4

避免食用含糖食物：甜食會損害神經，應避免進食，尤其是巧克力、加工飲料及加工食品。

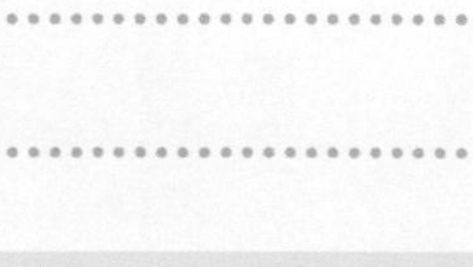

方案 5

攝取富含維生素 B 的食物：此類食物可鎮定神經（如堅果類、豆類、全穀類、小麥胚芽、發芽荳、發芽玄米煎粉、酵母、納豆、深綠色蔬菜、雞蛋、肝臟、肉類）。

方案 6

補充維生素 B 群：建議素食者每天補充一粒舌下錠劑的維生素 B12（吞服型的會被胃酸破壞，降低吸收率）。

想離開至親，但也不想令父母不開心，所以寧願違背自己的心意，順從父母的意願遠赴澳洲讀書。

所幸花了兩個多小時的心理治療，改變了B小姐及其家人的價值觀，使她們一家人的心重新連繫在一起，因此B小姐重新得到父母的支持及肯定，成功處理了她埋在內心深處的創傷。B小姐服用我處方的中藥不到一周，已可戒除所有鎮靜劑、安眠藥、抗憂鬱藥；不到兩個月，已開開心心回澳洲讀書了，在香港停留的期間還去了香港工業展覽會做義工，逐步恢復正常的社交生活。

一覺安眠是自癒良方

只要能**恢復正常的睡眠，憂鬱症**

一覺安眠的 4 種自癒良方

1 睡前含 1～2 粒舌下錠劑的退黑激素：

為一種非常理想幫助入眠的天然保健品。睡不著時可含一粒約 3 毫克的退黑激素，一般約可在 15 分鐘內入睡，既有效及安全，同時又沒有安眠藥的副作用。

2 運用香薰營造安眠：

臥室內可放一些檀香木或沉香木，或可燃點能紓緩神經的香薰油，例如：薰衣草精油（但不要超過 3 滴）、檀香精油等。

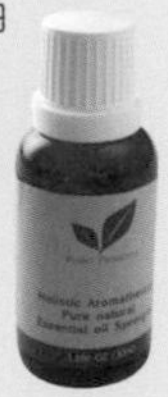

3 關掉臥室燈光：

睡眠時臥室的燈光應全部關掉，因為大腦松果體在完全黑漆的環境下才能釋放退黑激素，幫助人體入眠，可提升免疫力、抗癌、抗衰老、改善頭痛。

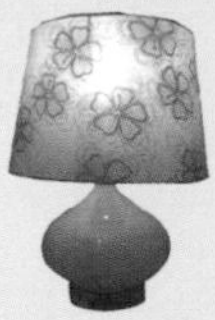

4 睡前鹽水泡腳：

晚上睡前用海鹽水泡腳（作法為熱水加一湯匙海鹽，浸泡足部 15 分鐘），有助於放鬆肌肉及心情。

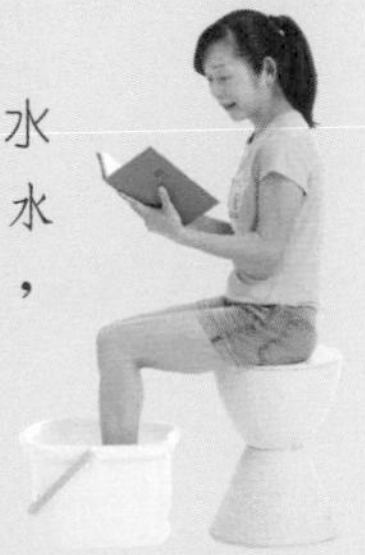

患者的不適症狀自然能夠大大降低，因為人體的免疫系統修復及加強是在熟睡中進行，加上一夜良好的休息能使人精神煥發，對憂鬱症患者有正面的幫助。失眠或睡眠不佳的患者可利用4種方法改善。

除病根良方用心藥醫

凡事總有解決辦法，改善憂鬱症，也可透過改變錯誤的價值觀、不良的起居及飲食習慣，同時以中藥調理身體，再予以適當的心理調整，一定能完全康復。其實多接近自然環境可以紓緩緊張及不適症狀，不妨在海灘上懶洋洋的躺上半天，曬曬太陽，聽聽海浪聲，又或者去游泳、運動或到公園散步，看看花草樹木等。另外，可參加一些自我成長或勵志的課程，調整思想，尋找生命的意義。

在極度沮喪及無助時，患者應該去尋找心理輔導，對情感的宣導會有一定的幫助，或者可以去參加一些有關生命成長的課程，重新檢視自己的價值觀及潛意識眞正需要，從根本開始調整自己的心態，才能長久性得到成功快樂的人生。

輕鬆懂 退黑激素有分為 4 種劑型

1 吞服型
2 舌下含片型
3 舌下液體型
4 舌下噴劑型

※ 吞服型幫助入眠的速度最慢，其他三種則非常迅速，所以廣泛被應用於失眠患者、空中服務員、大廈管理員等需要輪班工作的人，能有效改善睡眠及時差的問題。

糖尿病

糖尿病是一種常見的內分泌及代謝失調疾病，目前全球的糖尿病患者超過一．三億人口，現代醫學暫時還未找到根治方法，只能用藥物暫時控制病情，控制不住時便會出現各種併發症，如失明、心臟衰竭、腎臟病、腳趾及足部潰爛等。糖尿病雖然不會令人迅速死亡，卻是屬於困擾終生的疾病，又涉及身體多個器官，影響的範圍十分廣泛，造成患者的生活品質下降，同時需要長期承受身心痛苦，因此，有人認爲糖尿病比癌症可怕。

糖尿病並非是不治之症。在我的行醫經驗中，已證實了就算是**晚期的糖尿病患者，也可以透過服用中藥及食療得到完全康復，無需再服用降血糖藥物，可以與正常人一般享用含有糖分的食物**，而不會引起血糖大幅波動。另外，我的家族都有糖尿病，我的爸爸是糖尿病患者，他發現有糖尿病時約五十歲，病情已非常嚴重，不過他享年八十歲才離世，三十年間沒有出現過併發症，也沒有服用過胰島素藥物。

而我的弟弟同樣也是糖尿病患者，四十歲時發病，我見他突然消瘦催促他去檢查身體，查出爲晚期糖尿病，飯前的空腹血糖值爲 414 mg/dl（正常值介於 70~100 mg/dl），因此，我囑咐他要嚴格戒口，同時處方中藥給他服用，一星期後飯前的空腹血糖值下降至 234 mg/dl，一個月後，空腹血糖值已恢復至正常，治療期間沒有看過西醫，也沒有服用過任何降血糖的西藥，身體恢復之後他堅持每天進行運動鍛鍊增強體質，並且一直嚴格控制三餐飲食，至今血糖值保持正常。

糖尿病的成因

正常的血糖值爲飯前應介於 70~100 mg/dl，而飯後血糖值應低於 140 mg/dl，當血糖值高於 180 mg/dl，已超出身體的耐受值，則會影響臟腑正常功能運作。糖是維持人體功能的燃料，當碳水化合物進入人體後，會被分解成葡萄糖進入血液，此時胰臟會分泌胰島素，將葡萄糖輸送給全身的細胞利用，但糖尿病患者的胰島素分泌不足，所以無法消耗所有葡萄糖，於是有部分的糖被遺留在血液內，導致高血糖，當超出腎臟可再吸收的範圍時，尿中就會出現尿糖，此時身體會想盡辦法將糖轉化爲能量、肝糖元或脂肪，並貯存起來作後備能量，藉此降低血糖值。

患者常因缺乏能量而感到疲倦，亦因血糖過高而造成微血管循環不良，損害眼睛、血管、神經及內臟器官，後期患者的皮膚顏色會變深或出現黑斑，傷口很難才能癒合，最後還會因長期潰瘍不癒而需截肢，若**糖尿病患者因任何疾病而需要進行手術，最擔心就是手術後傷口不能癒合**。

糖尿病的病因一直是醫學界研究的重要課題，但病發原因至今未完全闡明，暫時只知與遺傳、飲食、藥物、肥胖及環境因素有關，由於原因不明，所以只能用藥物暫時控制病徵，而無法除病根。

糖尿病的二種類型

一型糖尿（又稱胰島素依賴型）或青少年糖尿

患者多發於幼年或青少年時期，病情發展急劇，發病時胰臟功能極低，胰島素分泌極少，病情嚴重，須即時注射胰島素控制病情，更需終生注射胰島素。其發病原因不明，有遺傳病史及無遺傳病史兩種皆可發生，患者會出現三多一少的症狀，即食多（容易飢餓）、飲多（常感口渴）、尿多（尿頻），患者多見形體消瘦，也有部分患者虛胖及水腫。

二型糖尿

九〇%的糖尿病患者屬於此型，病情發展緩慢，病徵不明顯，三多一少情況不明顯，所以被發現時已達到嚴重的階段。此類患者大都被認爲與遺傳有關，但根據研究指出，遺傳病如糖尿、中風、高血壓、癌症等，**其實受遺傳因素而發病的比率只有約三%，反而超過九〇%是與起居及飲食不當有關**，與其說由遺傳得病，倒不如說是遺傳了家族性不良的飲食習慣，一般都是暴飲暴食、偏食或經常吃隔夜飯菜等。

二型患者大多肥胖，疏於運動，同時兼有高血壓或痛風症。初期的二型患者，其胰島素分泌較少，細胞對胰島素反應較低，對糖的轉化能力較低，所以服用糖尿藥已能控制病情，可是隨著年期的遞增，患者服用藥物的份量會愈來愈重，若患者在飲食上不加節制，最終難逃注射胰島素的命運。**此類患者若能馬上改變起居及飲食習慣，一定可以減低胰臟退化的速度，使病情得以延緩。**若患者能適當調理體質及加以鍛鍊，是有機會把病根治的，無需終生依賴藥物及承受併發症的威脅。

糖尿病常見的症狀

一、**疲倦：**糖尿病患者因細胞轉化血糖成能量的作用減低，加上高血糖影響微血管循環，導致身體的含氧量偏低，因此經常感到疲累，可發展至稍作步行已雙腳無力，推門亦欠力氣，甚至無精神看書報或電視，整天不欲活動，最終因欠缺運動而造成惡性循環，爲了擺脫糖尿病，患者必須堅持每天鍛鍊。**中藥及食療在改善糖尿病有顯著的效果，平日可多吃些補氣、補血及強壯肝腎的食物，睡前用熱水加一茶匙的海鹽泡腳也能提升元氣，有效改善疲倦症狀。**

二、**低血糖：**血糖過高會使人得糖尿病，出現口乾及暈眩症狀；血糖過低一樣會危害生命，血糖過低時身體會出現暈眩、心跳、出汗、手抖的現象，甚至會全身發抖、發冷，嚴重時還會休克。**胰島素含有兩種成分，分別為降血糖α胰島素及升血糖β胰島素。**糖尿病患者此兩種胰島素的分泌都不足，所以服用降血糖藥物後，血糖迅速下降時造成血糖過低，但體內升血糖的β胰島素又不足，造成血糖不能即時上升，所以產生低血糖症，因此糖尿病患者需隨身自備含糖食物，當自覺血糖快要過低時，必須馬上補充糖分，否則容易暈倒。

糖尿病的併發症

糖尿病併發症很可怕，絕對不能掉以輕心。糖尿病併發症的引起原因是供血不良，只要改善血液循環就能避免併發症的發生，中醫在這方面是強項，具有促進血液循環（活血化瘀）的中藥很多，功效顯著。香港沙田威爾斯親王醫院根據這個理論，成功運用了中藥處理糖尿病患者腳部潰爛的問題，使患者脫離截肢的惡運，若大家能多了解中醫對糖尿病的貢獻，就會相信糖尿病是有機會根治的，很多無謂的恐懼即可消除。

糖尿上眼（視力衰退）

當血糖增高時，可引起眼睛晶體改變，使屈光不正，同時會令視膜網的微細血管閉塞，使視膜網得不到足夠的氧氣和營養，爲了獲得足夠的氧氣和營養，眼睛會長出新的微細血管來，但這些脆弱的新血管很容易破裂，動不動就造成眼底出血，使病人的視力下降，嚴重時甚至會導致眼盲。

罹患糖尿病五年以上，有二〇％～三〇％的機會糖尿上眼，出現視神經衰退、視網膜出血或青光眼症狀，若罹患糖尿病超過十五年，糖尿上眼的機會則會增加至八〇％。糖尿上眼初期是沒有症狀的，眼睛不紅不痛，視力也可能正常，可是**當病徵出現時，視力可能已被破壞至無法復原的地步，因此糖尿病患者必須定期檢查眼睛。**

糖尿病的三多症狀

1 上消：以**多飲**為主要症狀，積熱在**肺**，所以常感口渴欲飲，病情最輕。

2 中消：以**多食**為主要症狀，積熱在**胃**，所以常感飢餓欲吃，病情中度。

3 下消：以**多尿**為主要症狀，積熱傷**腎**，所以小便頻繁，形體消瘦，病情最嚴重。

病理層次	中藥調理的處方
上消	調養法：應養陰、清肺熱 中藥材：玄蔘 3 錢、生地 3 錢、石斛 5 錢、天花粉 3 錢、知母 3 錢。 作法：冷水約 800CC 放鍋內（水量以剛蓋過藥面為準），加入所有材料，先用大火煮至沸騰，轉慢火煮約 45 分鐘，煎至剩 1 碗的水量。 服用法：飽餐後 30 分鐘內温服。 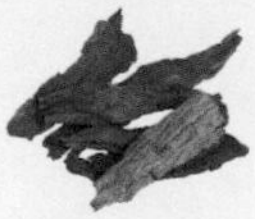 玄蔘 3 錢 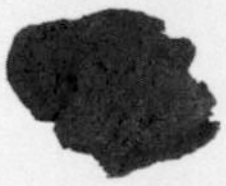 生地 3 錢 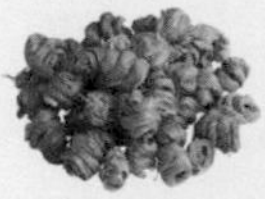 石斛 5 錢 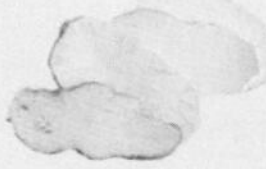 天花粉 3 錢 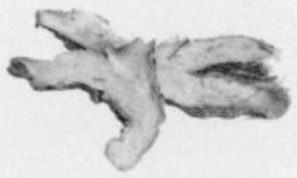 知母 3 錢
中消	調養法：養胃陰 中藥材：玄蔘 3 錢、生地 3 錢、石斛 5 錢、知母 3 錢、天冬 3 錢、麥冬 3 錢、玉竹 5 錢、天花粉 3 錢 作法：冷水約 1000CC 放鍋內，加入所有材料（水量以剛蓋過藥面為準），先用大火煮至沸騰，轉慢火煮約 45 分鐘，煎至剩下 1 碗的水量。 服用法：飽餐後 30 分鐘內温服。 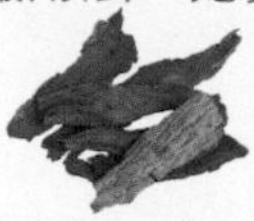 玄蔘 3 錢 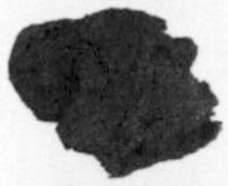 生地 3 錢 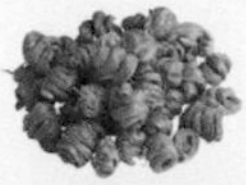 石斛 5 錢 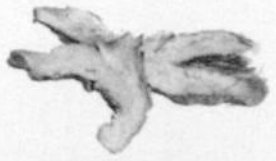 知母 3 錢 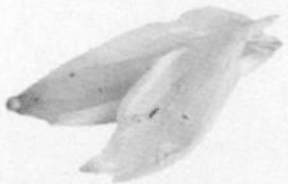 天冬 3 錢 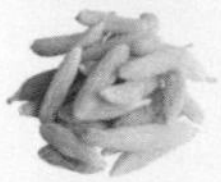 麥冬 3 錢 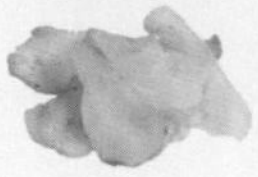 玉竹 5 錢 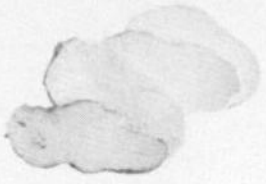 天花粉 3 錢
下消	調養法：補腎、固腎 中成藥：腎氣丸 / 金匱腎氣丸 採買：可到中藥房購買現成的製品。 服用法：請按照包裝說明指示或請示合格的中醫師。

皮膚搔癢

高血糖會增加體液的流失，使皮膚乾燥龜裂，造成微生物與細菌的入侵和感染，造成皮膚搔癢，又稱爲「糖尿病皮炎」，中醫認爲引發的原因乃患者本身的陰分津液受損或腎臟陰分不足，導致供血不良和皮膚乾燥，更因皮膚抵抗力弱而引起發炎，使皮膚異常搔癢，因此中醫在治療上著重滋養陰分及鞏固腎氣。

傷口癒合困難

高血糖造成血液循環障礙，加上糖尿病患者的血脂容易升高，血管容易硬化及阻塞，導致遠端肢體的血液供應不足，未能提供足夠的氧氣和營養，下肢足部的代謝物亦不能被順利帶走，在廢物積聚及供血不良下，足部的膚色會呈現瘀黑色，若足部皮膚意外破損，會出現發炎或潰爛的情況，且久不能癒。

中醫治理糖尿病奇方

中國醫學遠在漢朝已有關於糖尿病病徵的論述，稱爲「消渴症」，認爲起病原因是飲食過量和吃得太多香酥或肥膩的食物，使體內積熱，加上精神過度消耗或過度緊張，使內熱轉化爲火，灼傷陰液所致，當陰液過度損耗，身體顯得乾涸，因此**經常要飲水**，亦因多飲水而導致**小便頻繁**；胃火灼熱使胃部亢奮，所以常感飢餓，**經常要吃東西，這些就是三多症狀**，即多飲、多食、多尿。身體過熱會損傷腎陰，腎陰受損，元氣就會不足，因此經常感覺疲累、精神不振。

由於每位糖尿病患者的症狀都會因爲體質有所差異，所以中醫會根據發病的不同階段與症狀，施以不同的處方。當糖尿病患者兼有其他病症時，如高血壓、高膽固醇、高血脂、失眠、四肢痲木、視力模糊等，應找有經驗的中醫師診治處理，切勿胡亂服藥。

「糖」與食慾不振

吃甜品或喝糖水容易令人上癮，因爲吃糖後會令人產生一種短暫的幸福感，所以很多人在不開心的時候，會不自覺地喝汽水或糖水、吃巧克力或香蕉等，這些食物含有大量的糖，會刺激大腦釋放「幸福荷爾蒙」腦內啡，令人心情愉快。實驗證明：每天給老鼠餵食二十五%的糖水，一個月後全部老鼠都上癮，需要吃雙倍份量的糖水並喪失食慾，拒絕進食其他食物，形體日漸消瘦及精神萎靡。

輕鬆懂　糖尿奇穴可通暢經絡

中醫在治療上非常注重經絡的通暢（因為經絡為人體氣血運行的通路，聯繫五臟六腑及全身內外，包括孔竅、皮毛、筋肉、骨骼、神經系統、內分泌系統等，使身體組織緊密地聯結成為一個整體），而穴位有如是經絡的開關鍵，一直被用於處理各種疾病與疑難雜症，由於功效卓越，已被超過 100 個國家進行研究。

糖尿穴

穴位點：手背上中指與無名指約骨縫盡頭處。

按法：平日多加揉按可增強體質，改善糖尿症狀。

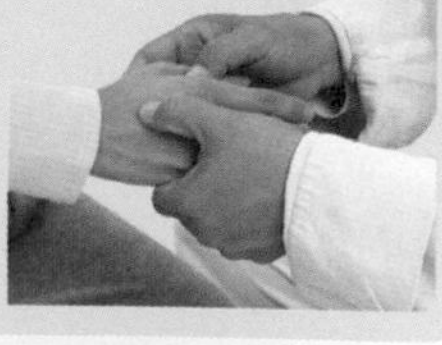

足三里穴又名「強壯穴」

穴位點：在膝下二吋脛骨外一橫指。

按法：每天壓按 5 分鐘能增強體質、消化系統及免疫力，並可預防高血壓及失眠。

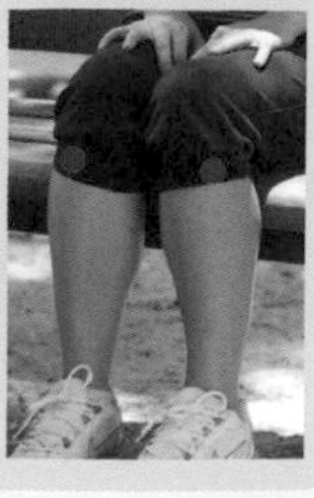

「糖」與骨質疏鬆

中醫說：「甘生脾、脾生肉」，即是說適量食用甘味或甜的食物，有助消化吸收、滋潤肌膚，同時幫助肌肉生長，所以很多傳統食譜或處方會主張用黑糖及麥芽糖等。**古人吃的糖屬於天然有機的，且依循古法製造，並無添加化學物質，是有益及富含營養的，與現代的精製糖有天壤之別，食療效果不能相提並論。**

中醫又說「多食甘、則骨痛而髮落」，說明了食用過多的糖會造成骨痛及脫髮，這與西方營養學有共同的理念，因爲經常食糖，血液會變酸，爲了將血液維持在弱鹼性，骨骼中的鈣唯有被抽調出來，日子久了就造成骨質疏鬆、骨痛或痛風等。

「糖」會損耗維生素B群

喜歡吃糖的人，會大量消耗體內的維生素B群，容易造成貧血或生口瘡。維生素B群參與能量與蛋白質的代謝、細胞分裂、造血、維護神經系統等，建議嗜吃甜食的人**應多攝取含維生素B群豐富的食物**，如深綠色的蔬菜、豆類、小麥胚芽、發芽荳、糙米麩、發芽玄米煎粉、雞蛋、杏仁、核桃等或服用天然營養補充劑。

「糖」造成諸多疾病

在一般情況下，人是無需額外補充糖分的，若經常食用的是精製糖、代糖或化學糖精，損害健康的情況會更嚴重。**過多的糖或碳水化合物會造成營養失衡、荷爾蒙系統失調、各種心理或生理疾病**，例如營養不良、經期異常、婦科腫瘤、憂鬱症、酗酒、濫藥、肥胖症、提早衰老、腎衰竭、過敏症、皮膚炎、疼痛症、骨質疏鬆症、老人失智症、帕金森氏症等。

糖分還會助長炎症及腫瘤的發展，同時影響神經系統，所以患有腦部、神經系統或免疫系統疾病（如自閉症、過動症、弱智、學習及行為障礙、小腦萎縮、癲癇症、視力衰退、視網膜脫落、多發性硬化症、紅斑狼瘡症、腫瘤或癌症），最好長期戒掉一切糖類，避免病情加重。

避免無形糖的攝取

在日常生活中，大家會不自覺吃進很多糖，如糖果、麵包、蛋糕、餅乾、飲品、調味料、果乾、話梅、醃菜、果醬、菜餚等食物均含有糖，就連口香糖、牙膏、口紅、唇彩都含有糖，至於每瓶**加工果汁大約含有十三茶匙的糖、每瓶綠茶大約含有九茶匙的糖、每罐汽水大約含有八茶匙的糖**，就連無糖飲品其實都含有少量的糖（低於某個標準就可聲稱「無糖」），於是每天吃進肚子的糖量已經超過身體所需了。另一方面，生產商

無形糖分為—植物性澱粉及動物性澱粉

植物性澱粉

如根類的蔬菜（馬鈴薯、地瓜、山藥、芋頭等）、水果（香蕉、榴槤等）、穀物（糙米、玉米、小麥等）。

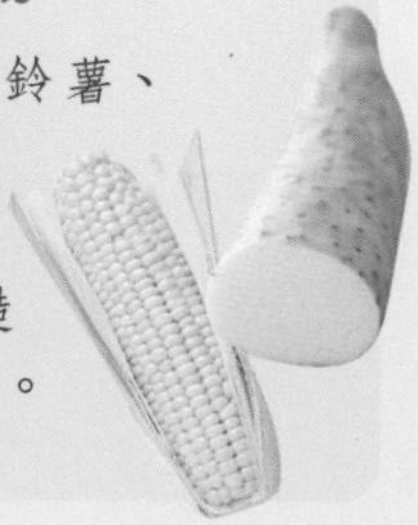

動物性澱粉（又稱肝糖）

主要存在於肝臟、肉類、魚類、貝類、鮑魚等。

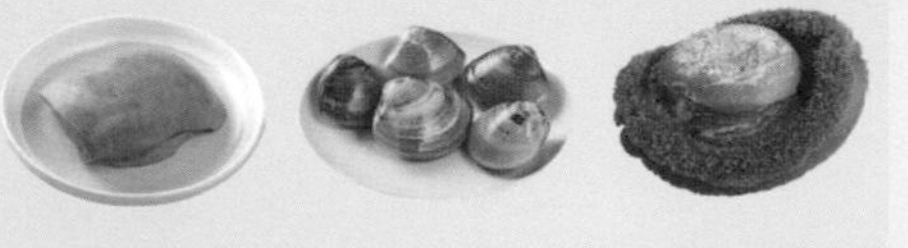

爲了獲得更多的利潤，寧願使用廉價化學糖精並美化其名字（如蜜糖素、糖精等）來誤導消費者。

很多糖尿病患者會非常謹慎戒吃「有形的糖」，可是卻往往攝取大量的「無形糖」而不自知，是相當危險的事。當含有澱粉質的食物被吃進身體後會轉化成葡萄糖，這些間接被人體吸收的糖就是「無形糖」。

蔬果及穀物雖然是「無形糖」的來源，可是由於**含有很多纖維素，因此能降低膽固醇，有效減低身體吸收過多的糖分**，所以進食後反而能調整血糖；相反，**肉類缺乏纖維素，會造成容易致病的酸性體質**，因此喜歡吃肉的糖尿病患者，由於日常已攝取過多的無形糖，所以很難擺脫糖尿病。

揭開代糖的陷阱

代糖即是人工甜味劑，甜度比蔗糖高出幾十至幾百倍，卡路里含量較低，不會令血糖上升。最常見的代糖有糖精（Saccharin）、阿斯巴甜（Aspartame）、甜蜜素（Sodium Cyclamate），可能會引致癌症及腦部功能障礙。

代糖損害腦神經，可能會增加罹患腦部疾病的機會（如帕金森氏症、老人失智症、腦瘤、腦痙攣、弱智等），經常食用代糖可能會引起行爲及情緒上的問題（如憂鬱、焦慮、易怒、失眠、失憶、專注力下降等），還可能會

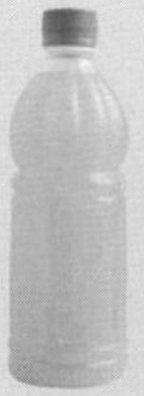

加工果汁
含有約 13 茶匙的糖。
＝13 茶匙糖

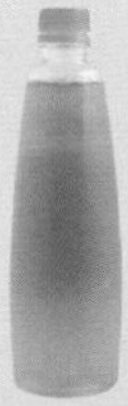

綠茶
含有約 9 茶匙的糖。
＝9 茶匙糖

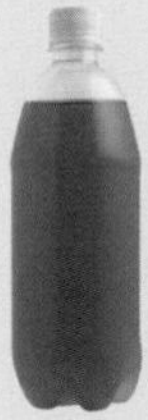

汽水
大約含有 8 茶匙的糖。
＝8 茶匙糖

造成很多其他的問題（如視覺問題、喪失聽力或味覺、耳鳴、暈眩、腫瘤、多發性硬化症、癲癇、畸形兒、糖尿病等）。代糖充斥於精製食品、飲品、醃製食物內，令人防不勝防。

代糖在消化道或86℃以上會變成「甲醇」，造成甲醇中毒，可能會出現不適症狀，如頭痛、耳鳴、暈眩、噁心、腸胃不適、記憶失效、痲痺、四肢刺痛、視覺模糊等。我有很多病人，**本身沒有糖尿病，卻長期吃代糖，這類病人來找我的時候，有的已中風，有的經常患陰道炎或皮膚敏感，有的甚至罹患上癌症**。其中一位三十歲的乳癌患者來看我，她的家族有糖尿病史，所以十多年來她特別注意飲食內容，謝絕砂糖、蔗糖，改吃代糖，罹患癌症後她仍不得其解。

「代糖」會妨礙糖尿病康復

代糖比蔗糖甜二百倍，微量已產生相同的甜味，但身體不知道兩者的分別，會分泌相同份量的胰島素出來處理，使血糖值瞬間降低，造成低血糖，此時腎上腺會釋放「皮質醇」去肝臟，將肝糖送進血液內緩急，可是皮質醇會造成壓力症狀，如頭痛、易怒、焦慮、恐懼、注意力渙散等。當血液內突然多了肝糖，胰臟又得馬上分泌大量的胰島素進入血液去清除這些糖，清糖行動再一次造成低血糖，肝臟又要釋放肝糖去緩急，造成高血糖及低血糖惡性循環，使糖尿病的病情進一步惡化，體質也進一步下降。

想吃糖水可以這樣做

很多人以為糖吃多了就會得糖尿病，這是錯誤的觀念。糖尿病主因是胰臟分泌不足夠的胰島素去分解吃進的糖。很多的**天然蔬果及食物都有調整血糖的作用**，如芭樂、紅石榴、柚子、藍莓、火龍果、酪梨、甜菜根、番茄、苦瓜、小黃瓜、蒜頭、淮山、燕麥、南瓜、紅蘿蔔、雞豆、海參等，這些食物很多都含有糖，**但同時含有其他營養物質，能自然制衡，糖尿病患者適量食用大有益處**。

若以天然葡萄糖作為身體的主要能源，膽固醇會維持在正常水平；但若以蔗糖為主要能源，膽固醇很快升至危險水平，因此很多糖尿病患者最後都會合併出高膽固醇的症狀。糖供給人體能量，**從天然食物攝取糖分是最安全的，必須戒絕一切加工食糖**，很多人工食品及飲品都含有大量化學糖精，若加上在外用餐，容易吃進大量的糖分使身體得病。**加工食糖是百病之源，會令體質酸化，又容易引起痰涎，更是導致多種疾病的一個重要因素**，任何人士都不應吃。

優質「糖」的選擇

吃甜品或喝糖水可以瞬間令人感到幸福滿滿，但是糖分又有損健康，怎麼辦呢？其實只要選用好糖及進食適量，偶爾滿足一下口慾也是無妨的。可選擇用少少就很甜的**甜菊糖**、不會引起蛀牙的**木糖醇**、未經精製的**黑糖**、含豐富營養的**黑糖**、純正古法製造的**開胃麥芽糖或原蔗糖**、可增加腸道益生菌的**異麥芽糖醇**、**果寡糖**等。

水果是優質糖分的來源，進食水果後一般不會令血糖值突然升高，但水果榨成果汁後則不同，由於已隔除大部分的纖維素變成高糖分的飲料，**因此飲用鮮榨果汁後，會即時令血糖值飆升，若將水果加水攪拌則不會出現此種問題，**不會大幅影響血糖值之餘，更能充分吸收其酵素及植物生化素，營養價值更全面。

甜菊葉 Stevia	它比白砂糖甜 300 倍，且無熱量，不會提升血糖，它會刺激分泌胰島素，不會被脂肪細胞轉為脂肪，有穩定血糖的作用，又不會導致肥胖。在烹調時加入一兩片甜菊葉就能增加甜度。服用中藥時，含一兩片在口中，就能減低苦味。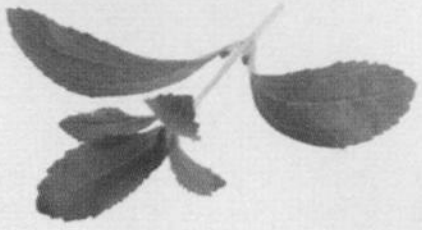
木糖醇 Xylitol	它是一種醇，不是糖，甜度是蔗糖的 90%，但熱量只有蔗糖的 40%，廣泛存在於蔬果中，如玉米、覆盆子，它不易被人體吸收，可在缺乏胰島素的情況下被代謝，代謝速度快，不會令血糖升高，它還能增加骨質密度、預防蛀牙，是糖尿病患者的好選擇。

輕鬆懂 甜菊糖的爭議

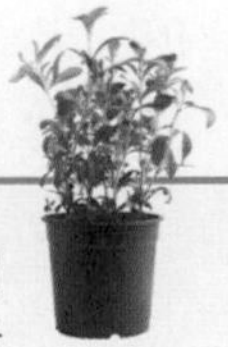

在政治目的及經濟掛帥的環境下，不能否定一些事實可能會被歪曲或隱瞞，「甜菊葉」就是其中一項。當「甜菊葉」製成「甜菊糖」後，價格便宜，連糖尿病患者也可食用，加上「甜菊葉」容易生長，以盆栽就可種植，鮮葉可直接食用或曬乾備用，若家家戶戶都種植「甜菊葉」，會對糖商造成一定的經濟衝擊，結果出現各式各樣的商業及政治陰謀。

美國這個超級大國也曾玩弄手段，多年前高調公佈「甜菊葉」可能導致癌症，禁止中國輸入「甜菊葉」，其目的可能是打擊中國經濟及制裁中國，但事實勝於詭計，中國經過多年來的努力及自強不息，對「甜菊葉」及「甜菊糖」進行各種研究，均證明「甜菊葉」及「甜菊糖」的安全性及優勢，真相已經大白，但很有趣的是，正當美國向全世界宣佈「甜菊葉」可能致癌的消息，美國人民卻一直可以在超級市場上買到「甜菊葉」或「甜菊糖」，美國更批准「甜菊糖」作為食物補充品。

美國的行為實屬司馬昭之心，路人皆見，「甜菊糖」會致癌的說法也不攻自破，大家可以放心食用。另一方面，本小利大的化學合成代糖「阿斯巴甜」，眾多研究已證實會損害腦神經系統，卻沒有被禁制，還普遍被使用於各式各樣的人工食品內，實在令人難以理解。

五色食物調養體質

中醫認爲糖尿病禍及多個臟腑，所以在食材上應以五色及全植物（葉、根、莖、花、種籽）爲主，實行全方位調理五臟六腑、淨化血液及促進新陳代謝正常化。另外，糖尿病患者體內的自由基比正常人多，而蔬果大都具有抗氧化功能，因此是糖尿患者的理想食物，糖尿病患者只要選擇適合自己體質的蔬果，並避免過甜的水果，適量食用蔬果絕對有助改善病情。

錯誤的水果禁忌

很多糖尿病患者以爲水果糖分高，吃了會令病情惡化，因此戒絕水果。水果香甜且品種五花八門，要放棄這麼吸引的食材眞的令人沮喪。微妙的人體結構需要各種營養，如礦物質、維生素、植物生化素、酵素等。糖尿病是一種新陳代謝障礙疾病，消耗的酵素比正常人多，若連含有豐富酵素的水果都不吃，就會造成體內的酵素嚴重不足，要知道酵素是維持生命的重要元素，缺乏酵素這個媒介，礦物質及維生素等營養物質就無法被正常吸收和利用，使臟腑因得不到足夠的營養而無法正常運作，因此健康難有改善。酵素普

五色食物調養表

對應臟腑	食物顏色	食物種類	對人體的益處
心、小腸	紅色食物	番茄、枸杞	補心、益血脈、養血
肝、膽	綠色食物	綠葉蔬菜、奇異果	補肝、益筋、明目
脾、胃	黃色食物	地瓜、玉米、柑橘	補脾、益肌肉、養胃
肺、大腸	白色食物	杏仁、白芝麻、淮山	補肺、益皮膚
腎、膀胱	黑色食物	黑豆、黑芝麻、黑米	補腎、益骨

遍存在於新鮮和生的並未經農藥栽種的蔬果中，東方人不習慣生吃蔬菜，若連可生吃的水果也不吃，就無法攝取足夠的酵素供身體應用了。

蔬果降血糖有奇功

蔬果含有很多營養，如植物生化素、果膠、黏質蛋白、纖維素、花青素、鉻、鎂、鋅、鈣等，其調整血糖功效強大，只要**吃對及適量，糖尿病患者同樣可以享用上天恩賜的天然食物**，而無礙健康。

具有降血糖或調整血糖功用的蔬菜及水果很多，可生吃的最好生吃，因爲含有最多的酵素；可連皮吃的最好連皮吃，因爲果皮含有豐富的植物生化素及果膠，如蘋果皮富含果膠，藍莓皮及葡萄皮富含白藜蘆醇及花青素；火龍果的紅色內皮、種子及花均具有調整血糖的效果，火龍果的花曬乾後可用來沖水飲用或煮湯。**建議患者可根據個人體質的需要而選取合適的食材，當口乾口苦時，就暫時別吃熱性食物，如大蒜、洋蔥等；當脾虛泄瀉時，就別吃寒涼的柿子、西梅、梨子、苦瓜等；當腸躁便祕時，就勿吃收斂性強的芭樂、山藥**等食物。

降血糖的蔬菜及水果

調整血糖的蔬菜	調整血糖的水果
甜菜根、秋葵、南瓜、小黃瓜、苦瓜、白苦瓜、紅蘿蔔、山藥、牛蒡、玉米、番茄、地瓜、地瓜葉、紫莧菜、空心菜、綠花椰菜、白花椰菜、甜椒、洋蔥、大蒜、雞豆等。	紅石榴、芭樂、火龍果、藍莓、西梅、草莓、蔓越莓、蘋果、酪梨、葡萄、梨子、柿子、柚子、葡萄柚等。

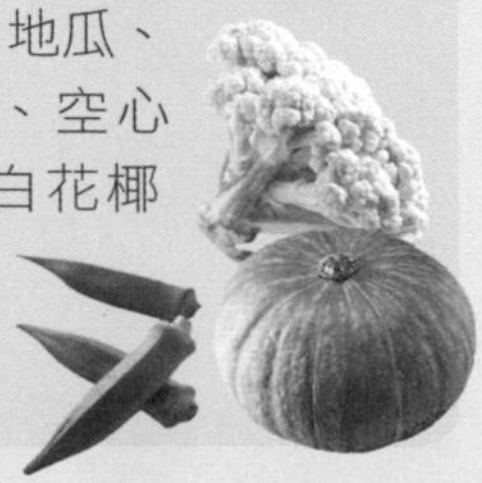

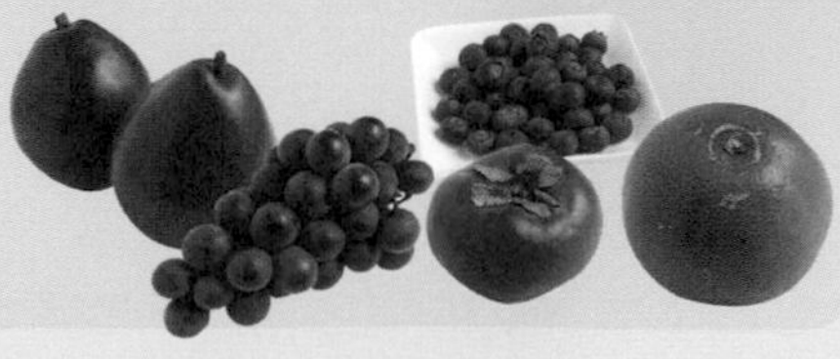

糖尿病飲食完全照護方案

現代醫學實驗已證實很多中草藥或植物都具有調整血糖的功效，例如：玉米鬚、羅漢果、枸杞、人蔘、黃耆、海蔘、綠茶、紅茶、黑巧克力、小米、糙米、燕麥、藜麥、小麥、亞麻子、芝麻、發芽玄米煎粉等，以下列舉幾項簡單說明：

玉米鬚 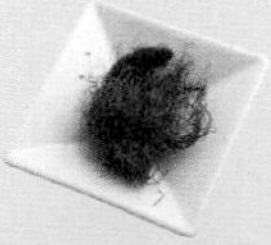	**功效：**利尿消腫、清肝利膽。 **製法：**可用玉米鬚乾品 1 兩或鮮品 4 兩，可加豬胰臟（以形補形）一條，加水 2000CC 煮沸，轉慢火煮約 90 分鐘後當湯飲用。 **適合對象：**糖尿病患者、腎炎水腫人士。 ※ 小便頻繁者可加芡實 5 錢，可收止尿效果。
羅漢果 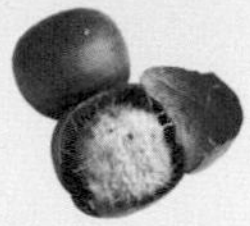	**功效：**抗氧化、清除自由基、調整血糖、養肺陰及清肺熱。 **作法：**羅漢果半顆去籽留外殼，加水 1000CC 煮沸，轉慢火煮約 30~45 分鐘後當水飲用。 **適合對象：**上消糖尿病患者。 ※ 羅漢果性稍寒，下消患者若要飲用，宜搭配固腎氣中藥，如金匱腎氣丸。
雞屎果 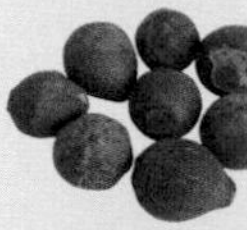	**功效：**降血糖。 **作法：**雞屎果 2 兩或用新鮮的番石榴葉 4 兩，加水 1000CC 煮沸，轉慢火煮約 30 分鐘後當水飲用。 **適合對象：**糖尿病患者。 ※ 吃成熟的番石榴亦有效，但收斂性強，便祕者不宜。雞屎果可到中藥店採買。
地瓜葉 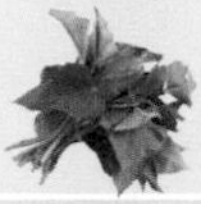	**功效：**降血糖。 **作法：**地瓜葉 2 兩、新鮮番石榴葉 2 兩，加水 1000CC 煮沸，轉慢火煮約 30 分鐘後當水飲用。 **適合對象：**糖尿病患者。
枸杞 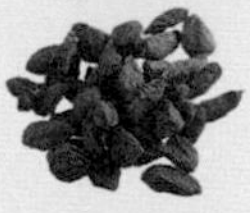	**功效：**明目、止夜尿、補腎益肝、調整血糖。 **作法：**枸杞 1 兩加入一杯沸水內，燜 10 分鐘後飲用（每天 1 次）；或用十多顆枸杞與米飯一起煮熟食用；也可洗淨當果乾食用。 **適合對象：**糖尿病患者，尤其視力模糊及下消患者。
黃耆（北耆） 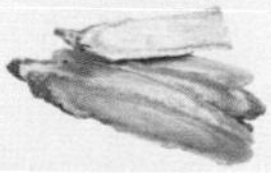	**功效：**補氣、補血、調整血壓、調整血糖。 **作法：**黃耆 5 ～ 10 錢，玉米鬚 1 兩，加水 1500CC 煮沸，轉慢火煮約 45 分鐘後當水飲用。 **適合對象：**下消患者最適合，但口乾舌燥、睡不安寧者則不宜。
人蔘 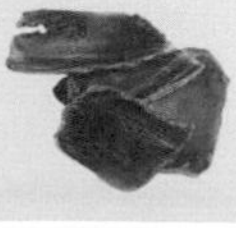	**功效：**補氣、補血、調整血壓、調整血糖。 **作法：**(1) 花旗蔘 3 錢（野生品種更佳）、霍山石斛 3 錢，或 (2) 花旗蔘鬚 5 錢、普通石斛或石斛瓜 5 錢，加水 1000CC 煮沸，轉慢火煮約 45 分鐘後當水飲用。 **適合對象：**所有類型的糖尿病患者。 ※ 欲明目者可加枸杞 3 錢。改善糖尿病，白蔘比紅蔘更為適合。

喝茶能調整血糖

兒茶素能降低腸道吸收葡萄糖的速度，綠茶、紅茶、蘋果、蔓越莓、柿子、黑巧克力均含有兒茶素，最爲人熟識的普洱茶具有出色的調整血糖的作用，不過要**選擇已存放超過二十年以上的生普洱茶為佳**，一般茶樓或餐館所供應的普洱茶葉，其存放年期可能只有一~兩年時間，加上以人工灑水方法催酵，產生一種怪味，飲用時又長時間泡浸在熱水內，經常飲用反而有礙健康。如果要通過喝茶來養生或改善體質，必須選用適合自己體質的茶葉品種，**最好選用優質茶葉或有機茶葉，用熱水泡浸時不要超過兩分鐘，適量飲用**才能獲得茶葉的好處。

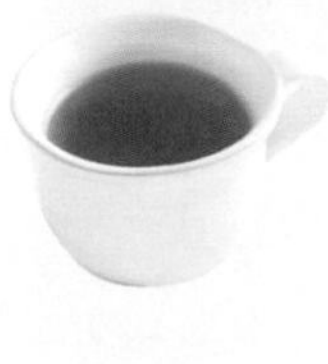

高纖維素降血糖

由於糖尿病患者要限制碳水化合物，屢見糖尿病患者不吃米飯或薯類，變成只吃肉類，但**肉類纖維素少，導致便祕及酸性體質**，不單無助控制血糖，還增加其他慢性病的可能性，因此患者最好棄肉茹素。

植物中的**「可溶纖維素」及「不可溶纖維素」**在腸道會形成凝膠，減慢糖分進入血液的速度，防止血糖水平劇烈波動，**還可提高細胞對胰島素的靈敏度，又可增強腸道蠕動能力，排出糞便及毒素，達到調整血糖的作用**。纖維素的最佳來源爲燕麥、帶麩穀類（如小米、糙米、燕麥、藜麥、小麥、亞麻子、芝麻等）、蔬菜、豆類、地瓜、綠花椰菜、蘆筍、紅蘿蔔、蘋果、梨、柑橘類、莓類、杏仁、洋車前子，小麥胚芽、水果、堅果等。

攝取好油降血糖

身體需要必須脂肪酸，要注意補充足夠的量。一周可吃兩次（每次半個）酪梨，由於酪梨易氧化，所以切開後要馬上食用。很多堅果都具有補腎及固腎的作用，所以**建議每天進食適量的生果仁**，如南瓜子（補腎）、巴西果仁（提升免疫力）、白芝麻（潤肺滑腸）等；**煮食宜用葡萄籽油**（耐高溫、高抗氧化）；氽燙地瓜菜後可加一～兩茶匙的**亞麻籽油或南瓜籽油**、加上適量氨基酸醬油及撒上一些**白芝麻**，美味又健康。

不吃麵粉類食品

碳水化合物（糖、澱粉質）會轉化爲葡萄糖，吃了會令血糖上升及容易使人疲倦，所以很多糖尿病患者不敢吃飯，改吃麵包糕餅或粉麵，這是錯誤的觀念。麵包及粉麵類都是由白麵粉加工而成的食品，添加了很多化學物質，有時還會加入雞蛋、起司、奶油、精鹽、精糖等，屬於高熱量或高脂肪的食物，營養價值很低，加上糖尿病患者的津液不足，經常食用欠缺水分的麵包或糕餅並不合適。

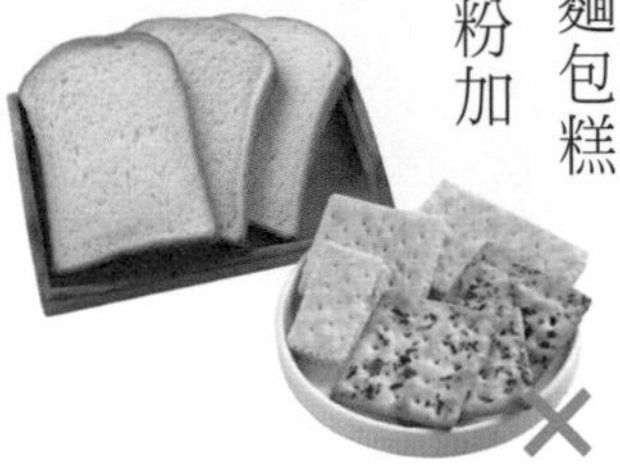

潤肺滑腸	提升免疫力	補腎
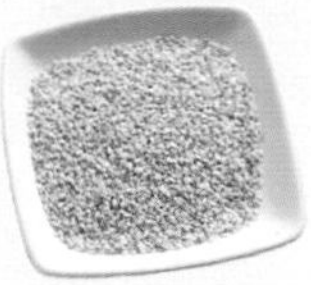	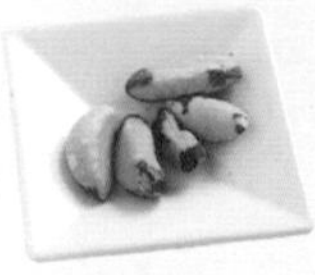	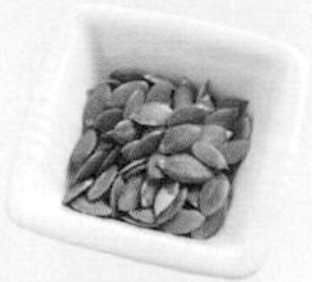
白芝麻	巴西果仁	南瓜子

糖尿病患者絕對可以吃澱粉質，只要適量進食帶麩質的穀類、薯類及蔬果，就可以改善體質及高血糖情況。糙米去了麩就是白米，燕麥去了麩就是麥皮，白米和麥皮只有熱量，沒有營養，所以只能填飽肚子，卻沒有益處。有人說吃全麥麵包健康，但現在的**全麥麵包很多是一些加了化學黑色素的白麵包，還含有多種添加劑及防腐劑，對健康有不良影響**，不應食用，尤其是腫瘤及癌症患者要小心選擇食用。

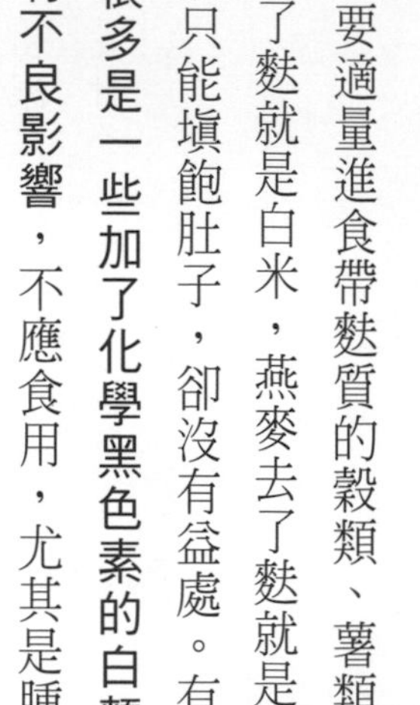

理想的穀物有糙米、小米、紅米等，當中以鹼性的小米最佳，而燕麥纖維素豐富，適合糖尿病患者食用，但**不建議進食含有糖精及奶素的三合一即食燕麥**。坊間有現成的發芽玄米煎粉出售，已去除了白米成分，餘下的全是麩質及發芽部分，含有一種獨特的GABA，即γ-丁氨基酸（天然鎮靜劑、增強神經傳導、提升免疫力）及IP6，即六磷酸肌醇（提升免疫力、抗癌）。**發芽米及發芽豆是高纖食物，營養價值很高**，是糖尿病患者及民眾非常理想的營養補充品。

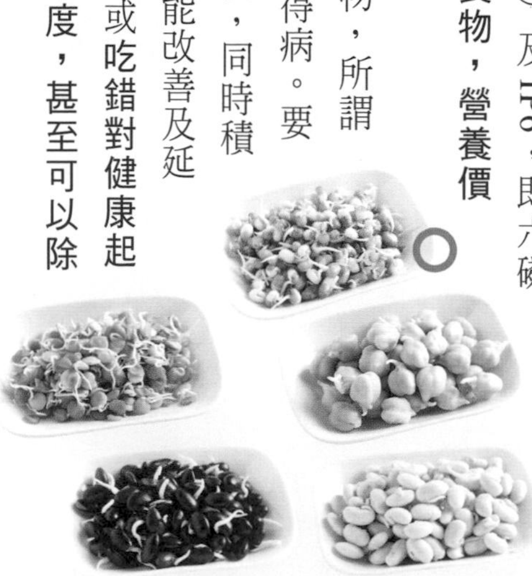

病從口入，現代人天天吃人工食品，很少吃天然食物，所謂「吃對百病消，吃錯百病長」，一般人都是因長期吃錯而得病。要擺脫糖尿病，首先要改變暴飲暴食或偏吃的不良飲食習慣，同時積極配合中藥治療及體能鍛鍊，就算不能完全根治，也一定能改善及延緩病情。所謂藥補不如食補，人天天都要進食，所以吃對或**吃錯對健康起關鍵作用，因此糖尿病患者本身絕對能掌握病情的發展速度，甚至可以除病根，提高生活品質。**

中風

中風是怎麼形成的？

中風是一種綜合性疾病，其引起原因眾多，包括：高血壓、高血脂、糖尿病、冠心病、高尿酸、衰老、遺傳、吸菸、嗜酒、肥胖、進食過多油膩及重口味的食物、缺乏運動、情緒易於激動、暴躁易怒、吸毒、長期服食藥物、氣候突變等。

古代醫家認為「上醫治未病」，即預防勝於治療，只要平日作息定時、飲食均衡有度，多菜少肉，加以適當鍛鍊，時常保持心境平和，就算家族有遺傳病史，也不易罹患中風，因遺傳而發病的機會率其實只有約三％，發病與否，完全取決於個人的起居及飲食內容，患者責無旁貸，不能把責任推卸給家族前輩，相反，無遺傳病史的人，若飲食不當、生活不規律，中風是意料中事。我發覺中風患者的心態千奇百怪，在此與大家分享一個真實醫案：

真實個案分享

我的診所有一位菩薩心腸的職員，眼見菲律賓籍的鄰居因中風而受苦，於是好心介紹她來看診。坐在輪椅上的患者約五十歲，由家人陪同而來，她半身不能動彈、不能說話、情緒激動。我安慰她：「只要服用中藥，接受針灸治療，飲食正確，兩三個月後病情應該會有明顯改善。」患者聽完後情緒有點激動。她的家人連忙向我解釋：「她激動是因為醫院的醫生告訴她腦出血情況嚴重，康復機會渺茫，必須終生使用輪椅。」我跟患者說：「不要想太多，乾脆用中藥調理兩三個月試試看，也許會有轉機出現。」患者聽完後點頭答應。

她的家人很合作，隔天就帶她來接受針灸和推拿調理，不足兩個月，患者已不用坐輪椅了，並可用拐杖撐著走路，且能說話，但從此之後沒有再回來診治了。後來才得悉當她恢復說話能力後，每天都吵著要回菲律賓，並罵我不是好醫師，要她吃苦藥及挨針灸的痛楚，又不准她吃喜愛的煎炸、辛辣食物和麵包糕餅，所以當她初步康復後，便不肯再服用中藥及接受針灸了，家人拿她沒辦法，唯有送她回菲律賓，我聽後只能苦笑「原來我不是一個好醫師！」

中風高居死亡第二位

中風發生突然，患者可在短時間內死亡或從行動自如突然變為偏癱、失語、失禁、吞嚥困難、失去自主能力，大受打擊及沮喪，令人失去尊嚴。雖然現代醫學昌明，但被搶救過來的中風患者，其癒後效果未見理想，不少患者從此與輪椅結伴終老，需聘僱他人照顧日常生活起居。中國每年的中風患者約一百五十萬人，死亡人數高達一百萬人，由此可知中風是不容疏忽的一個疾病。

大腦是人體的總指揮，極為重要，大腦重量為人體的二～三%，但血液供應量卻高達二〇%，其氧氣及糖的消耗量是二十五%，大腦對氧及糖分的需求特高，卻從不儲備，若腦部供血出現障礙，大腦就會缺糖缺氧，出現功能紊亂，腦組織會受到破壞。若大腦血液阻斷五分鐘，人便會喪失意識，腦組織會受到損害，所以中風患者一定要及早搶救，早一分鐘獲救，生存機會愈高。中風大致可分兩類：

1缺血性中風（腦梗塞）：當血液內有栓子或腦血管內血栓形成，都可造成腦部缺血，發病突然，在數秒或數分鐘內出現偏癱、失語、半身不遂等感覺障礙，並有不同程度的意識障礙。

輕微的缺血性中風，又稱「小中風」（發病時出現短暫性單側手腳麻痺及乏力、說話不清等現象），起病突然，發生時間可能只維持幾分鐘，最長也不超過二十四小時，而且會自動恢復，因此常被患者忽略，約有十％的患者會在七天內發生嚴重性的中風，**建議一旦察覺自己出現小中風的症狀時，應立即接受檢查和治療**。

缺血性中風病情發展緩慢，多於安靜休息或睡眠時發作，因睡眠時血壓較低，血流較慢，所以血栓容易在此時形成而阻塞血管，造成腦缺血，患者多爲老年人。老人大多氣血虧虛，心肝腎三臟陰陽失調，活動量又少，血管易於硬化，也有青壯年患者，多因血管壁曾經受到損害，血塊脫落而阻塞血管所致。

2出血性中風（腦出血）：腦血管破裂出血，病情突然，病勢急劇，死亡率較高，患者會出現頭痛、頭暈、嘔吐、意識障礙、運動或語言障礙，若患者出現深度昏迷、高熱、瞳孔改變或消化道出血，病情危重，預後較差。腦淺表血管破裂，爲蛛網膜下腔出血。

出血性中風多於白天發作，大多是因爲血壓驟升造成血管破裂，常見於情緒激動、劇烈運動、飲酒、大便過度用力等情況出現。患者多伴有高血壓，一般年紀較大。若腦部有隱藏性血管增生或血管瘤，破裂後可引致腦出血，這種情況可發生在任何年齡。

不可錯失治療的黃金期

除了以上兩種中風的原因，也有兩者兼備的「混合性中風」，病情更爲複雜。治療中風的方法，必須在詳細辨症後才能確定。中醫認爲中風屬「本虛標實」之證，患者本身的體質已經較爲虛弱，加上陰陽不平衡及氣血不足，若再加上外因，如飲食不節、勞累太過、情志過激（過度喜怒哀樂）等情況，就會使病情加劇，造成氣血往頭部上衝，形成中風。

中醫處理中風，效果非常顯著，會採用內外兼治的方法，給患者處方內服中藥調理臟腑，同時輔以針灸、艾灸、藥蒸、推拿或物理治療等方法，主要作用爲**疏通經絡及促進氣血循環，增加臉部五官及肢體活動能力的康復，患者在治療期間的飲食必須清淡**，才能幫助復原。

若患者在**中風後三個月內的「治療黃金期」密集式接受中藥及針灸調養，康復會非常迅速**；但若超過這個關鍵治療期才接受治療，會增加治療的難度，同時需要更多的治療時間，康復率也會變得較低，甚至不能康復。超過三年以上的患者，可改善體質及增強抗病能力，但難於使已攣縮或萎縮變形的肢體回復正常狀態，更難於提升肢體活

主動運動 → 患者向腦部發出訊息欲抬舉或移動偏癱的手或腳，雖然初期不能如願以償，但仍須每天堅持進行。

被動運動 → 患者需要借助他人或儀器，鍛鍊偏癱的手或腳的活動力，必須每天進行。

動能力。**中風患者發病後的治療必須密集，要使癱瘓的肢體回復活動能力，**靠「主動運動」及「被動運動」兩種。

家庭富裕的中風患者大多有傭人可以照顧生活起居，經常有人推輪椅或代勞辦事，很少有機會活動，因此康復速度會較慢，**總之活動愈多，康復愈快，成正比例。**

中風的「另類治療」

中風是綜合性疾病，患者一般同時存在幾種疾病，所以治療時需按實際病情而施以不同的處理方法，患者切勿胡亂購買藥物或中成藥服用，應找合格的醫師診治。由於大部分的中風患者肢體偏癱及痿軟無力，出現呑嚥或活動障礙，暫時不能自我照顧，需依賴他人照顧起居飲食，此時極需要家人的支持及鼓勵，**當家人懷著愛護之心去照顧患者的日常起居，加上心靈上的持續鼓勵，同時配合適當的藥物治療及物理治療，**患者的康復會相對迅速及理想。

患者在中風前身體已虛弱，在中風後更因肢體不能活動，氣血更見阻塞不暢，所以患者必須積極接受物理治療，並經常給大腦訊息要移動患手或患腳。家人可以**透過按摩或拍打，促進患者的肢體血液循環，減低肌肉因長期缺血及缺氣而萎縮的程度，增加康復的機率。**

活化肢體提升自癒力

人體是由肌肉、血管、經絡、氣血、神經所組成的，而經絡是無形及最爲神祕的，它就像縱橫交錯、貫通五臟六腑及全身內外的高速公路，《內經》云：「經絡者，決生死，處百病，調虛實」，因此透過肢體活動或穴位刺激能間接或直接達到以下有益人體的健康作用：

1 **調整內部器官之功能**（如減輕頭暈不適、使心律回復正常）。

2 **影響大腦皮層之訊息**（如減低痛楚）。

3 **促進血液循環**（如消除腫痛、減少發炎）。

4 **促進內分泌腺和神經功能回復正常**（如恢復知覺）。

最早期的中醫已記載有「砭術」，後期才使用針灸，對於本虛標實（體質原本是虛弱的，但有熱邪在身）的中風患者，使用陽性的「砭石」進行調理是非常合適的，可有效疏通氣血，增加微循環（砭石可加熱使用，只要將砭梳、砭板放入一杯大熱水中一～二分鐘，拿出後就可

中風按摩—捏手指頭及腳趾頭

家人替患者按捏全部手指及腳趾指節的兩側（約指甲底部兩側），拇指與中指需同時發力（力度應以患者能忍受為準），維持30秒後放開，每隻手指進行3次，每天進行兩次（捏指頭的主要作用疏通血管）。

手指頭

動作❶：從右手小指開始，順序至拇指。

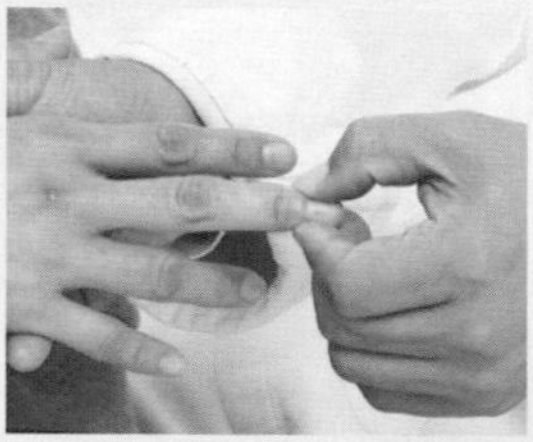

動作❷：再換做左手，從小指開始，順序至拇指。

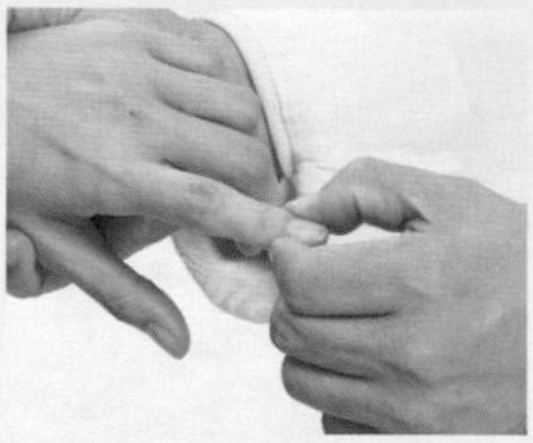

腳趾頭

動作❶：再換做右腳，從小趾開始，順序至大腳趾。

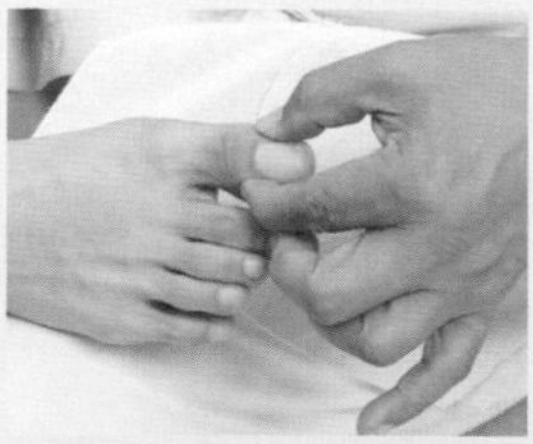

動作❷：再換做左腳，從小趾開始，順序至大腳趾。

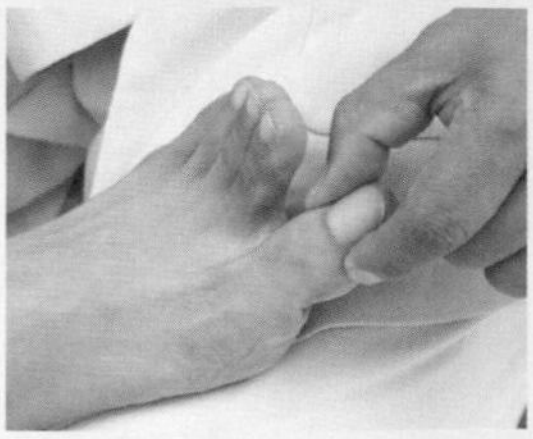

中風按摩—推手指縫及腳趾縫

家人用拇指的側面，在患者手背的指縫間稍微用力地來回推壓，做完雙手後，換做雙腳（推指縫的主要作用為疏通手部或腳部的經氣，同時可紓緩頭項繃緊、腰痛、改善耳鳴、恢復手部和腳部的活動能力）。

手指縫

動作❶：在左手背指縫來回推，每一指縫約做 10 次，從小指順序做到拇指。

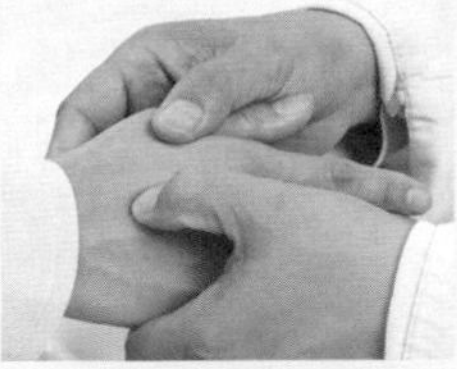

動作❷：在右手背指縫來回推，每一指縫約做 10 次，從小指順序做到拇指。

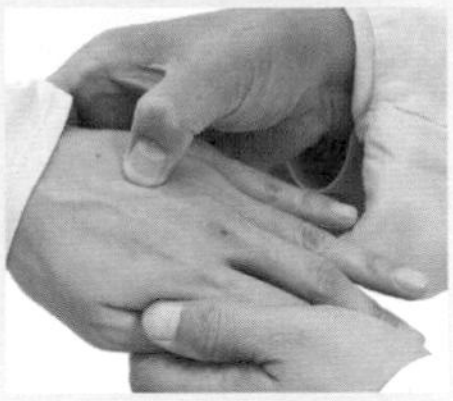

腳趾縫

動作❶：在左腳背趾縫來回推，每一趾縫約做 10 次，從小趾順序做到拇趾。

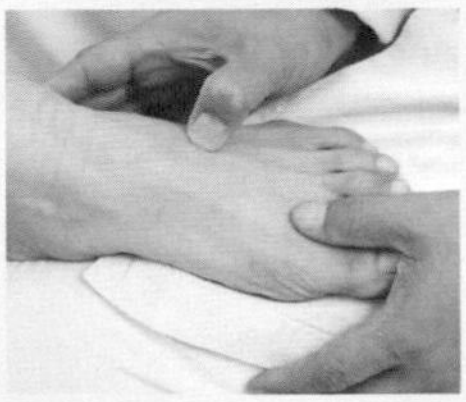

動作❷：在右腳背趾縫來回推，每一趾縫約做 10 次，從小趾順序做到拇趾。

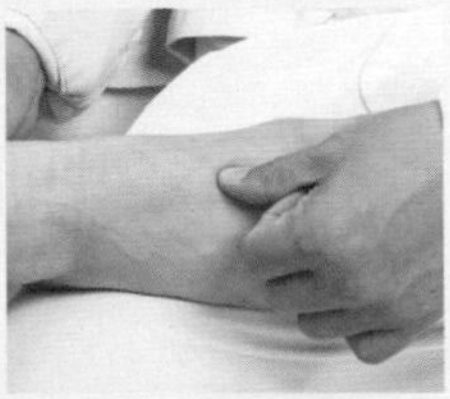

※ 推的過程中可能會發現有壓痛點，壓痛點是身體問題較嚴重的反應，因此要多加按壓數下，通過持續的疏通，疼痛程度會逐漸減輕或消失。

疏通頭部經氣

中醫說「頭是諸陽之會」，中風患者病位在頭，所以疏通頭部經氣有重要意義，建議用木梳或砭石梳替患者梳頭，最好先在頭頂中央「百會穴」來回梳 30 下，然後把頭分為前後兩半，每次由上而下各梳理 30 下，最後環繞兩邊耳輪各梳理 30 下，每天執行 1 ～ 2 次。

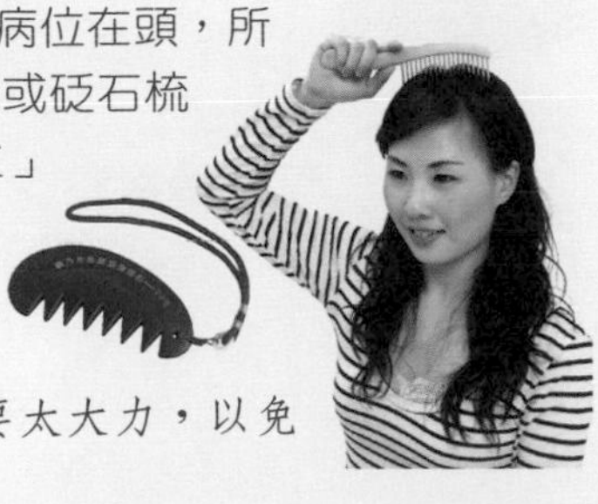

※ 注意要貼著頭皮及輕輕梳理即可，不要太大力，以免頭皮磨損出血。

中風按摩－全身拍打

家人用手掌拍打患者的手腳，拍打次序為：

1. 手掌　2. 前臂內側　3. 肘窩　4. 上臂內側　5. 腋窩　6. 前肩　7. 肩膀　8. 肩峰　9. 上臂外側　10. 肘部　11. 前臂外側　12. 手背。拍完左手，拍右手，再拍左腳及右腳。

※ 全身拍打的主要作用為疏通全身經氣，使身體盡快回復正常狀態，拍打力度以病人能接受為度）。

動作❶：拍打右手，再拍打左手。

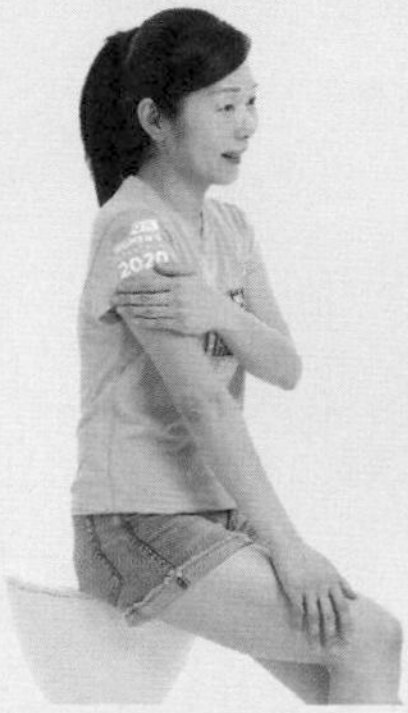

動作❷：拍打右腳，再拍打左腳。

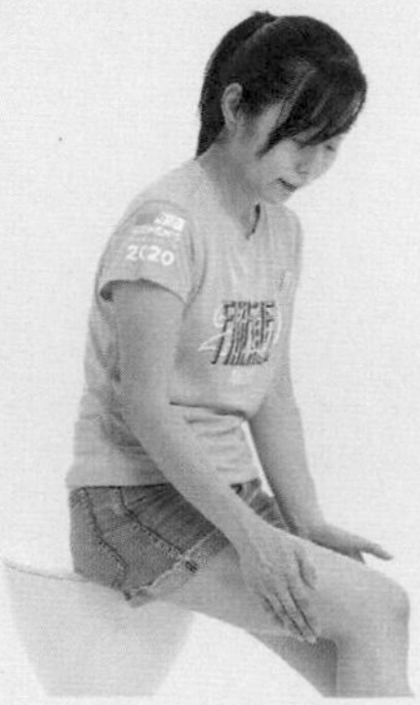

中風按摩－刮痧 & 疏通全身經氣

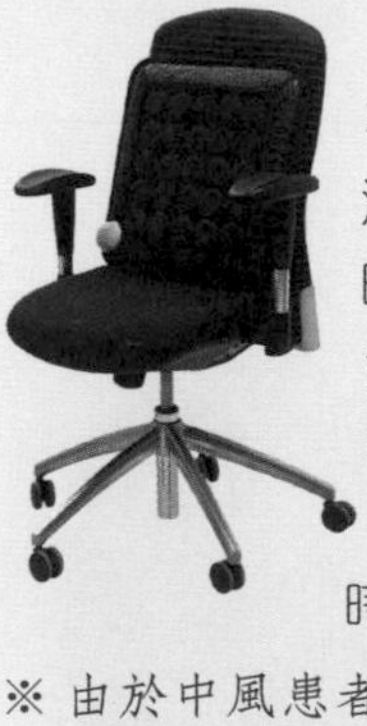

若患者的肩頸繃緊，可用砭石板在肩部刮痧，可加速老舊瘀血的代謝，改善肩頸部的血液循環，同時疏通手部經氣，當痧完全消失時，才可進行第二次刮痧，一般 4 ～ 5 天可刮痧一次。剛開始進行時（刮）應見皮下有瘀血（痧）出現，當血液循環改善後便不會再起痧，肌肉也會變得較柔軟，此時可改為按摩或推拿。

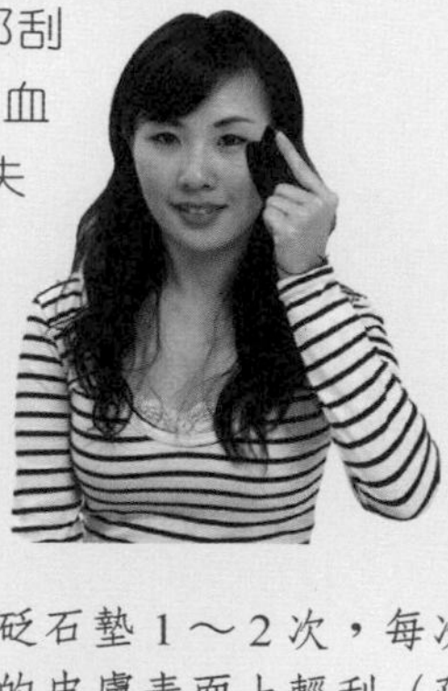

※ 由於中風患者本身正氣不足，若背部能每天依靠在加熱的砭石墊 1 ～ 2 次，每次 30 分鐘或用熱水將砭石板加熱 2 分鐘，用手帕包裹敷在患處的皮膚表面上輕刮（疏理經氣）早晚各 1 次，每次 20 ～ 30 分鐘。

進行熱梳、熱敷或熱刮，效果更佳，尤其適合寒性體質及中風患者）。

現在坊間有不少自稱是「砭石」的黑石頭產品出售，其造形及質地酷似「砭石」，但其實是來自中國安徽的「靈璧石」，爲礦石的一種，採自巨形礦洞，大件的「靈璧石」可重至十幾噸，所以常用來製作裝飾擺件，甚至庭台樓閣。由於產量大，且顏色及材質與「砭石」極爲接近，所以被不法商人利用來牟取暴利。由於礦洞不見天日，所以「靈璧石」性質屬「陰」，加上體積龐大，所發放的能量相對大，所以未必能適合人體使用，一般不適宜長期使用。

心臟病（心肌梗塞）

心臟病發生的成因

很多人誤以爲心臟病就是心肌梗塞，事實上，心臟病的種類很多，而由心肌梗塞引發猝死的佔整體的八〇～九〇%，所以給人錯覺心臟病就等於心肌梗塞。心臟是全身

輕鬆懂 什麼是砭石？

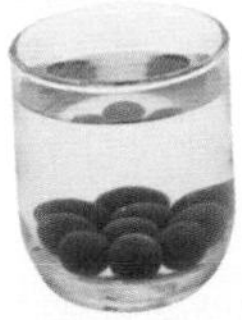

「砭石」是在地皮表面約 16 厘米高的一種黑色石頭，集中在中國山東（殞石之鄉），由於長期吸取陽光的關係，所以砭石的性質屬「陽」。砭石所發放的能量全部屬於正能量，且含有遠紅外線，對人體修復有幫助。由於砭石體積小，能量相對安全，適合人體使用。肩頸繃緊人士可用砭石刮痧板在肩部進行刮痧，只要輕輕刮幾下（不用塗油）就能刮出痧來，患者不會覺得痛楚，這是砭石的特點，也是由於砭石在肌膚表面磨擦時產生類似超聲波的頻率，塗油刮反而會降低效果。

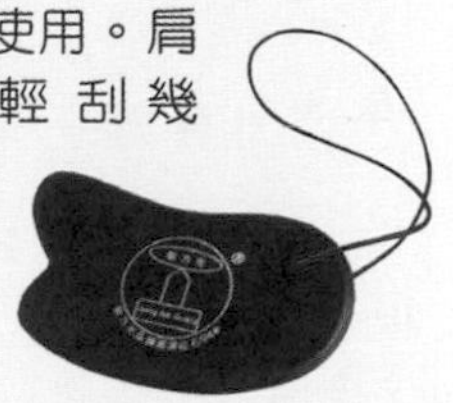

最強而有力的肌肉，二十四小時持續工作，源源不絕地供應血液給身體各部分利用，提供營養及氧氣，因此它需要的能量是其他肌肉的十倍。環繞心臟的血管稱「冠狀動脈」，負責供應血液給心臟，使心臟正常運作。若冠狀動脈變窄，血流速度就會減慢，心臟就無法得到足夠的血液及氧氣；若冠狀動脈完全閉塞，人就會在短時間內死亡。

速懂心臟病的名稱分類

心臟病的名稱特別多，令人混淆不清，如冠狀動脈硬化症、冠狀動脈粥狀硬化心臟病、冠心病、缺血性心臟病、心肌缺氧、狹心症、心絞痛、心肌梗塞等。事實上，它們指的都是同一種病，表示心臟的冠狀動脈出現硬化，導致心肌缺氧及缺血，最直接的病名叫「**冠狀動脈硬化症**」，由於硬塊初期猶如粥樣，所以又稱為「**冠狀動脈粥樣硬化心臟病**」，礙於名字太長，所以又簡稱為「**冠心病**」，是常見及容易致命的心臟病。

當冠狀動脈硬化時，即是說供血給心臟的血管管徑變窄了，導致血流量比正常少，造成心肌缺血，所此被人稱爲「**缺血性心臟病**」，血液供應不足連帶供氧亦不足，所以又稱爲「**心肌缺氧**」，此時心肌會積聚乳酸，經過神經的傳遞產生胸悶或胸痛，甚至出現心絞痛的現象，所以又被稱爲「**心絞痛**」或「**狹心症**」。

輕鬆懂　心臟病分為七種類型

1. 血管類
2. 瓣膜類
3. 心肌類
4. 心膜類
5. 傳導類
6. 自律神經類
7. 內分泌類

只要有冠狀動脈硬化的存在就稱爲「**冠狀動脈硬化症**」，當心電圖顯示缺氧時，始稱爲「**心肌缺氧**」或「**狹心症**」，出現胸部悶痛時就稱爲「**心絞痛**」或「**狹心症**」發作，指的都是同一種病，表示冠狀動脈已硬化，管徑已收窄，但不管程度有多嚴重，只要不是一〇〇%的阻塞，心肌一樣會苟延殘喘，並沒有壞死；當冠狀動脈一〇〇%阻塞時，就叫做「心肌梗塞」，生命非常危險了。據現代醫學證實，心肌缺氧超過二十分鐘，心肌細胞就開始壞死，並會在兩個小時內全部壞死，有五〇%的心肌梗塞患者，在送達醫院前已中途死亡了，縱使僥倖獲救甦醒，也會因腦部缺血造成失憶。

導致心肌梗塞的原因

正常的心臟血管內膜是光滑而富有彈性的、完整而沒有破損，也沒有任何沉積物，**但隨著血管的老化、自由基的侵害、發炎、高血壓、高血脂、高血糖、吸菸、飲酒、精神壓力及各種毒素的影響，血管內膜會開始出現破損及裂痕**，於是膽固醇、鈣質、細胞碎片、吞噬細胞、血小板等開始卡在內膜的裂痕內，隨著這些沉積物的增加，使血管管徑變窄，可通過的血液相對減少，初時心臟會透過加大壓力來解決血液不足的問題，即「高血壓」，但長期加壓會使血壓持續增高，同時增加心臟的負擔，造成心臟過勞及早衰，無力輸出血液及進行正常的修復工作。

當心臟血管達到某程度的阻塞時，若**遇上情緒激動、過度勞累、需要突然用力**（如搬重物）、**進行體力活動**（如走斜坡、爬樓梯等）等，**會引起短暫性及局部性心肌缺血，造成心肌**

痙攣及出現心絞痛的症狀，發作時間可從數分鐘至十五分鐘不等，發作時在胸部中心有重物壓迫及呼吸困難的感覺，有時悶痛會輻射到左肩、左臂內側或下巴，可是這種疼痛可以透過即時休息或服用藥物（硝化甘油舌下含片或噴劑）而減輕。

當心臟血管內膜突然破裂，血小板會立刻凝聚，加上纖維質的介入，就會形成栓子，當栓子太大時就會堵住血流，使心肌突然完全缺氧，約二十分鐘心肌就開始壞死，必須盡快送進大醫院進行搶救，也常有患者在幾分鐘內猝死。醫學上還未能確實心臟病的成因，但已經發現一些重要因素，包括：

心臟病形成的 10 個成因

成因 1

吸菸：增加自由基，損害心臟血管，比正常人患心臟病的機會多 2.5 倍。

成因 2

喝酒：會破壞心血管，刺激心臟加速跳動，增加心臟負荷。

成因 3

高膽固醇：使血管徑收窄，妨礙血液流通，比正常人患心臟病的機會多 3 倍。

成因 4

高血壓：使血管收縮，可引起血管硬化，比正常人患心臟病的機會多 2.5 倍。

成因 5

高血脂：會引起血管硬化，可誘發心臟病。

成因 6

高血糖：血管出現炎症反應，使心臟血管內膜變得粗糙，導致血管硬化。

成因 7

神經緊張：令心律失常、內分泌失調，影響心跳，刺激心臟病發作。

成因 8

體力虛弱：過度疲勞、房事過多，會消耗過多體力，減低身體含氧量，增加心臟負荷。

成因 9

心肌肥大：心肌愈肥厚表示血管堵塞的情況愈嚴重及心臟負荷愈大。

成因 10

肥胖：肥胖是導致高血壓、高血脂、高膽固醇、糖尿病的主要原因。

傾聽身體的警告訊息

心臟病真的很可怕，雖然有些患者已自覺心臟不適，但心臟檢查報告卻顯示問題並不嚴重，但這些人卻在不久後因心臟病突發死亡。當心臟有問題時，身體會發出各種訊號，只要稍加留意就能避免不幸。

心臟病的 6 種警告訊息

警訊 1

觀察面色：心臟有病，血流減少，身體會處於缺血和缺氧狀態，所以臉色會較灰暗，一般呈青灰色，尤其在兩眉中間的「印堂」位置；皮膚黝黑人士可觀察嘴唇顏色，若嘴唇瘀黑，加上額色及臉色同樣瘀黑，俗語說「印堂發黑，買定棺箱」，指的就是心臟病特徵。

警訊 2

胸口痛：常覺左方胸口、左方背部約肩胛骨位置，經常會隱隱作痛或有放射痛。

警訊 3

麻痺感：左肩背後方有麻痹感，甚至麻痹至左手小指及無名指。

警訊 4

心臟跳動不規律：心臟出現極短暫停頓或心跳偶爾不規律跳動，醫師切脈時會發現有偷停現象。

警訊 5

呼吸不暢：正常走路卻感氣促，走斜坡或爬幾層樓梯，就會覺得呼吸不暢或胸悶氣喘。

警訊 6

飯後胸口脹悶：飽餐後常覺胸口脹悶，所以不能吃太飽，因為冠狀動脈其中一條血管位於心臟底部，飽餐後胃部脹大感到有壓迫感，因這條血管造成心臟供血不良，所以很多心臟病都在飽餐後發作。

心臟病的生活照護事項

當察覺心臟出現不適訊號時，必須積極處理，應馬上改善起居及飲食習慣，就算栓塞了的心血管或肥大了的心臟，仍有機會康復。

改善心臟病的 16 種生活照護事項

照護1
立即戒菸：吸菸破壞心血管，令血管收窄及堵塞。

照護2
立即戒酒：酒精是心臟病患者的大忌須馬上戒酒，包括紅酒。

照護3
控制體重：肥胖可導致多種高血脂及高血壓，所以必須避免體重超標。

照護4
控制飲食：避免太過油膩及煎炸的食物：因不良油脂會堵塞血管。

照護5
不吃麵包及糕餅：多含反式脂肪酸及高糖，會堵塞血管，尤其是奶油類、菠蘿油、酥皮類。

照護6
避免不良油脂：避免食用動物油及芥花油，應選擇健康食用油（如亞麻籽油、葡萄籽油等）。

照護7
避免太鹹的食物：飲食宜清淡，宜採用低油、低糖、低鹽的飲食方式，並棄用精鹽改用海鹽。

照護8
盡量素食：多吃新鮮的蔬果，少吃肉類。

照護9
睡眠要充足：不能熬夜或夜睡，影響身體復修功能。

照護10
避免劇烈運動：以免心臟負荷過度。

照護11
洗澡水不宜過熱：避免引起血壓上升，引起心臟病發作。

照護12
注意天氣變化：天氣冷不宜淋冷水浴或冬泳，以免刺激心臟。

照護13
適當運動鍛鍊：每天堅持鍛鍊體能以帶氧運動最佳，避免過低馬步或太用力，若出現氣促應立即停止，或可選擇安全性高的運動（如拍手功等）。

照護14
處理高血壓及糖尿病：等於間接改善心血管問題。

照護15
放慢生活：做任何事宜將生活步伐及工作速度放慢，減少精神壓力。

照護16
定期接受健康檢查：避免讓病情有機會發展，若知道心絞痛可能會發作時，先服藥。

有利心血管食物一點通

藥補不如食補，平日多進食有利心血管的食物，可預防心臟病、中風、動脈硬化，重點是飲食要均衡，並選擇符合個人體質的食物較佳。以下的食物能增強血管彈性、保護心血管，部分更能降血壓、降膽固醇、降血脂、降血糖等，常吃對心血管有很大的益處，有效預防心臟病的發生。

種類	◯ 有利心血管食物
根莖類 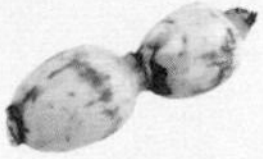	白蘿蔔、紅蘿蔔、紅菜頭、蓮藕、淮山、蘆筍、芹菜、薑、蒜頭、茭白筍、西洋芹、馬蹄、馬鈴薯、蓮子、百合 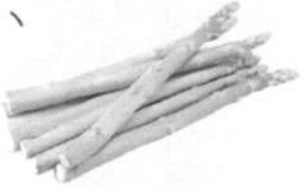
瓜果類 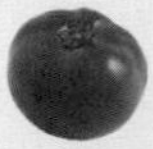	番茄、冬瓜、南瓜、苦瓜、小黃瓜、青椒、茄子、橄欖、銀杏 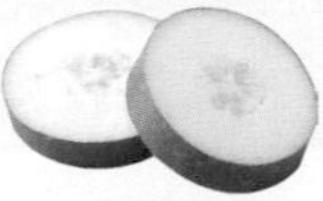
花菜類	金針菜
葉菜類 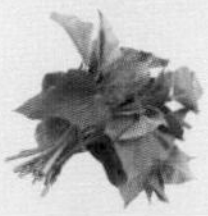	菠菜、地瓜葉、銀杏葉、芥蘭、韭菜、通菜、蕨菜、大白菜、香菜 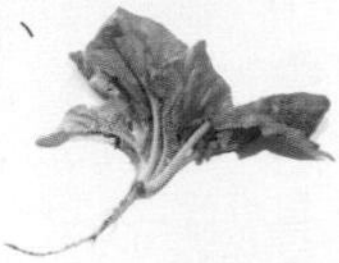
菇類	金菇、磨菇、冬菇、白木耳、榆耳、黃耳、黑木耳 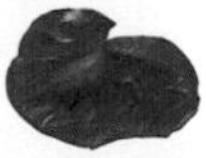
藻類	紫菜、髮菜、海帶
豆類	毛豆、納豆、黃豆、紅豆、花豆、白芸豆、豆腐、豆漿
水果 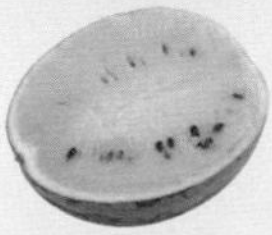	奇異果、無花果、藍莓、葡萄、檸檬、蘋果、棗、梨子、柿子、柚子、杏、柳橙、柑橘、香蕉、枇杷、蓮霧、芒果、楊桃、櫻桃、草莓、西瓜、香瓜、哈密瓜、火龍果、酪梨 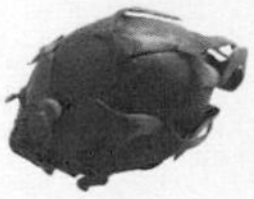 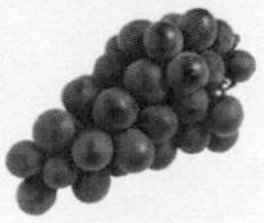
堅果類	核桃、杏仁、松子仁、花生、腰果、開心果、芝麻、栗子 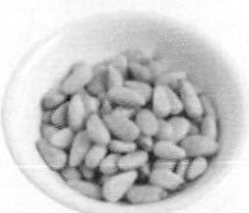
穀物類	糙米、黑米、薏米、燕麥、蕎麥、玉米 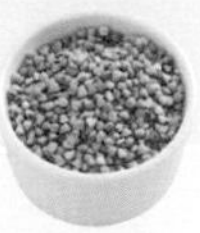
中藥類	羅漢果、山楂 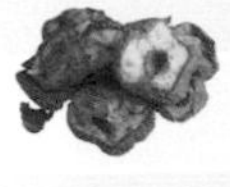
其他	沙棘油、綠茶、普洱茶、蜂蜜、海參

防治心臟病的中藥

心臟病是成因複雜的慢性病（如瓣膜閉鎖不全、瓣膜狹窄等），單靠吃藥是不行的，恐怕需要手術才行，但不管是服用中藥或西藥，進行心導管氣球擴張術、裝置支架、繞道手術、換瓣膜、移植心臟等，都有一定的適應及禁忌，因此建議最好**中西醫結合一起治療，同時積極配合正確的起居及飲食習慣**，才能避免心臟病發作。

千古年來，**中醫中藥擅長於活血化瘀、通經活絡，對阻塞性的心臟病有非常超卓的效果**，有些中藥還具備補氣及補血的功效，對於衰竭性心臟病有明顯的調補作用，因此除了急性心肌梗塞外，中醫在預防及治療心臟病方面，往往能得心應手及屢見奇功。現代藥理檢測發現很多中藥能防止血管阻塞及降低膽固醇。

種類	✕ 不利心血管食物
牛奶製品	起司、雪糕、巧克力、乳酪 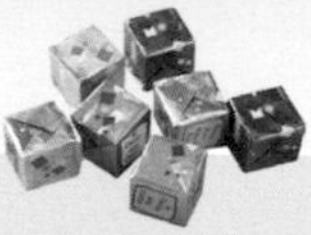
麵粉製品	披薩、麵包、糕餅、酥油餅、鹹煎餅、粉麵、饅頭、意大利麵 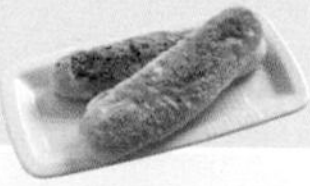
高糖食物	甜點、糖水、蛋糕、菠蘿麵包 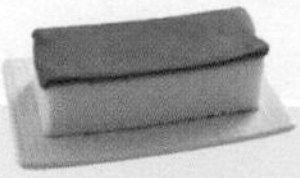
油炸食物	炸薯條、炸魚柳、天婦羅
高脂食物	豬油、植物奶油、奶油、肥肉、豬蹄、東坡肉、動物內臟、雞皮、鴨皮 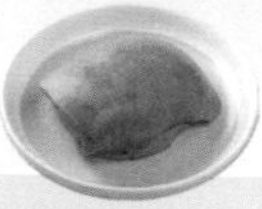
醃漬食物	鹹蛋、醃肉、鹹魚、鹹菜、菜脯、梅菜乾
加工食品	香腸、火腿、煙肉、薰魚、薰蛋、煙燻鮭魚 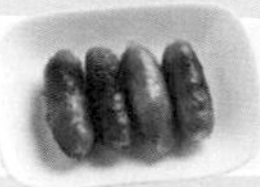
燒烤食物	乳豬、燒肉、燒雞、烤鵝、豬肉乾、牛肉乾
其他	香菸、酒類、咖啡、肉類、蛋黃、冷飲凍食、刺激性食物、快餐食品 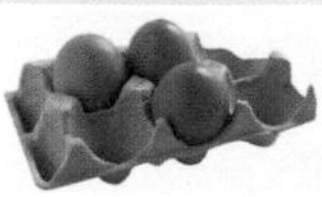

防治心臟病的 7 種中藥

田七（三七）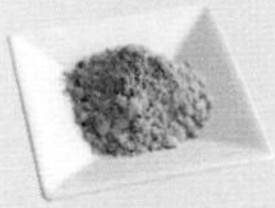	降膽固醇效用強大，並能活血化瘀，被視為跌打骨傷聖藥，現代作為治療心血管疾病主要藥物。
丹蔘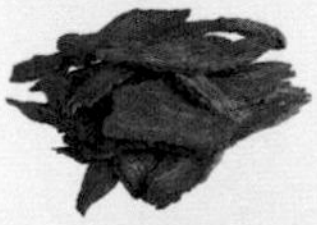	具有強大的活血化瘀功能，多用於活血通經，破瘀散結、調整經期，現代作為改善心血管疾病的主要藥物，效果最佳的是「丹蔘滴丸」，其次是「複方丹蔘片」。
人蔘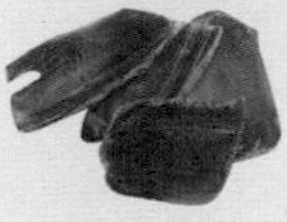	人蔘藥效強大，能明顯增加血紅蛋白（補血）、提高體內含氧量（補氣），增強肌肉收縮力、心肌作用、性能力及精子活動能力，由於療效眾多，所以被視為上等補品，若能配合其他活血化瘀中藥，對心臟衰弱患者效果極佳。
黃耆（北耆）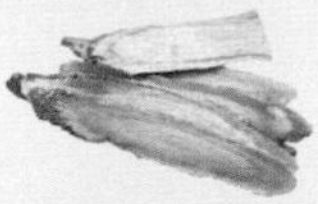	功效類似人蔘，具補氣補血的功用，能增強心肌搏動能力，並可雙向性調整血壓（高血壓降低、低血壓升高），使血壓回復正常水平，配合人蔘，效果加強。
麥冬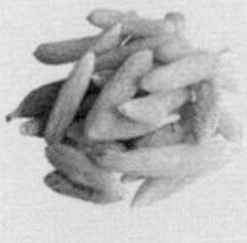	具養肺陰及胃陰的作用，可強壯心臟、增強體力、促進復原、消除疲勞，配合人蔘效果更佳。坊間誤傳麥冬藥性寒涼，會削弱體質，是不正確的。
山楂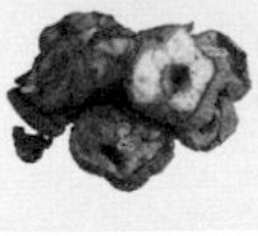	主要功用為破瘀消積、降血脂、降血壓、降膽固醇。
沙棘油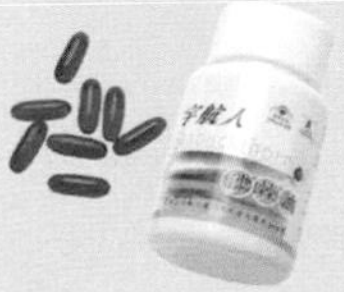	沙棘油含有豐富的不飽和脂肪酸，能溶解阻塞血管不良脂肪，修補受損的血管壁，使其回復平滑，保持暢通，有效防治心臟病。現在有很多國際知名護膚品及保健品，也使用沙棘油作為原料。沙棘油還具有消炎及修復作用，對於濕疹、主婦手等皮膚病有非常顯著的作用。

※ 因冠心病可併合不同疾病存在，很難用一個方劑來符合全部冠心病患者，所以建議找有經驗中醫師處方治理為宜，絕不能自行胡亂服用中藥，而服用薄血藥的患者若想以中藥調理身體，應找有經驗的中醫師診療較佳。

高血壓

高血壓是無聲殺手

高血壓病是全球最普遍疾病之一，也是血管疾病中最重要的危險因素之一，**當一個人患高血壓，罹患上心臟病的機會率會增加二一〇%**，若不加以控制，發展下去可能會發生心腦血管併發症，如動脈硬化、冠心病、高血壓性心臟病、中風等。

很多高血壓患者在早期或中期時，其症狀並不明顯，高達六〇%的人不知道自己有高血壓，更令人焦慮的是，不少病人雖已確診爲高血壓，但由於病情尚早，沒有太大的不適症狀，加上對高血壓狀態逐漸適應，尚未影響到起居生活和工作，更有患者會誤以爲高血壓不會危及生命，因而放鬆甚至停止治療，讓病情持續發展，當惡化至某程度後就會造成不可逆轉的後果，因此高血壓病又稱爲「**無聲殺手**」。對待高血壓不能掉以輕心，因爲它是一種慢性心血管疾病，一旦發病及處理不佳會終生爲患。

高血壓引起的成因複雜，至目前爲止，醫學界還未找出確實的發病原因，因此只能以藥物控制病徵，患者需要長期服用降血壓藥物，因此高血壓被視爲終生疾病。

輕鬆懂 如何得知是否罹患高血壓？

一般輕微的血壓升高是比較難察覺的。較嚴重的患者會出現頭脹，甚至頭痛或暈眩、呼吸不暢、怕做運動、上樓梯或上斜坡時覺得胸口鬱悶、容易疲倦等。雖然如此，但臨床上很多高血壓患者都沒有嚴重的不適症狀，所以定期檢查血壓有重要意義。

中醫調理高血壓

古代的中醫沒有高血壓病症一詞，但透過典籍對許多病徵的描述，總括了高血壓的成因是由於生活不規律及飲食不當，導致五臟失去正常功能而造成高血壓的各種症狀。

中醫亦認爲高血壓是人體自動調節的正常反應，當腦部收到血液供應不足的訊號時，就會通知中樞神經，通過加壓去把血給泵上來，解決心、腦、腎對血液及能量的需求，因此**高血壓跟人體元氣的虛弱及臟腑功能的衰退有重大關係，是身體發出訊號提醒患者應該注意休息、放鬆心情、調整起居或飲食習慣**，患者最好同時能學習提升個人修養，凡事以平和心態對待，避免情緒經常波動而導致病情惡化。

中醫認爲高血壓和肝、腎的虧損有密切關係，如壓力過大、情緒鬱結、發怒、飲酒、房事過度、先天不足、老年或久病腎虧等。「肝藏血、腎藏精」，當肝或腎功能欠佳時，身體就欠缺足夠的動力把血液泵

輕鬆懂 高血壓與臟腑功能的關係

心失所養	沒有精神寄託、欠缺適當的社交活動、疑心重、妒忌心強、過度憂思，失眠，消耗心力過多。
肝失所舒	飲酒、嗜吃上火食物、常熬夜或夜生活太多、嗜發脾氣或常受委屈、生活壓力太大，使肝臟過勞、毒素積聚過多、肝火過盛或肝氣鬱結。
脾失所運	飲食不節、嗜吃香酥或肥膩食物，影響消化及代謝功能。
肺氣不宣	缺乏鍛鍊、久坐或臥，使氣滯血瘀。
腎失所藏	年老、精神或體力過勞、房事不節、長期服用藥物過多、造成腎氣虧虛。

上腦及運送給其他器官使用，直接影響到「脾」的輸送功能，因此血液中的濕邪不能被完全代謝，使血液黏稠，減慢了血流速度，導致大腦供血不足，於是人體就會透過以加壓形式，把血泵上腦，就這樣產生了高血壓。

老化的血管壁不是一條平滑的管道，而是像手掌一樣，充滿微細的紋理，當帶有脂肪的血液通過血管時，少量的脂肪會陷入紋理內，若平日**沒有攝取足夠的卵磷脂或必須脂肪酸，就無法把這些黏附在血管壁的脂肪清除掉**，逐漸愈積愈厚，使血管通道愈來愈窄，血液流量減少及減慢，身體唯有透過加壓把血泵上來，形成高血壓。洗潔精可以去除油膩，因爲它是石油副產品，說明了油有清除油脂的特性（詳見本書第103頁卵磷脂乳化實驗）。

※您將會發現運用卵磷脂具有溶解油的「乳化」作用。同樣地，經常進食含有「卵磷脂」的食物，如大豆、玉米、雞蛋黃等，能清除血管壁的脂肪，有效預防動脈硬化、高血壓及中風等心腦血管疾病。

上下午血壓露玄機

當上午的血壓比下午高，說明元氣正在衰敗，病情正在加重；當下午的血壓比上午高，是人體自救的功能，說明臟腑功能正在恢復中，病情逐漸減輕。原因是經過一夜安眠後，人由靜止進入活動狀態，所以醒來時的血壓會稍爲升高，屬正常現象，而上午的血壓基本上是正常的，到了下午，經過了整個上午的能量消耗，自然需要進行一定的加壓調整，把血液打上去，所以下午的血壓比上午稍高屬於正常現象，相反若血液打不上去，說明臟腑虛弱無力，爲衰敗現象。

正常的血壓，其收縮壓（上壓）不應大於 140 mmHg 毫米汞柱及舒張壓（下壓）不應大於 90 mmHg 毫米汞柱，理想值爲收縮壓 120 mmHg 及舒張壓 70 mmHg。當收縮**壓降低及舒張壓增高時，其差異值少，代表臟腑的運作功能已經衰敗是比較危險了**，必須盡快就醫。

舒張壓相當於人的元氣，屬於先天的，而收縮壓可視爲後天的。當下壓高時，說明人在大幅調動元氣，說明身體在透支能量，才能令臟腑功能正常運作，長期透支元氣可導致各種疾病，令人提早衰老及死亡。中醫以八綱辨證及注重整體調整，調整高血壓有非常顯著的效果，無需終生依賴藥物。

降血壓的湯方

很多食物及中草藥都具有調整血壓的作用，但因高血壓患者的體質不同，各有所需，恕難在此一一說明，僅能提供性質較平和及一般人士能飲用的湯方。

方劑　增強體質

（1 人份量）

材料：

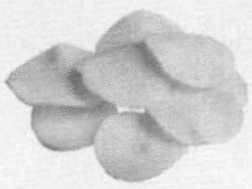
白芍 5 錢

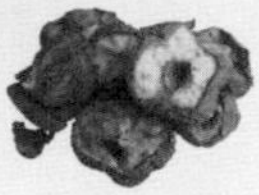
山楂 5 錢

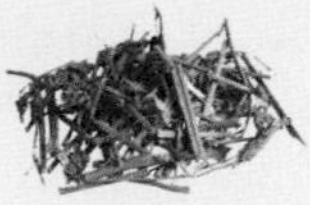
紅絲線 5 錢

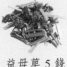

益母草 5 錢

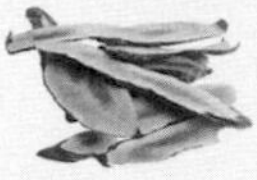
赤靈芝 2 錢

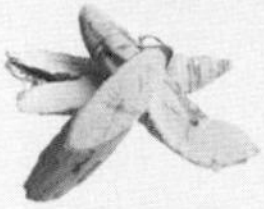
牛大力 5 錢

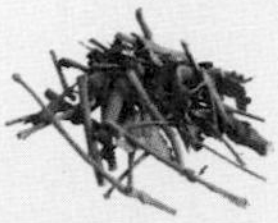
桑寄生 1 兩

作法：

煮沸冷水約 1000CC，加入所有材料，沸騰後轉慢火煮約 45 分鐘，煮至剩下約 1 碗的水量。

◆注意事項：適合高血壓患者、尿酸患者、一般人士。

◆溫馨小叮嚀：有感冒或發熱者不宜；經量過多之行經婦女暫停服用。

湯方一 增強體質

（2 人份量）

材料：

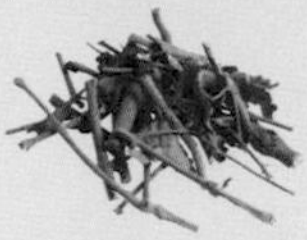

桑寄生 1 兩

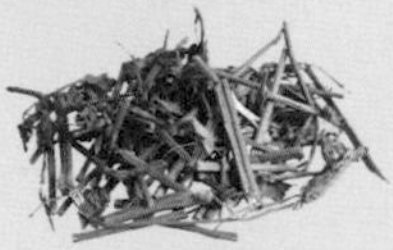

紅絲線 1 兩

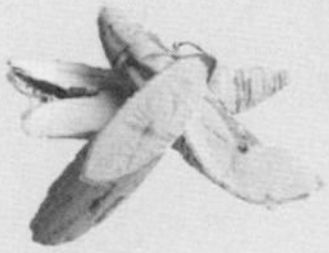

牛大力 1 兩

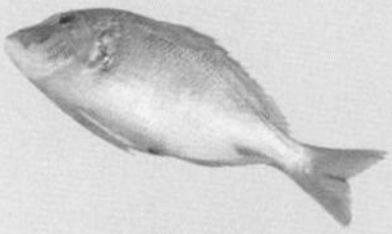

豬肉或魚
（如生魚、山斑魚或鯽魚）

作法：

冷水約 2500CC 放入湯鍋中，煮沸後，加入所有材料，用大火煮沸後轉慢火煮約 2 小時，煮至剩下約 2 碗的水量。

- 服用方法：餐前或餐後，均可飲用。
- 注意事項：此方補氣血、強筋骨。適合高血壓患者及一般人士。有感冒或發熱者不宜。
- 溫馨小叮嚀：若用魚，不建議將魚先用油煎再煮湯，免生火氣，可用粗鹽塗擦魚身內外去腥。

湯方二 增強體質

（2 人份量）

材料：

百合 1 兩

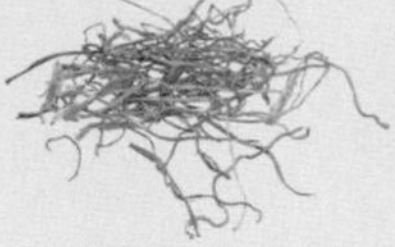

蟲草花 4 錢

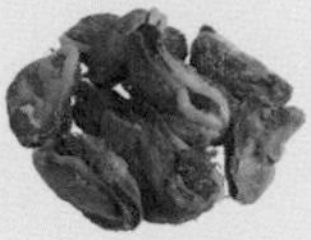

淡菜仔 2 兩

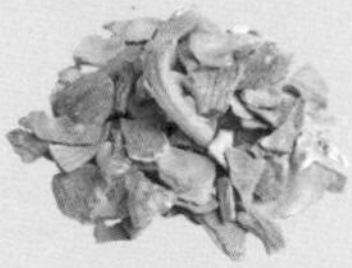

石決明 1 兩

作法：

冷水約 2500CC 放入湯鍋中，煮沸後，加入所有材料，用大火煮沸後轉慢火煮約 2 小時，煮至剩下約 2 碗的水量。

- 服用方法：餐前或餐後，均可飲用。
- 注意事項：適合高血壓患者及一般人士。有感冒或發熱者不宜。
- 溫馨小叮嚀：此道可加入豬肉適量（素食者可用玉米、栗子、香菇代替）。

「淡菜仔」即小青口乾品；「石決明」即九孔鮑魚殼，煎前須打碎並置於小紗布袋內，方便事後清洗湯鍋。

掌握健康飲食三原則

高血壓病雖是無聲殺手，但很少人死於高血壓，大多數是死於高血壓所引起的併發症，如中風、心肌梗塞或心臟衰竭等。高血壓顯示了心血管快要破裂，因此必須盡快**戒除不良的飲食習慣，吃大量的蔬果及穀物，避免煎炸、肥膩及辛辣食物，戒菸酒及作息正常，作適當的鍛鍊，並保持心平氣和，配合中藥調理**，在幾方面的配合下，病情才能化險爲夷。

高血壓本身只是一個病徵，而不是一個獨立的疾病，它可以由多種疾病引起，如急性腎炎、慢性腎炎、腎盂腎炎、皮質醇增多症、妊娠高血壓、顱腫瘤等，所以又稱爲「症狀性高血壓」或「繼發性高血壓」，當疾病得到治癒後，血壓就會回復正常，此類病人約佔全部的五％，其餘的九十五％屬於「原發性高血壓」，是一種獨立性疾病，所以又稱爲「高血壓病」，有自已的發展

湯方三 增強體質

（1人份量）

材料：

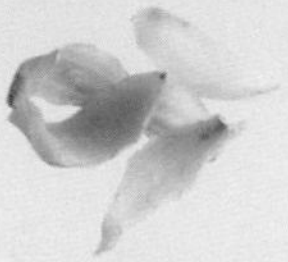

百合3錢

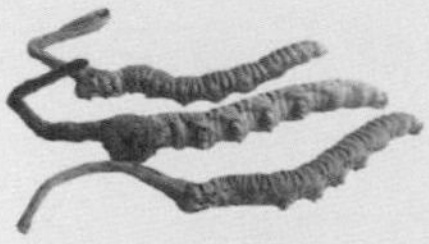

冬蟲夏草4錢

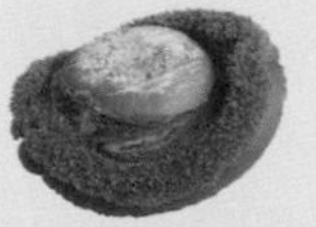

鮮鮑魚或乾鮑魚1隻

作法：

煮沸冷水約1500CC，加入所有的材料，沸騰後轉慢火煮約2小時，煮至剩下約2碗的水量。

◆**服用方法**：餐前或餐後，均可飲用。

◆**注意事項**：適合高血壓患者及一般人士。有感冒或發熱者不宜。

◆**溫馨小叮嚀**：若用乾鮑魚，須先用沸水泡浸一晚再用，泡浸水可用來煮湯。

規律及臨床表現。

良好的飲食習慣對健康是非常重要的，高血壓患者在**飲食方面應遵守低鹽、低脂、低熱量的原則**，並且要注意飲食結構的合理配搭，盡量減少脂肪類飲食及動物性蛋白質的攝取，增加植物性蛋白質的吸收，應多吃新鮮蔬菜及水果，飲食中要有豐富的維生素及纖維素。

此外，吃飯要定時，**每餐應控制在七~八成飽**，切忌暴飲暴食，以免發生腦中風。**飯後不宜立即躺下或坐下看電視，應輕微活動或散步半小時**。濃茶、咖啡、汽水、巧克力、加工飲料、水果罐頭等不是含有咖啡因或興奮劑，就是含糖過多，可使大腦興奮，刺激心臟，導致血壓升高。

不良油脂是罪魁禍首

一般市面販賣的食用油大都經過氫化過程，油脂已變為反式脂肪，加上大部分的食用油都不耐高溫，煎炸炒時會釋出毒素，加上現代人多為外食一族，日常已攝取過多不良油脂，增加高膽固醇、高血壓的風險。

必須脂肪酸是細胞膜的重要元素，影響人體的生殖系統、皮膚系統、循環系統、免疫系統，建議每天進食有機亞麻籽

輕鬆懂　長期飲用五青汁有益健康？

五青汁（青椒、小黃瓜、青蘋果、西芹、苦瓜）具有調整血壓的作用，建議加入適量的水攪拌，才能攝取到對身體有極大好處的纖維素及植物生化素。一般情況下，高血壓患者飲用五青汁是合適的，但每個人的體質有所差異，所以非人人適宜長期飲用。

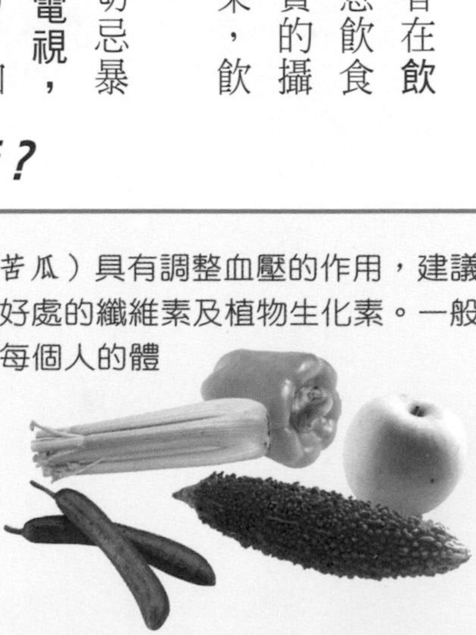

※由於五青汁性質寒涼，體質虛寒者不宜多飲，若飲後見頭暈、反胃欲吐、腹瀉或大便稀溏，則不宜飲用。

油丸，補充必須脂肪酸；高血壓患者建議可另外補充功能性較強的「沙棘油」，具有平滑血管壁及調整血脂及血壓作用。

曾有一位三十歲壯年男士來看我，他的血脂比正常值超標二百倍，血液黏稠如甜醬，除了處方中藥外，我囑咐他每天補充沙棘油，還要每天進食蔬果（原來這位患者從小都不喜歡吃蔬果），四個星期後，他再去檢查，血脂值已回復正常，所以我經常強調食療是最有效的調養方法，並費盡心血把這個訊息傳給大家，好讓人人都能做到以正確的飲食方法去預防疾病或改善健康。

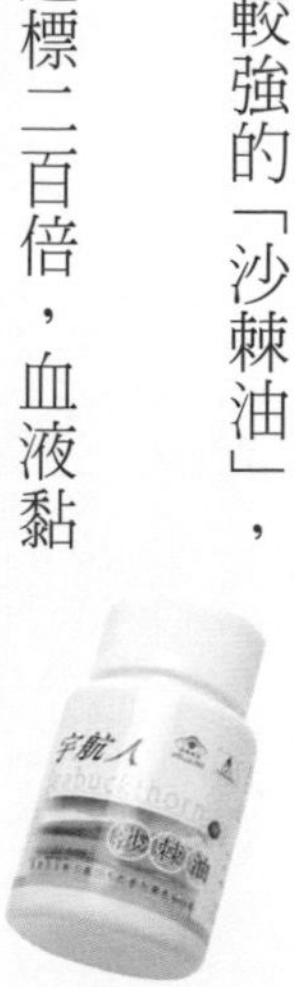

甜菜根可有效降血壓

降血壓另一熱門食材就是甜菜根，患者可每日切片生吃半顆（生吃甜菜根時，尿液會出現紅色，屬於正常現象，停止食用後就不會排出帶紅色的尿液），或以有機蘋果醋、黑醋混合優質蜜糖沾食，風味特佳。甜菜根非產季時可退以求其次，飲用甜菜根汁或提煉的「紅甜菜根精力湯」。

甜菜根的根和葉全部可以食用，除了可生吃也適合煮湯（最好先用沸水汆燙一～二分鐘，把草酸去除掉，避免結石），材料可搭配紅蘿蔔、佛手瓜、玉米、栗子、無花果等，就能成為一道非常出色的養生湯品，要注意的是甜菜根湯，每星期最多只能喝兩次。

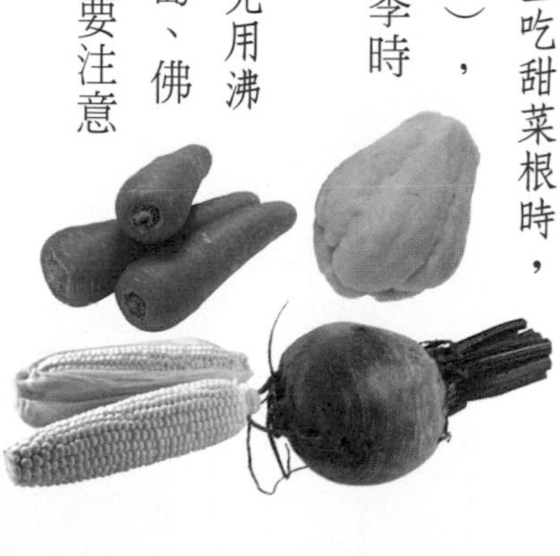

高血壓患者應注意的生活細節

高血壓患者應培養好良好的生活習慣，包括起居習慣、飲食習慣、適當的性生活、戒菸忌酒等，在日常生活中要做到生活規律、飲食清淡、作息定時、勞逸結合、心情平和，就能達到改善及預防高血壓的目的。

高血壓患者應注意的 8 個生活細節

習慣 1

要注意保持大便通暢及良好的排便習慣。

習慣 2

看電視或用電腦時不宜過久，避免久坐不動，更要避免收看比賽類節目、劇情緊張或恐怖的節目，更不應觀看色情電影。

習慣 3

褲帶鬆緊要合適或領帶不能繫得太緊，保持呼吸通暢。

習慣 4

洗澡時要開動排氣扇，水溫不能太熱，洗澡時間不宜超過 15 分鐘，若要進行浸浴，切勿讓水超過胸部。

習慣 5

出外旅行時要隨身攜帶降壓藥，並避免泡浸溫泉，尤其是水溫太熱的溫泉，真的要泡浸，每一次浸泡時間不要超過 3 分鐘，水溫不宜超過 40℃，並最好有家人在身邊陪伴。

習慣 6

走路或上下樓梯時必須沉著穩重，不可貪快圖急，避免發生意外或令心跳加快，引起血壓波動。

習慣 7

平日與人交際，不要太過計較得失，說話宜放輕語調，忌大聲喊叫或發怒；心境要保持平和，處事要公平公正，並多欣賞別人的優點，時常充滿感恩心，若有憤世嫉俗、妒忌或懷疑他人的性格，就應該盡量去改變自己，避免因性格偏激而引起高血壓併發症，如中風、心臟病等。

習慣 8

過度激烈的性生活可能會導致血壓上升，誘發心臟病，而過度頻密的性生活會損耗元氣，造成虛性高血壓。

高血壓適宜的運動

臨床證明，經常進行適量體能鍛鍊的高血壓患者，其高血壓症狀（如頭暈、頭脹、頭痛、心悸、失眠等）都會得到不同程度的下降，甚至完全消失，其血壓也會同時調整或下降。當患者打完一套太極拳，其收縮壓可下降十～十五 mmHg，而每次練氣功後，收縮壓可下降十六～十八 mmHg，若堅持每天散步或慢跑三～四個月，八十五％的患者可回復正常血壓水平。可見適當及適量的鍛鍊有助於調整血壓，如放鬆及緩慢的游泳、打太極拳、氣功鍛鍊等，但必須避免「坐馬過低」，以免氣血往上衝；拍手功及甩手功則非常適合沒有功底的患者。必須注意，高血壓患者不適宜進行劇烈運動，如快跑或各種激烈或危險活動，避免心跳突然加速，使血壓上升，造成生命的危險。

高血壓常見的Q&A

Q：長期服用降血壓藥物是否會出現不良的副作用？

A：不少醫學專家都認為「**是藥三分毒**」，長期服藥會有一定的副作用，尤其是化學合成藥物，因藥力集中而猛烈，其副作用比天然草本藥物要大得多。臨床報告指出，長期服用降血壓藥物的人容易疲倦、難以集中精神、記憶力下降、性慾減低、性能力衰退，也曾經有報導指出老年失智症可能與長期服用降血壓藥物有關。

Q：是否只有肥胖者才容易罹患高血壓？

A：前面已有提及血壓高會影響身體機能衰退及失衡，高血壓會發生在任何年齡及人士身上，包括老人、中年人、年輕人、兒童、肥胖的人、體型瘦的人、男性、女性等，當中以中老年人及肥胖的人佔最多數。

Q：高血壓患者能否進補？

A：進補的定義，是補充身體當時缺乏的物質。**進補前，須先確切瞭解體質才能正確選擇補品**，如血虛者要補血、氣虛者要補氣、陰虛者要養陰、陽虛者要壯陽、瘀阻者要疏通經絡和化瘀。如果不按體質的需要而胡亂進補，就會適得其反，例如有很多人認爲疲倦就是虛弱，需要進補，**錯誤食用大補元氣及壯陽的藥材，罔顧身體實際的需要，最終補出病來**。高血壓患者體質各不相同，胡亂進補有一定的危險性，大壯陽火的補品還是不吃爲宜，如田七煲雞、鹿茸、鹿尾羓、高麗蔘、北蓍、豬腳薑、醉雞鍋等均不宜。

Q：高血壓患者為什麼要戒菸？

A：香菸中的尼古丁可直接刺激心臟而使心跳率加快及血管收縮，造成血壓上升，尼古丁還會影響降血壓藥物的療效。長期大量吸菸會使小動脈血管壁發生硬化，使血壓更加升高，吸菸者發生腦出血的機會率明顯增加，因此戒菸對高血壓患者有重要的意義。

Q：高血壓患者為什麼要戒酒？紅酒對身體有益，聽說可預防心血管疾病，高血壓患者

能否飲用？

A：所有的酒都含有酒精（包括紅酒），而**酒精是一種對人體有害的成分，它能損害消化系統和中樞神經系統，導致各種疾病的發生。**嗜酒人士的血管病發生率超過六〇％，若加上有高血壓病史，罹患血管病的機會率就會更高。飲酒會消耗人體的維生素C和葉酸，可造成高血壓和動脈硬化。

如果飲酒同時吸菸，血壓上升的程度就更高了。此外，酒精會降低降血壓藥物的療效，造成頑固性高血壓的出現。**研究發現高血壓人士戒酒後血壓會有明顯的下降，同時會提高藥物的療效。**最新的研究指出，**飲用葡萄酒對身體及心臟並沒有好處，不單會引發高血壓及心血管疾病，還可能會導致癌症**，因此不建議高血壓患者飲用任何酒類。

最近幾十年，紅酒受大衆吹捧，因爲葡萄全身是寶，酒石酸（果實酸度）可健脾開胃；類黃酮（葡萄籽）可抗老化；鉀鹽可利尿；葡萄皮及核含有高抗氧物花青素及白藜蘆醇，能阻止血栓形成、降低膽固醇及血小板凝結、預防心血管疾病、有效消除自由基，還具有抗癌及延緩衰老的功效。

在釀製紅酒發酵的過程中，會大幅增加抗氧化物質的數量，更易被人體吸收利用，但不是所有人都適合飲酒，加上酒精也有其害處，因此有精明的商人將紅酒內的酒精抽走，卻保存了紅酒的各種益處，**若真的想得到紅酒的好處，建議飲用這類無酒精的紅酒，對調整血壓也會有一定的作用。**

Q：是否中老年人才會得高血壓？有人說三十歲後，每大十歲血壓就會增加十度是屬於正常現象，也就是說年紀愈大血壓會愈高，這說法是否正確？

A：很多中老年人都有高血壓症狀，但近年卻發現有年輕化的趨勢，甚至有兒童患有高血壓，咎其原因與西方飲食文化普及有關，加上現代化的設備令人減少了勞動或鍛鍊的機會。很多青少年患者沒有明顯病徵，大都是無意中被查出有高血壓，有些更達收縮壓 190 mmHg、舒張壓 120 mmHg 的危險水平；也有壯年患者，同樣是無意中被查出有高血壓，收縮壓 220 mmHg、舒張壓 170 mmHg，屬於極度危險的水平。高血壓又名無聲殺手不無原因。

「年紀愈大、血壓愈高」的說法並不正確，其實只要身體保持在良好狀態，五臟六腑就能相互協調及平衡，所以不論年紀多大，就算已屆九十歲，血壓仍可保持正常。當血壓經常維持在不正常的水平，表示身體機能處於不協調、紊亂或衰退的狀態，而中老年人的身體狀態隨著年齡的增長而日走下坡，臟腑機能也逐漸退化，所以身體需要提高血壓來調動元氣，因此很容易出現高血壓的情況，但不能被誤解爲正常的血壓值。影響血壓高低的主要因素是身體機能狀態，而不是年齡。

Q：罹患高血壓是否一定要服用降壓藥？聽說一旦服用後，終生都不能停藥。

A：若血壓已升高至危險值（收縮壓大於 160 mmHg、舒張壓大於 100 mmHg），爲了安全著想及控制病情，應立即服用降血壓藥物；若血壓只是輕微偏高，可透過調整生活節奏、改善起居及飲食內容，讓血壓回復正常。其實不論是任何程度的高血壓患者，只要肯下定決心，**盡快透過調整生活節奏，積極改善起居及飲食內容，並輔以適當的鍛鍊，盡快提升身體**

的機能狀態，血壓就可以迅速回復正常，因此無需存在需要終生服藥的擔憂。

Q：高血壓患者是否很容易中風或腎衰竭？

A：高血壓患者的血管因長期承受較高壓力，使血管易於硬化，情況有如橡皮圈，當橡皮圈長期被拉長拉鬆，彈性就會減少，硬化速度會加快，很容易就會斷裂，比原本應有的壽命短。血管的情況一樣，長期受高壓的血管，其彈性會較差，硬化速度增快，當血壓增高至血管不能承受時，就會破裂出現內出血，若腦內的血管出血，就是俗稱的「中風」，有些患者會突然昏倒，醒後已發覺口眼歪斜及半身不遂了，所以高血壓患者不能掉以輕心，必須積極治療。

另外，**腎臟是身體非常重要的一個排毒器官**，佈滿很多微細血管，它極似一個慎密的過濾器，能有效保留有用物質，同時把體內多餘的體液、代謝物、有毒物質排出體外。若血壓長期處於高位，同樣會減低這個過濾器的彈性，減弱其排毒功能，甚至導致腎功能受損。

Q：什麼食物具有降血壓的作用？

A：白蘿蔔、紅蘿蔔、甜菜根、番茄、馬鈴薯、大豆、豆腐、蘆筍、茭白筍、萵苣、西洋芹、芹菜、髮菜、紫菜、蕨菜、通菜、大白菜、金針菜、金菇、磨菇、冬菇、冬瓜、南瓜、苦瓜、小黃瓜、茄子、栗子、蓮子、腰果、地瓜葉、銀杏葉、香菜、馬蹄、橄欖、黑木耳、黑米、薏米、蕎麥、羅漢果、無花果、酪梨、奇異果、火龍果、西瓜、山楂、櫻桃、草莓、梨子、柳橙、柿子、柚子、柑橘、蓮霧、檸檬、楊桃、香蕉等。

真實個案分享 1

張女士約五十歲，有二十多年的服藥史，包括降壓藥、安眠藥、鎮靜劑。健康每況愈下，除了高血壓外，還有失眠、心跳、手抖，每天服西藥接近二十粒，但血壓仍然降不下來，舒張壓徘徊在 120 mmHg、收縮壓大於 210 mmHg。她的主診醫生跟她說：「藥物已不能控制病情了，加重藥量都不會有用。」

在絕望情況下，她唯有自找出路，嘗試找中醫調理身體，在破釜沉舟的心態下，她全面改變起居及習慣，同時服用我開立的中藥處方，調理半年後，她已不用再服用任何血壓藥、安眠藥及鎮靜劑了，血壓並已調整至舒張壓 80 mmHg、收縮壓不高於 140 mmHg，每天早上可以去爬山做運動，晚上則能正常入睡，健康狀態比二十年前還好。

真實個案分享 2

患者年約四十歲，是一名中年才俊（一家集團的總裁），正值事業高峰，他來求診時，血壓之高令人難以置信，其舒張壓為 170 mmHg（已達正常人上壓的警戒線）、收縮壓則大於 230 mmHg。他自覺頭脹身重，多走幾步就氣喘胸悶，晚上睡得不安寧，他是無意中查出有高血壓，醫生勒令他要馬上進醫院接受治療，被他拒絕了。他對我說：「除非昏迷不醒，否則手上的工作還得由我親自處理，一切聽天由命吧！相信你可以幫助我度過此關。」

我跟他說：「要過關的是你不是我，若你能跟從我的生活及飲食方法，病情應該可以完全控制。」這位患者有高度的智慧，果然充分合作，謝絕一切應酬飯局，滴酒不沾，早睡早起，戒除一切煎炸及肥膩食物，盡量素食，並控制食量。經過三個月的大調整，他的體重由一百八十多磅，減至一百六十磅，血壓也調整至舒張壓 80 mmHg、收縮壓少於 140 mmHg，令他最開心的是可以由原本臃腫累贅的病漢，回復以往英俊小生的模樣。

癌症

社會進步、健康倒退

現在罹患癌症的人很多，大家對腫瘤或癌症已經不再陌生，這些病可以說是一種文明病、富裕病、懶人病。社會的進步及科技的發達，令大家減少了活動的機會，現在大家不用挑水就有水用，啓動電器用搖控器，走幾分鐘就到車站，上樓不用爬樓梯，上網就可以購物，還有免費的送貨服務。

現在只要動動幾個手指頭，上上網，打打電話，一切都有人代勞，造成現代人好逸惡勞，不太願意做運動，寧願花錢找人做按摩或推拿，和古人的生活模式有很大的出入，我們的生活似乎是先進了，但健康卻在倒退，怪病愈來愈多，也愈來愈難治理，試問以前的社會哪裡有癌症、紅斑性狼瘡、帕金森氏症、多發性硬化症等病症呢？

懶人病、富裕病

文明病都是懶人病，因爲大家懶，不願意活動，不願意出汗，不願意鍛鍊，以爲只要吃得好就可以得到健康，而一般人又以爲吃肉、高價的鮑蔘翅肚、補品就等於吃得好，事實恰恰相反，吃得愈好的人愈易得病。

到了生病的時候，大家又以爲只要吃吃藥，動動手術就可以起死回生，低估了疾病的風險，也高估了醫生及科技的能力，大家把生命的全部責任交給醫生，對於關於自己健康的書沒時間翻、懶得翻。健康的建立從來都不是一朝一夕的，怎會有坐享其成這回事。得病後什麼都不做，什麼都不改變就眞的是坐以待斃。

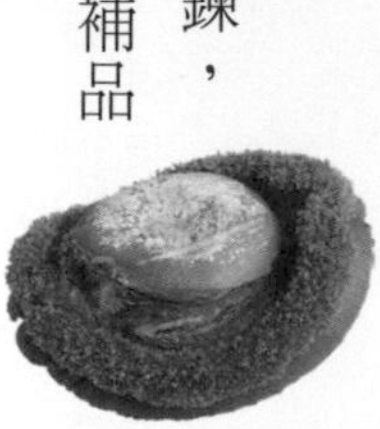

什麼是致癌的食物？

其實，任何一期的癌細胞在缺乏適當條件下，是不會成長繁殖的。大量研究指出，**糖及動物蛋白（尤其牛奶蛋白）會促進癌細胞的生長，這些食物被稱為「促癌物」；相反，某些草藥及植物（尤其植物蛋白）可減緩癌細胞滋長，被稱為「抑癌物」**。當「促癌物」多於「抑癌物」時，癌細胞就會迅速生長；當「抑癌物」多於「促癌物」時，癌細胞就會延緩發展，甚至停止生長及全部凋亡，患者因此能擺脫癌症。

動物蛋白與癌症有非常密切的關係，**癌症患者應避免進食一切肉類及奶類製品**，包括牛奶類飲品、起司、糕餅、巧克力等；還要**避免麵粉類食物**，因爲含有漂白劑及溴酸甲等化學物質，可能會增加罹患腫瘤及癌症的風險。一般蒸餾水及氣泡飲品呈酸性，增加身體的酸性負荷，削弱身體抗病能力，同時造成鈣流失。

癌症不是絕症

很多癌症患者初來找我看診時，患者及家人都非常擔憂，因爲之前的醫生大多會給患者預告尚餘多少年月的生命，這些接近死亡話語令人直覺認爲(1)癌症是絕症及無藥可治，而且死得很快；(2)醫生能預知病人的死亡日期。

或許在武俠小說的神化下，醫生有起死回生及判斷生死的能力，但醫生不是神，是無法預知病人何時死亡的，也未必有能力延長病人的壽命。出色的醫生也只能盡他的專業知識，幫病人減低因疾病所帶來的痛苦，病人能否康復，不能單靠醫生，還得靠病人本身的努力與意志，並配合正確的起居及飲食習慣，才能擊退病魔，重拾健康。

在我的經驗中，很多癌症患者可以像正常人一樣快樂地活著，因爲癌症不是絕症，不是惡魔，也不是敵人，**癌細胞只是人體內環境失去平衡時的衍生物。人體本身就有神奇的復修系統**，當身體或細胞受到損傷破壞時，會自行修補，如割損的傷口會自行止血及傷口會自行癒合等。正常的新陳代謝是細胞生長、衰老、凋亡、再生長，衰老、凋亡、循環不息，但由於**飲食不當或污染等原因，使體內環境出現不正常的改變，擾亂了正常的新陳代謝，大量製造不正常細胞，危害健康**。

輕鬆懂 「促癌物」的種類

包括黃麴霉素、亞硝酸鹽（使肉類變成粉紅色的化學物質）、人工代糖、糖精、人造色素、防腐劑、除草劑、除蟲劑、氯氣、氡氣、漂白水、化學清潔劑、化學激素等。

何謂不正常細胞？

正常的細胞都有特定的遺傳密碼及功能，會有限制地生長，如表皮細胞、鼻細胞、耳細胞等，所以器官不會不停生長；不正常細胞沒有特定功能，會無限制地生長，使身體出現不適症狀。正常人每天產生的不正常細胞約數十萬至百萬個，但人體會自動消滅這些不正常細胞，若體內環境改變，修復機制就無法正常執行任務去清除不正常細胞，此時就會影響身體其他功能。**當癌細胞堆疊成球壓迫神經時，就會令人疼痛、麻痺或癱瘓；壓迫脊髓時，除了疼痛，還會妨礙造血**，使人有生命危險。

健康指標．自由基

基因學發現，癌症患者的「修復基因」有衰退現象，這與人體衰老有密切關係，是因爲以前的癌症患者大都是上了年紀的人士，但近代卻漸趨年輕化，甚至有兒童患者，說明了現代人的體質普遍出現了未老先衰的跡象。**衰老的主要原因是體內自由基過多，令身體過度氧化**，就好像把大量的氧氣供應給點燃的蠟燭，會縮短蠟燭的壽命，因此，營養學除了重視酵素之外，就特別著重抗氧化，兩者都是健康的重要指標。**體內自由基的多寡，與飲食、勞累、情緒、壓力、污染物、電磁波有關**。

如果你想知道身體內的自由基情況，可經由自由基測試劑（Free Radical Monitor-Home Antioxidant Test）得知，其作法是取早晨第一次尿液的中段，滴入透明測試劑中，**若顏色呈深紅色，表示自由基數量很多**，老化現象嚴重；若顏色呈淡紅色，即自由基數量很少；建議在改變飲食後三個月再測試一次。

測試人體自由基含量

準備材料

1. 自由基測試劑（內含滴管及測試液）
2. 尿液（早晨第1次排尿的中段，約10CC）

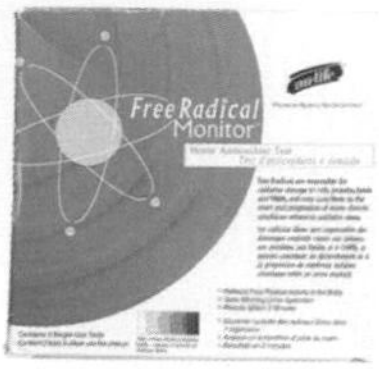

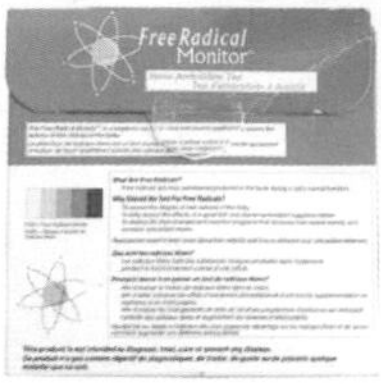

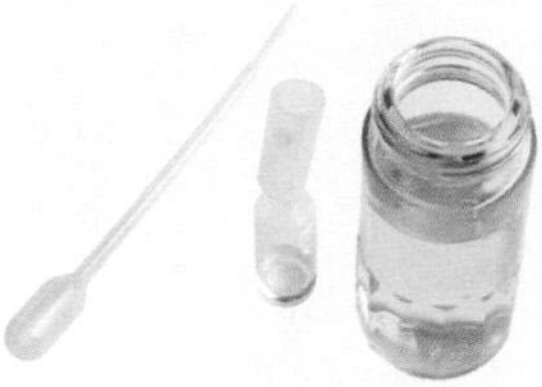

動作1

將自由基測試劑包裝打開，取出測試液，再把瓶口折斷。

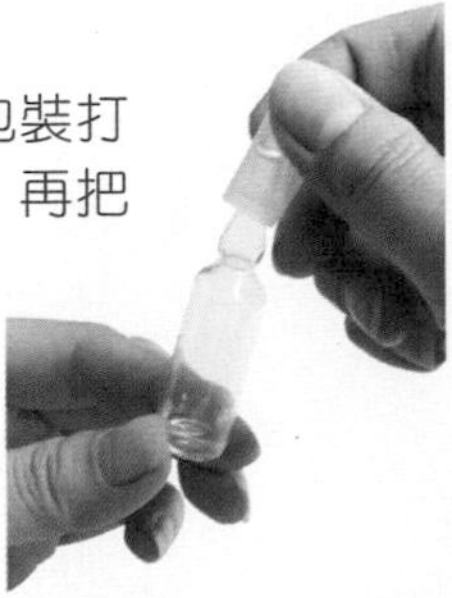

動作2

用滴管吸取尿液。

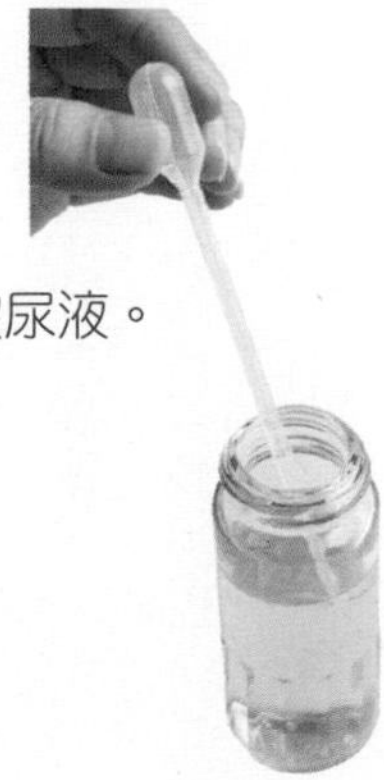

動作3

將尿液滴入自由基測試液。

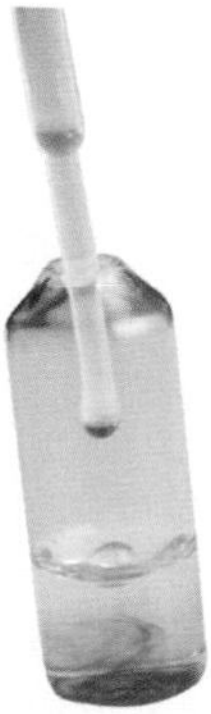

動作4

待數分鐘後，檢測自由基測試液的顏色變化，再比對包裝後面的色彩分析，即可得知自己的身體的自由基指數含量。

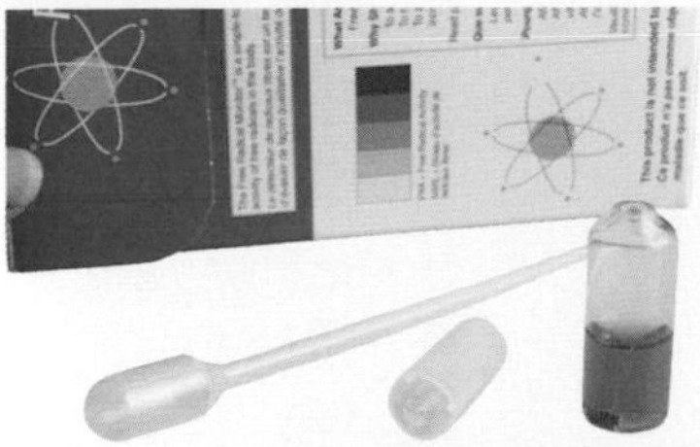

和癌細胞對話—尋找出路

癌症令人心驚膽顫，恨之莫名，然而負面思想會削弱免疫力，加速病情發展，既然**大家明白了癌症的成因，倒不如靜下來檢討自己發病的原因**，然後感謝身體以腫瘤或疼痛的形式，向您發出警訊去改變不良的起居及生活習慣，患者可以告訴癌細胞您已明白它的用意，告訴它的任務已完成，您會積極處理，並請它離開您的身體。

看完江本勝先生所著的《生命的答案．水知道》，您就會明白當我們發出正面訊息或言語時，身體的水分子團會變得朝氣勃勃，充滿能量。若要延續健康的生命，大家就要利用各種有效方法，如醫療方法、藥物、食療、喝好水、營養補充品、針灸、氣功、鍛鍊、曬太陽、溫泉浴、藥浴、熱敷、靜坐、正面思維、祈禱或唸經等，就有很大機會擺脫疾病或康復。

癌症不是惡魔

我每天都接觸很多癌症病人，大致上明白病人在得病後的恐懼及手足無措，他們會擔心剩下來的時日不多，憂心沒有足夠的錢去醫治，還有怎樣向親人交代病情，甚至要盡快立遺囑或處理財產問題，又要與保險公司周旋，考慮是否能繼續工作，又不甘心是自己中招而不是別人罹癌，一大堆的問題，令患者感覺前路難行，無助無奈，感覺康復機會渺茫，就算有宗教信仰的患者，都可能承受不了這些突如其來的打擊，突然間要面對死亡，突然間要失去一切，包括健康及親人，那一種悲痛、那一份憤怒及無助，有誰能真正了解？誰能給自己希望，中醫還是西醫，哪裡去找名醫？來得及嗎？上天肯給自己這個福分及機會嗎？

起死回生靠自己

「健康不由人，一切命安排」似乎是眞的，最堅強的人也可能被打垮，失去信心及鬥志。有人因此放下一切，環遊世界去，最終奇蹟痊癒；有人盡最後努力，騎單車踏遍中國宣揚環保，卻能不藥而癒。雖然奇蹟屬少數，但您怎知自己不是幸運兒？幸福不是必然的，我們可以做很多事情去改變命運，爭取幸福。幸福是一種內心感覺，不是財富、權位、健康，幸福和生命的長短無關，連幸福的感覺也失去，那長命又有什麼用呢？

在人生最後的關頭，我們會失去一切，但如果願意，我們還是可以擁有親友對我們的關懷及祝福，大家都沒有特權，沒有人可以長生不死，大家都只能曾經擁有！我**希望癌症患者能以積極的態度面對這個沉重的關卡**，出路還是有的，逃離癌症惡夢也大有人在，不要過分悲觀，最重要是安下心來，逐步度過難關！我們都在為您打氣，您要自強，要加油，要珍惜自己！

改造心靈是抗癌的靈丹妙藥

真實個案分享1 開心婆婆・肺癌

記得這位八十歲的婆婆初來診病的時候，她的兒子、媳婦和孫兒，約有十多人陪她來看病，幾乎塞滿我的診室。婆婆的癌症已非常嚴重，我給她把脈時，她一直不停地咳嗽，並且咳出血痰，她手上裝血痰的膠袋寸步不離身，我查看她的X光片，約大半個肺部被腫瘤佔據了。她的兒子向我報告：「主治西醫說病情太嚴重了，加上媽媽的年紀太大，所以化療或電療都不適用，應該只剩下一個月的壽命。」

我回答他們說：「對婆婆現在來說，能活多久已不是最重要的事情，現在重點是想辦法令她不再咳血及不用咳得那麼辛苦。」婆婆聽後馬上點頭。我給婆婆處方了三天的藥，看看服用後情況如何。三天後，婆婆回來複診，咳嗽和吐血已明顯減少，服藥不到一個月，婆婆已不再咳血了，且無任何不適的情況。我跟她的兒子說，要勸婆婆堅持吃中藥和戒口，同時若沒有不適或特殊病徵出現，就不要給她做X光照射或斷層造影等傷害性的檢查，同時可減輕病人的心理負擔。

這樣的情況維持了超過六～七年，婆婆亦無任何不適，很堅持地吃中藥和戒口，定時回來覆診。每次來的時候，婆婆一定穿得很漂亮，化了妝，佩上手袋，身上戴滿了她喜愛的首飾，還笑說：「全都是假的」。婆婆十分豁達及健談，常常問我：「為什麼我這樣老了還不死，人家患了癌症死得很快，我為什麼病了這樣久還沒有死，我見到其他癌症病人很辛苦，全身疼痛，為什麼我連咳嗽都沒有。」

我笑著對婆婆說：「因為你每天心情愉快，每天都活得很開心。」婆婆因曾在美國居住，常說：「要與宋美齡比賽看誰較長壽。」我跟她說：「你比宋美齡幸福得多，因你沒有宋美齡這樣富有，不用擔心遺產如何分配，你又有很多孝順的兒子及孫子，把您照顧得妥妥當當，人開心當然活得健康長壽。」隔月後，我發現婆婆沒有再回來看病了，突然有一天，她的兒子特地上來找我，告知婆婆已在一個月前在睡夢中安詳離世了（當時已快九十歲了），他是特地來感謝我多年來照顧了他媽媽的健康，我說：「這不是我的功勞，是婆婆自己修來的福氣。」

真實個案分享2 勇於承擔的好丈夫．腸癌

記得這位奄奄一息的病人初來診病的時候，很鎮定地向我描述他的病情。他說：「身體一向很健康，沒有感覺任何不適，不久前吃過羊肉火鍋之後，覺得肚子很脹，吃不下東西，進行檢查後發現患了末期大腸癌，西醫判了只剩下六個月的壽命，什麼治療都終止了，難聽一點說就是等死，醫生建議馬上動手術，醫生在手術後告訴我，在腹腔淋巴及膀胱內發現大量癌細胞，雖然已切除了部分腫瘤，但不能切除的部份仍有很多癌細胞，醫生要我考慮做電療及化療，但說明治療後康復的機會率極低，而且都多只能多活三個月，還要接受治療所帶來的副作用，在權衡輕重之下，我決定放棄治療。」我跟他說：「難得您遇到這樣坦白及誠實的醫生。」

由於患者神情自若，於是我問他：「為什麼你來找我看病？」患者充滿自信地說：「我直覺自己不會就這樣死去，我還剛向公司辭了職要創業，我的妻子剛有了身孕，我死了對不起我的妻子及朋友。我去過黃大仙廟求籤，籤文說我留在香港就會遇到貴人幫助及找到合適的中醫，並且能把病治好，剛巧有朋友介紹說你很實在，所以我專程來找你看病。」

患者問我：「您認為我有機會康復嗎？」我老實回答：「康復與否，除了要服用我處方

的中藥外，最重要是看您能否在起居及飲食上的配合。」患者本著死馬當活馬醫的心態，一口答應，並即時戒掉所有不良習慣，包括夜睡及應酬，還堅持吃素，經過三個月的中藥治療後，這位患者的血液報告顯示他的癌指數已降至很低，癌細胞已受到良好控制，後期更完全消失了。

這位勤奮的年輕人休養多兩三個月後就重新開展他的創業計劃，五年後公司更在香港成功上市了，他的兒子如今已成為律師了，而他本人仍然健在，遊走世界各地，當遇到絕望的癌症患者，他會毫無保留地把自己的親身經驗與人分享，並鼓勵他們積極治療。

在以上兩個真實醫案中，令人深深體會到，癌症患者的康復，除了用藥正確外，最重要還是病人有堅強的意志，同時心境較豁達樂觀及對生命有較大的熱愛，加上家人的關懷及支持，令自己得以絕處逢生。

飲食錯誤的癌症患者

有一個悲慘的眞實醫案，大約是在二十年前，一位男性肝癌患者來找我診治，經過幾個月的中藥治療，癌症威脅完全解除了，病人體內的癌細胞指數已顯示爲零，太太非常高興，於是要去某處酬謝神恩，囑咐丈夫自行外出用膳，但丈夫只記得要吃素，卻擔心素食館的食物過於油膩，於是去西餐廳吃了一盤起司磨菇意大利麵，怎知當晚腹脹難當，翌日趕來找我看病，回家馬上煎藥服用，可是當時胃脹及腹脹已極爲嚴重，甚至連一口水也無法嚥下，中藥最終無法飲下，病人不到幾天後去世了。我至今也無法忘懷這位病人，他連癌症也能康復過來，最後卻命喪於起司，令人不無感嘆生命的詭異。

另有一位胃癌患者，經過中西醫結合治療下已完全康復，康復後幾個月，他又開始胡亂飲食，有一次吃了幾塊燒鵝，當晚就全身疼痛難當，要太太幫忙刮痧及按壓，才能減輕一點不適症狀並維持了三日才散退，自此他發誓以後也不再吃燒鵝了。中醫認爲燒鵝熱毒，難以消化，健康的人也不應多吃，更何況是大病初癒的癌症患者！前車可鑒，希望大家提高加工食品的認識，不要掉以輕心，尤其是牛奶、奶類製品、起司、麵包、糕餅、薯條、汽水、燒烤味、臘肉、醃漬肉類、火腿、花生醬、芋頭、糯米、芥花油、甜食等。

逆轉癌症的飲食指南

有人以爲治療癌症需要耗用大量金錢，但研究結果顯示，只要全部進食植物性食物、穀類或豆類，就有機會將癌症逆轉，費用一定比吃海鮮或肉類便宜。要把身體逆轉至健康狀態，最有效及直接的方法就是放棄一切肉類及海產，謝絕一切加工及非天然食品，改爲進食有機蔬菜、水果、帶麩穀類、豆類、菇類、海藻類等，當然還要按照食物的比例及屬性進行分配，癌症患者更應避免經常進食寒性食物，如柿子、香蕉、西瓜等，至於芥蘭菜比較傷腎，也不宜多吃，而肝病或肝癌患者一定要戒蒜頭。

在烹調過程中，有些食物的屬性可能會改變，如剛熟的黃皮香蕉偏寒（肺弱者吃後會咳嗽），已熟透並長出梅花點的香蕉則爲中性（可抗癌）；未煮熟的白蘿蔔性寒（寒咳者不宜），煮熟後變成溫性食物。

癌症患者忌吃的食物

1 含有動物性蛋白質的食物：肉類、海產類、動物內臟、蛋類、奶類、奶製品、披薩、起司、乳酪、雪糕、巧克力、肉湯。

2 含有牛奶的食物：牛奶、起司、奶油、乳酪、雪糕、巧克力、披薩、意大利飯、沙拉醬、餅乾、零食。

3 含有糖類的食物：砂糖、蔗糖、冰糖、代糖、零食、糖果、口香糖、果乾、加工飲品或食品、餐館含糖類菜餚。

4 加工麵粉類食物：白麵、麵包、蛋糕、餅乾、河粉、米粉、米線、餃子、餛飩、饅頭、粉皮、餡餅。

5 酸性食物:肉、蛋、奶、糖、蒸餾水、汽水、氣泡飲品。

6 基因改造食物：芥花油、基因改造的蔬果及禽畜。

7 不良油脂：芥花油、氫化食用油、回鍋油。

8 容易變壞或變壞後含有致癌物質的食物：變壞的花生、腰果、開心果、玉米、花生醬、花生油、玉米油、薑。

9 可致癌的食物：燒烤食物、微波爐食物、抽菸、薯條、薯片、火腿、香腸、醃漬肉類、煙燻鮭魚、臘腸、臘肉、臘鴨。

10 妨礙癌毒排出體外：芋頭、糯米及其製品，如湯圓、麻糬、粽子。

11 熱性食物：榴槤、荔枝、龍眼、芒果、紅毛丹、釋迦、大蒜、花椒、八角。

12 壯陽或大補食物：蜂皇漿、鹿茸、高麗蔘、豬腳薑。

13 醃製食物：酸菜、鹹蛋、鹹魚。

14 煙燻食物：煙燻鴨、臘肉、臘腸。

15 添加激素或抗生素食物：綠豆芽、韮雞翅、鵝肝、飼養海產、飼養禽畜。

16 含有寄生蟲食物：蛇肉、田雞、大閘蟹、小龍蝦、生魚片。

17 營養素低的食物：白米、速食麵。

18 化學漂白類食物：白麵粉、燕窩、竹笙、牛肚。

19 含有化學添加物食物：加工食品、罐頭食品、化妝牛肉、零食、糖果。

20 化學製造食物：精鹽、味精、代糖、植物奶油。

飲食是一門很大的學問，爲了安全及方便，建議食用有機食物、烹調以汆燙或清蒸較佳；不用不會變壞的油、用好油（如亞麻籽油、南瓜籽油、葡萄籽油等）、油不加熱；不用精緻糖及鹽，而改用天然的糖及海鹽；多吃海藻類（如紫菜湯、昆布等），多吃橙黃色、紅色、球狀植物（如紅蘿蔔、地瓜、南瓜、番茄、紅菜頭、綠花椰菜、白花椰菜等）。

找出致癌的生活環境

很多癌症患者在起居及飲食習慣上都非常檢點及配合，可是有部分患者沒有收到預期的好轉或康復，甚至惡化得很快，這是由於這些患者忽略了環境因素對身體所帶來的嚴重傷害，使癌細胞加速分裂造成病情迅速惡化，甚至危及生命。根據我多年的臨床經驗，在生活環境最常見被忽略的致癌原因有

癌症患者宜吃的食物

1 **帶麩食物**：小米、糙米、紅米、燕麥、黑米、藜麥、發芽米、發芽玄米煎粉。

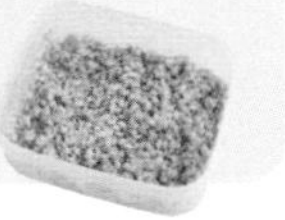

2 **鹼性食物**：蔬菜、水果、礦泉水、檸檬、醋。

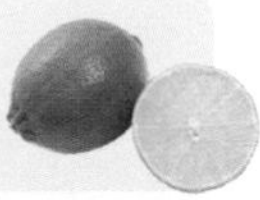

3 **優良油脂**：亞麻籽油、南瓜籽油、葡萄籽油、芝麻油、初榨橄欖油。

4 **天然調味料**：海鹽、甜菊糖、香草、有機蘋果醋、有機醬油。

5 **球狀食物**：綠花椰菜、白花椰菜、高麗菜、紫色花椰菜。

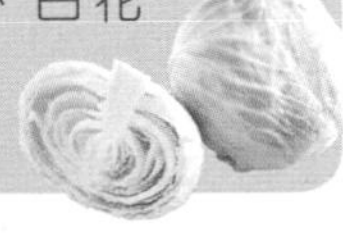

6 **抗癌食物**：蔓遁草、奇異果、蘋果、藍莓、火龍果、莓類、無花果、酪梨、杏、柑橘類、豆類、南瓜、紅蘿蔔、番茄、地瓜、昆布、菇類。

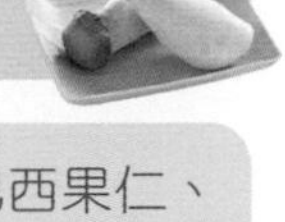

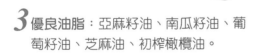

7 **強提升免疫力的食物**：冬蟲夏草、桑黃菇、牛樟芝、雲芝、靈芝、姬松茸、陳年酵素液、發芽豆。

8 **堅果類食物**：杏仁、巴西果仁、南瓜子、亞麻子、芝麻、核桃。

以下各種因素：

其實只要多注意一下環境因素這一部分，癌症康復的成功率是會大幅度增加的，而在實行上也不會有太大的困難。

建立好習慣的抗癌法

癌症患者康復的機會率與其決心及配合成正比，患者需要服用適當的藥物及接受適當的治療，同時要戒掉不良的起居及飲食習慣，還要善用一切對復原有幫助的方法，才能迅速將病魔擊退。

癌症家屬的關懷與協助

我們經常發現在同一家庭或家族裡，不同的成員均患有癌症，但不代表全部成員均會罹癌，近代大型醫學研究已明確指出，**癌症及多種疾病，**

容易致癌的 8 種生活環境

環境1

產生電磁波的物品：電器、手錶、手機、室內無線電話、無線上網、微波爐、電磁爐、電動遊戲機、無線耳機、冰箱、抽油煙機等。

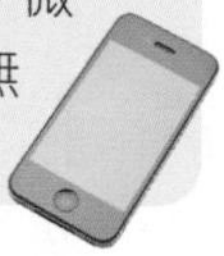

環境2

增加電磁波的物品：鏡子、水晶燈、水晶山、金屬等。

環境3

氡氣（Radon）：電腦商場、電器公司、手錶公司等。

環境4

氯氣：自來水、游泳池等。

環境5

含漂白劑用品：漂白水、免洗筷子及免洗餐具、衛生棉、衛生紙等。

環境6

化學清潔劑：洗衣粉、衣物柔軟精、打蠟水、洗潔精等。

環境7

化學滅蟲劑：蚊香、滅蟲香精、樟腦丸、殺蟲劑等。

環境8

化學合成製品：香燭、塑膠、發泡膠、劣質膠囊等。

環境9

油墨：報紙、雜誌、金紙錢等。

抗癌 10 大安全生活法則

法則1
不用紙巾，多用手帕。

法則2
不用塑膠器皿，改用玻璃器皿。

法則3
不用電熱水瓶燒水，改用茶壺煮水。

法則4
不用漂白水洗地，改用熱水洗地。

法則5
不用化學洗潔精，改用天然茶籽油或無患子清潔劑。

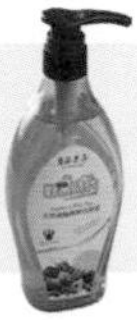

法則6
不用無線電話，改用室內座機。

法則7
不佩戴電磁手錶，改為機械轉動或太陽能手錶。

法則8
室內不放水晶擺設，改為擺放綠葉植物或銅器。

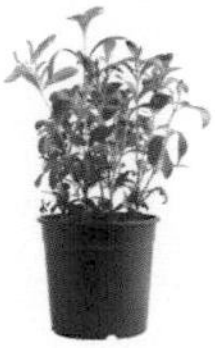

法則9
不喝含氯氣的自來水，改飲過濾優質能量水。

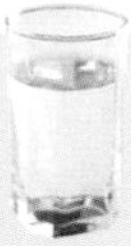

法則10
不塗防蚊液在皮膚上，改塗芝麻油防蚊；不用樟腦丸，改用檜木防蟲。

抗癌 10 個生活好習慣

習慣1
常用木梳梳頭，疏通大腦經氣。

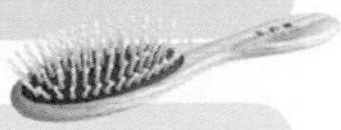

習慣2
早睡早起，作息定時。

習慣3
適當曬太陽，增加體內活性維生素D。

習慣4
保持樂觀的心態。

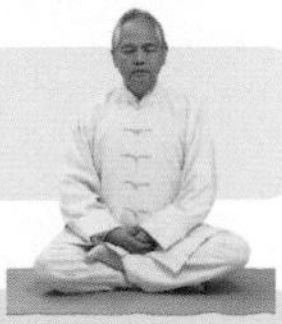

習慣5
適當鍛鍊（拍手功、拍打功、甩手功、瑜伽、太極拳、散步、快步走）。

習慣6
守靜（氣功、靜坐、冥想）。

習慣7
提升元氣（推脊椎）。

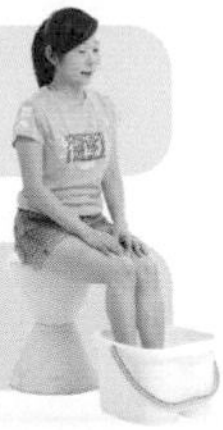

習慣8
刺激免疫細胞生長（按摩胸腺）。

習慣9
排毒及提升元氣（熱水泡腳）。

習慣10
潛意識訓練（每天觀照康復景象）。

由家族遺傳疾病引發的發病率只有微不足道的三％，證明了真正引發疾病的主要原因不在遺傳基因，最主要的病根還是由於後天飲食及生活不當所造成，包括進食過多的動物蛋白（包括牛奶蛋白）及不良的飲食文化，其他誘發原因還有抽菸、喝酒、年老、污染、壓力等。家庭成員前後患上同樣惡疾，可歸咎於大家都有著相近的飲食文化背景，如父母嗜辣，子女相對都嗜辣；父母喜吃醃漬物、子女大多喜歡吃醃漬物，如此類推。

癌症患者得病的大部分原因都是因長期不良的起居及飲食習慣所造成，因此，只要改變起居及飲食習慣，生命就會展現出生機。癌症患者得病只是比家人快一步而已，因此建議家屬應積極配合即時糾正陋習，還有家人不應分開煮食，不能讓癌症患者感覺是家人的負累，相反的，**他是家人的救星，他的疾病改變了全家人的飲食習慣**，讓其他的人避免罹患嚴重疾病，請癌症患者的家屬用正面的信念及樂觀的心態，陪伴患者擺脫癌症，回復正常的生活。

舒活家系列HD2024Y

養生要植根，治病要除根【全彩圖解暢銷珍藏版】

作　　者／何顯亮
選　　書／林小鈴
主　　編／陳玉春

行銷經理／王維君
業務經理／羅越華
總 編 輯／林小鈴
發 行 人／何飛鵬
出　　版／原水文化
台北市民生東路二段141號8樓
電話：02-2500-7008　傳真：02-2502-7676
網址http://citeh2o.pixnet.net/blog
E-mail：H2O@cite.com.tw
發　　行／英屬蓋曼群島商家庭傳媒股份有限公司　城邦分公司
台北市中山區民生東路二段141號2樓
書虫客服服務專線：02-25007718、25007719
24小時傳真專線：02-25001990、25001991
服務時間：週一至週五上午09:30～12:00；下午13:30～17:00
讀者服務信箱：service@readingclub.com.tw
劃撥帳號／19863813；戶名：書虫股份有限公司
香港發行／城邦（香港）出版集團有限公司
香港灣仔駱克道193號東超商業中心1樓
電話：852-2508-6231　傳真：852-2578-9337
電郵：hkcite@biznetvigator.com
馬新發行／城邦（馬新）出版集團
41, Jalan Radin Anum, Bandar Baru Sri Petaling,
57000 Kuala Lumpur, Malaysia.
電話：603-905-78822　傳真：603- 905-76622
電郵：cite@cite.com.my

城邦讀書花園
www.cite.com.tw

美術設計／克以工作室
攝　　影／子宇影像工作室・徐榕志、錢宗群
攝影示範／劉婉玲、Ivy kao、Solomon Lo
內頁插畫／盧宏烈
製版印刷／科億資訊科技有限公司
初版一刷／2012年6月21日
二版一刷／2015年11月24日
三版一刷／2021年10月19日
定　價／450元
ISBN：978-626-95022-7-1(平裝)
ISBN：9786269517534 (EPUB)

國家圖書館出版品預行編目(CIP)資料

養生要植根，治病要除根：抗病防癌的365則生活小細節大關鍵/何顯亮著-三版-臺北市：原水文化出版：英屬蓋曼群島商家庭傳媒股份有限公司城邦分公司發行, 2021.10
面；　公分-（舒活家系列；HD2024Y）
ISBN 978-626-95022-7-1（平裝）
1.中醫 2.養生 3.健康飲食 4.保健常識
413.21　　110015805

特別感謝

・百年老店**乾元參藥行**陳建國先生提供中藥材拍攝。
・北京**耿乃光**物性檢測技術研究中心提供砭石產品拍攝。
・香港**黃澤記**及**正草堂**藥行提供中藥材拍攝
・香港**健之能**國際有限公司提供手機伴侶拍攝。

HD2024Y

養生要植根 治病要除根

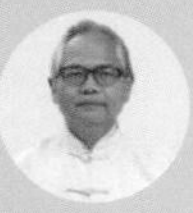

【全彩圖解暢銷珍藏版】

廣告回信
北區郵政管理局登記證
北台字第10158號
免貼郵票

104 台北市民生東路二段141號8樓

城邦出版集團
原水文化事業部 收

請沿虛線剪下後對摺裝訂寄回，謝謝！

讀者回函

HD2024Y

親愛的讀者您好：

為了讓我們更了解您對本書的想法，請務必幫忙填寫以下的意見表，好讓我們能針對您寶貴的意見及問題，做出有效的回應。

填好意見表之後，您可以剪下或是影印下來，寄到台北市104民生東路二段141號8樓，或是傳真到02-2502-7676。若有任何建議，也可上原水部落格http://citeh20.pixnet.net留言。

本社對您的基本資料將予以保密，敬請放心填寫。

姓名：＿＿＿＿＿＿＿＿ 性別：□女 □男

電話：＿＿＿＿＿＿＿＿ 傳真：＿＿＿＿＿＿＿＿

E-mail：＿＿＿＿＿＿＿＿

聯絡地址：＿＿＿＿＿＿＿＿

服務單位：＿＿＿＿＿＿＿＿

年齡： □18歲以下 □18~25歲 □26~30歲 □31~35歲 □36~40歲 □41~45歲 □46~50歲 □51歲以上

學歷： □國小 □國中 □高中職 □大專/大學 □碩士 □博士

職業： □學生 □軍公教 □製造業 □營造業 □服務業 □金融貿易 □資訊業 □自由業 □其他＿＿＿＿

個人年收入： □24萬以下 □25~30萬 □31~36萬 □37~42萬 □43~48萬 □49~54萬 □55~60萬 □61~84萬 □85~100萬 □100萬以上

購書地點： □便利商店 □書店 □其他＿＿＿＿

購書資訊來源： □逛書店／便利商店 □報章雜誌／書籍介紹 □親友介紹 □透過網際網路 □其他＿＿＿＿

其他希望得知的資訊：（可複選）
□男性健康 □女性健康 □兒童健康 □成人慢性病 □家庭醫藥 □傳統醫學 □有益身心的運動 □有益身心的食物 □美體、美髮、美膚 □情緒壓力紓解 □其他＿＿＿＿

您對本書的整體意見：

請沿虛線剪下後對摺裝訂寄回，謝謝！

養生要**植根**　治病要**除根**

養生要**植根**　治病要**除根**